AF331021

TRAITÉ COMPLET

DE

MÉDECINE

PRATIQUE

A L'USAGE

DES GENS DU MONDE

PAR LE

Dʳ H. VIGOUROUX

Médecin inspecteur des Écoles de la ville de Paris, Membre de la Société française d'Hygiène,
Officier d'Académie, Chevalier de l'Ordre de Charles III d'Espagne.

TOME IV

Orné de 109 gravures.

Anatomie, Physiologie, Hygiène, Pathologie
et Thérapeutique
des Organes de la reproduction.

PARIS

LETOUZEY ET ANÉ, ÉDITEURS

17, RUE DU VIEUX-COLOMBIER

TRAITÉ COMPLET

DE

MÉDECINE PRATIQUE

TRAITÉ COMPLET

DE

MÉDECINE

PRATIQUE

A L'USAGE

DES GENS DU MONDE

PAR LE

Dr H. VIGOUROUX

Médecin-inspecteur des Écoles de la ville de Paris, Membre de la Société française d'Hygiène,
Officier d'Académie, Chevalier de l'Ordre de Charles III d'Espagne.

TOME IV

Orné de 109 gravures.

Anatomie, Physiologie, Hygiène, Pathologie
et Thérapeutique
des Organes de la reproduction.

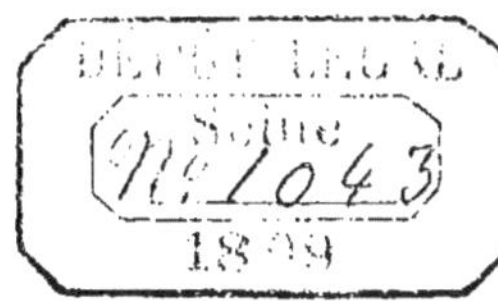

PARIS

LETOUZEY ET ANÉ, ÉDITEURS

17, RUE DU VIEUX-COLOMBIER

ANATOMIE, PHYSIOLOGIE, HYGIÈNE, PATHOLOGIE
ET THÉRAPEUTIQUE
DES ORGANES DE LA GÉNÉRATION

ANATOMIE, PHYSIOLOGIE, HYGIÈNE, PATHOLOGIE
ET THÉRAPEUTIQUE
DES ORGANES DE LA GÉNÉRATION

———

Ce dernier volume, comme l'indique son titre, est divisé en quatre parties. Dans la première, nous étudions l'ANATOMIE des organes génitaux ; dans la seconde, la PHYSIOLOGIE ; dans la troisième, l'HYGIÈNE, et dans la quatrième, les nombreuses maladies qui frappent ces organes, vénériennes ou non.

Ce n'est pas sans appréhension que nous avons abordé ce sujet délicat. Mais, comme nous l'avons déjà dit, nous sommes convaincu qu'en vulgarisant la science médicale, nous nous rendons utile à nos semblables. Or, la partie que nous traitons dans ce volume ne le cède en rien, au point de vue de l'importance et de l'utilité, à celles que nous avons déjà étudiées, car le lecteur verra que les graves affections auxquelles il s'expose en se laissant aller à l'entraînement de ses sens, ont des conséquences parfois terribles, puisqu'elles peuvent empoisonner son existence entière, détruire sa santé, abréger sa vie, le frapper même jusque dans ses enfants.

Et c'est surtout à cause de ceux-ci que le père, la mère, le prêtre, l'instituteur, tous ceux, en un mot, qui ont à veiller sur le corps et l'âme de ces jeunes êtres, doivent s'instruire, parce que seulement ainsi ils pourront les préserver de toute souillure.

Il faut souvent si peu de chose pour provoquer des habitudes pernicieuses ! Chez les petits garçons, ne suffit-il pas que le prépuce soit mal conformé, que son ouverture soit trop étroite, qu'il se produise un phimosis, pour qu'ils soient aussitôt portés à des attouchements répétés ? Et que faudra-t-il pour les guérir dès le début ? Une simple opération que le père, bien instruit, réclamera sans aucun retard, quelquefois seulement des lavages à l'eau pure.

Chez les jeunes filles, le même vice peut être provoqué par une légère irritation de la vulve, une excoriation, une éruption de boutons, la présence de petits vers, et des soins de propreté, quelques moyens hygiéniques ou des médicaments appropriés feront tout disparaître comme par enchantement.

Que de vices rebelles, de véritables fureurs érotiques ont été guéries sous l'influence seule de soins hygiéniques bien entendus !

Les parents, les prêtres, les professeurs, les personnes d'un certain âge, mais ces personnes seulement, doivent donc lire ce livre, afin d'avoir toutes les notions qui leur sont nécessaires non seulement pour guider les premiers pas de l'enfant au milieu des nombreuses séductions qu'il rencontre à chaque instant, mais encore pour se guider eux-mêmes. Car, tout le monde le sait, la chair est faible, et la raison a souvent besoin d'être aidée par la science, si elle veut l'emporter.

PREMIÈRE PARTIE

———

ANATOMIE

———

CHAPITRE PREMIER

ANATOMIE DES ORGANES GÉNITAUX DE L'HOMME

Les organes génitaux de l'homme sont constitués par les *testicules* et leurs *enveloppes,* les *voies spermatiques* et la *verge* ou *pénis*. A ces parties essentielles viennent s'ajouter les *glandes* annexées à l'appareil génital, les *muscles* et *aponévroses du périnée*. Nous parlerons enfin des *vaisseaux* et des *nerfs*.

§ 1. — Appareil sécréteur : testicule et ses enveloppes.

A. — *ENVELOPPES DU TESTICULE*

Les enveloppes du testicule, ou *bourses,* comprennent, en allant de l'extérieur à l'intérieur, six tuniques régulièrement superposées : 1° le *scrotum ;* 2° le *dartos* ou *tunique musculeuse ;* 3° une *tunique celluleuse ;* 4° une deuxième *tunique musculeuse* ou *érythroïde ;* 5° une *tunique fibreuse ;* 6° une *tunique séreuse* ou *vaginale*.

a). Scrotum. — Le scrotum, mot latin qui veut dire sac ou bourse de cuir, n'est que la peau des bourses (fig. 1-12). Cette enveloppe est très brune, très extensible, garnie de poils clair-semés, de glandes sudoripares. Le froid, le spasme vénérien la rétractent, et il se forme ainsi de nombreux plis transversaux qui partent du *raphé*. Celui-ci (11) (de ῥάπτω, je couds) est la ligne saillante que l'on voit au milieu, et qui résulte de la sou-dure des deux moitiés du scrotum.

b). DARTOS. — Le dartos (de ὁχρτὸς, de δέρειν, écorcher)
est une enveloppe filamenteuse, rougeâtre, qui, au niveau du
raphé, envoie dans la cavité des bourses un prolongement re-

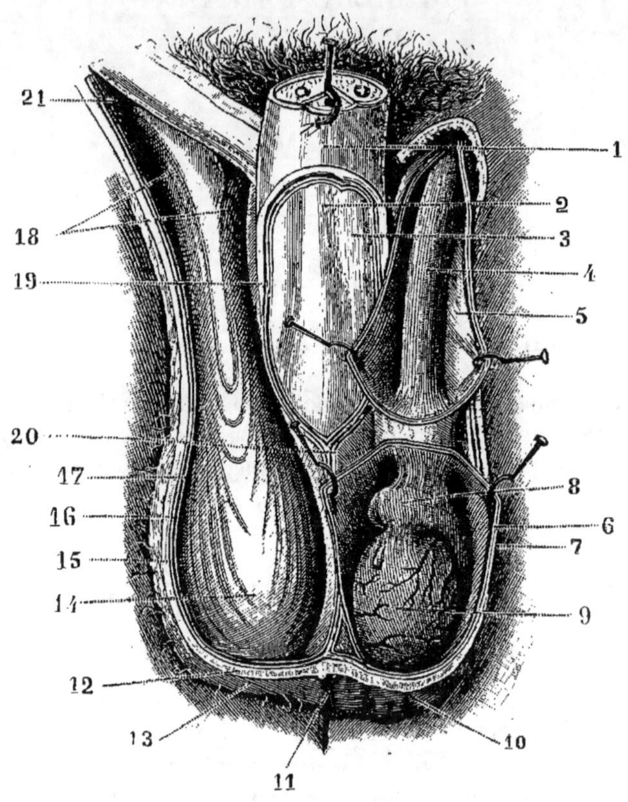

Fig. 1. — ENVELOPPES DU TESTICULE, FACE ANTÉRIEURE. — 1. Racine de la verge
relevée. — 2. Urèthre. — 3. Corps caverneux. — 4. Cordon spermatique. —
5. Canal péritonéo-funiculaire. — 6. Tunique vaginale. — 7. Tunique fibreuse.
— 8. Epididyme gauche. — 9. Testicule. — 10. Bourse gauche. — 11. Raphé. — 12. Scrotum. — 13. Bourse droite. — 14. Tunique fibreuse. — 15. Dartos. — 16. Tunique celluleuse. — 17. Tunique érythroïde. — 18. Faisceaux
externe et interne du crémaster. — 19. Dartos pénien. — 20. Dartos de la
cloison. — 21. Canal inguinal, côté droit.

montant jusqu'au périnée et à la racine de la verge (15, 19, 20).
Il constitue ainsi une cloison médiane qui divise le scrotum en
deux loges distinctes ; d'où deux dartos, un droit, un gauche, et
deux sacs. En avant, il se prolonge sous la peau de la verge jus-

qu'au prépuce ; en arrière, jusqu'au sphincter de l'anus. Il est très adhérent au scrotum et peu aux enveloppes qui sont situées au-dessous. Très contractile, il est formé par des *fibres muscu-laires lisses* réunies en faisceaux et formant des anses.

   c). TUNIQUE CELLULEUSE. — C'est une simple couche fibro-

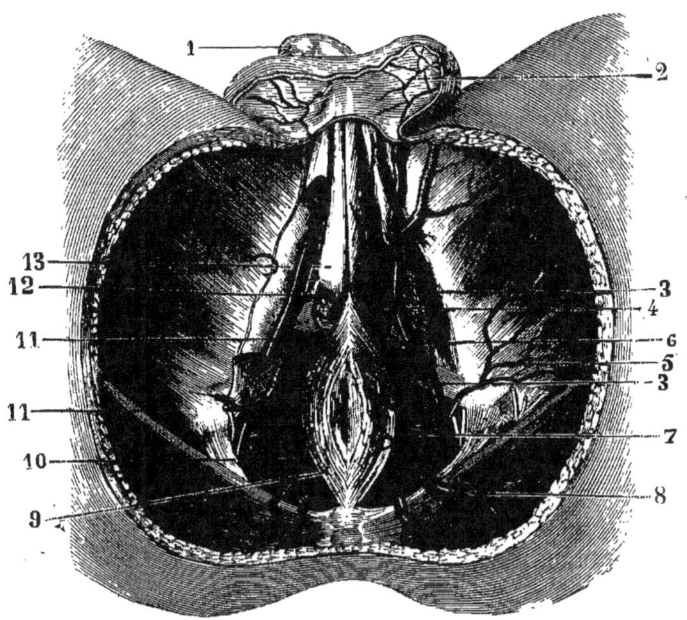

Fig. 2. — VAISSEAUX DU PÉRINÉE CHEZ L'HOMME. — 1. Verge relevée. — 2. Branches scrotales de l'artère périnéale. — 3 Muscle ischio-caverneux. — 4. Muscle bulbo-caverneux. — 5. Branches artérielles musculaires. — 6. Artère périnéale superficielle. — 7. Artère hémorroïdale inférieure. — 8. Muscle transverse du périnée. — 9. Sphincter. — 10. Releveur de l'anus. — 11. Artère honteuse interne, accompagnée de ses deux veines et du nerf honteux interne. — 12. Artère périnéale profonde. — 13. Bulbe de l'urèthre.

celluleuse qui sépare le dartos du crémaster et lui donne une grande mobilité (fig. 1-16); elle est constituée par un tissu con-jonctif lâche.

   d). TUNIQUE ÉRYTHROÏDE MUSCULEUSE, CRÉMASTER. — Cette tu-nique (fig. 1-17) consiste en une membrane rougeâtre (ἐρυθρὸς, rouge) formée par l'épanouissement des fibres du crémaster. Disposés en anse, ce muscle et cette tunique déterminent les mouvements d'ascension brusque du testicule (κρεμαστήρ, de κρεμάω, je suspends), tandis que le dartos le relève lentement.

e). TUNIQUE FIBREUSE. — Elle revêt la forme d'un sac enveloppant le testicule et le cordon testiculaire (fig. 1-7). Etroite et mince le long du cordon, elle devient épaisse et plus résistante sur le testicule.

f). TUNIQUE VAGINALE OU SÉREUSE. — Comme toutes les séreuses, la tunique vaginale a la forme d'un sac sans ouverture dont le feuillet pariétal tapisse la face interne de la tunique fibreuse, tandis que le feuillet viscéral revêt le testicule, l'épididyme et une partie du cordon (fig. 1-6). Lorsque cette tunique se remplit d'une trop grande quantité de sérosité, elle donne lieu à la maladie connue sous le nom d'*hydrocèle*.

ARTÈRES. — Les superficielles viennent des honteuses externes, branches de la fémorale et de l'artère périnéale superficielle (fig. 2-6), branche de la honteuse interne (11). Les profondes sont formées par l'artère funiculaire (fig. 3-11), branches de l'épigastrique.

VEINES. — Elles forment un réseau communiquant avec les veines superficielles du périnée, de la verge et de la paroi abdominale antérieure.

LYMPHATIQUES. — Très nombreux, ils vont aux ganglions inguinaux internes.

NERFS. — Ils viennent de la branche périnéale inférieure (fig. 10-8), du nerf honteux interne (fig. 2-11 et fig. 10-7), du *plexus sacré*, des branches abdomino-scrotales et génito-crurales, du *plexus lombaire*.

B. — TESTICULES

Les *testicules*, ou *glandes séminales*, sont destinés à sécréter le sperme, à produire les spermatozoïdes. Le gauche descend plus bas que le droit ; ils ne peuvent ainsi se froisser quand on serre brusquement les cuisses. Chez le fœtus, ils sont enfermés dans la cavité abdominale. Il arrive quelquefois qu'un ne descend pas après la naissance ; on a alors la *monorchidie* (μόνος, seul, ὄρχις, testicule); si les deux sont restés, c'est la *cryptorchidie* (de κρύπτειν, cacher). Ils ont une forme ovoïde (fig. 3-4) et sont un peu comprimés latéralement. Leur poids moyen est de 21 grammes ; leur couleur, blanche, et leur consistance, demi-fluide, légèrement ferme. L'extrémité antérieure (2) arrondie, regardant en haut et en avant, présente quelquefois une petite saillie nommée *hydatide de Morgagni* (3). L'extrémité postérieure (7) répond à la partie inférieure de la glande et donne naissance au *ligament scrotal du testicule,* qui a pour but de fixer cette extrémité aux enveloppes.

Epididyme. — C'est un appendice vermiculaire couché sur le bord postéro-supérieur du testicule (ἐπί, sur, δίδυμος, testicule) et empiétant un peu sur la face externe. Sa partie antérieure ou *tête* (1) est renflée et adhère au testicule ; la postérieure ou *queue* (8) y adhère aussi, tandis que la partie moyenne ou *corps* (9) ne s'y rattache que par un repli de la tunique vaginale.

Entre le corps de l'épididyme et le canal déférent, au niveau du bord supérieur du testicule, on trouve encore l'*organe de Giraldès,* ou corps innominé, qui paraît être un reste du corps de Wolff (V. *Physiologie,* p. 47 et 48). Enfin, l'épididyme reçoit souvent des canalicules en cul-de-sac, c'est le *vas aberrans de Haller* (fig. 4-7).

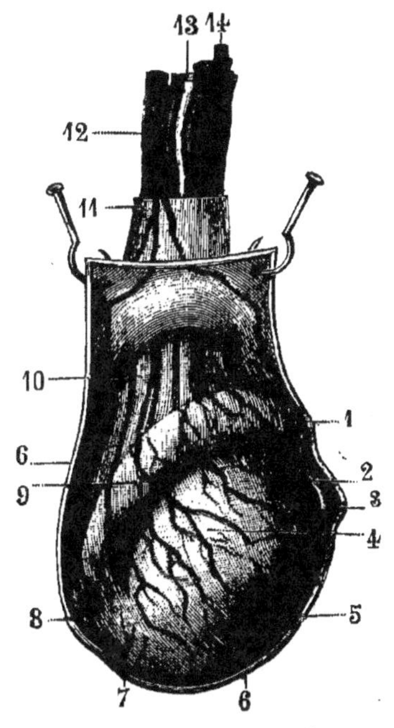

Fig. 3. — TESTICULE DROIT, VU PAR SA FACE EXTERNE. — 1. Tête de l'épididyme. — 2. Extrémité antérieure du testicule. — 3. Hydatide de Morgagni. — 4. Testicule. — 5. Son bord antéro-inférieur. — 6. Feuillet pariétal de la tunique vaginale. — 7. Extrémité postérieure du testicule. — 8. Queue de l'épididyme. — 9. Son corps. — 10. Cordon spermatique sans son enveloppe fibreuse. — 11. Le même cordon avec l'enveloppe fibreuse et les branches de l'artère funiculaire. — 12. Veines spermatiques. — 13. Canal déférent avec l'artère déférentielle. — 14. Artère spermatique.

Structure du testicule et de l'épididyme. — Le testicule et l'épididyme se composent d'une enveloppe, *tunique albuginée,* et d'un tissu propre.

La *tunique albuginée* (fig. 4-1) est fibreuse, blanche et nacrée, épaisse, résistante, inextensible, comparable à la sclérotique de l'œil. Au niveau du bord supérieur du testicule, elle présente un renflement cunéiforme appelé *corps d'Hygmore* (4), duquel partent des cloisons qui divisent la glande en loges dans lesquelles se trouve le tissu propre du testicule.

Le *tissu propre* apparaît sous la forme d'une masse molle, jaunâtre, sillonnée par un grand nombre de petites colonnes tendues, résistantes, le divisant en *lobules* tout petits, composés de *canalicules séminifères*. Ceux-ci commencent par un cul-de-sac, deviennent rectilignes, pénètrent dans l'épaisseur du corps d'Hygmore, où ils forment le *réseau de Haller*, ou *rete vasculosum testis* (4), et d'où partent 10 à 15 *canaux* ou *cônes efférents* (5). Ces derniers entrent dans la tête de l'épididyme, où ils forment les *cônes vasculaires de Haller* et

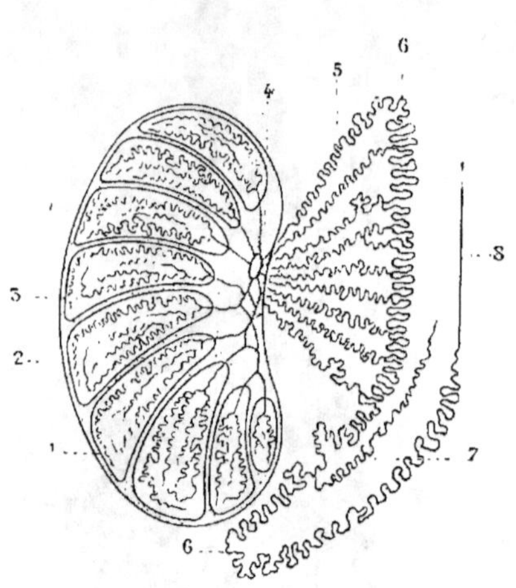

Fig. 4. — CONSTITUTION ANATOMIQUE DU TESTICULE ET DE L'ÉPIDIDYME (Fig. schématique)- — 1. Tunique albuginée. — 2. Cloison interlobulaire. — 3. Lobule spermatique avec ses canalicules séminifères et se terminant par les canaux droits. — 4. Corps d'Hygmore avec le *rete vasculosum testis*. — 5. Cônes efférents. — 6. Épididyme. — 7. Vas aberrans de Haller. — 8. Canal déférent.

se rendent dans le canal de l'épididyme qui, en s'infléchissant sur l'épididyme lui-même, arrive à la queue de cet organe et se continue avec le *canal déférent* (fig. 3-13 et fig. 4-8). Ses parois comprennent une tunique membraneuse et un épithélium cylindrique vibratile.

Les canalicules séminifères sont formés d'une tunique externe et d'un épithélium composé de cellules polyédriques irrégulières, mais devenant au dedans régulières ; ce sont alors des *cellules séminales* qui renferment un ou deux noyaux, et qui forment probablement les spermatozoïdes.

ARTÈRES. — Les artères destinées au testicule et à l'épididyme viennent de l'artère spermatique (fig. 3-14), qui est fournie par l'aorte abdominale. La spermatique envoie une branche au testicule et une autre à l'épididyme. On y trouve encore des rameaux de la déférentielle (fig. 3-13), qui est une branche de la vésicale inférieure.

VEINES. — Elles naissent de vaisseaux capillaires très multipliés, offrent les mêmes dispositions que les artères et vont former les veines spermatiques (fig. 3-12).

VAISSEAUX LYMPHATIQUES. — Ils prennent naissance dans le tissu interstitiel du testicule et se rendent, après s'être condensés en 7 ou 8 troncs, aux ganglions lombaires.

NERFS. — Les nerfs proviennent du plexus spermatique qui se rend au testicule et à l'épididyme, et du plexus déférentiel qui ne se distribue qu'à l'épididyme.

§ 2. — Voies spermatiques.

Ces voies constituent l'*appareil excréteur* et comprennent les *canaux déférents*, les *vésicules séminales* et les *canaux éjaculateurs*.

A. — CANAL DÉFÉRENT

Le *canal déférent*, qui n'est que la suite, le prolongement de l'épididyme, s'étend jusqu'au col de la vésicule séminale (fig. 4-8). Il est long de 40 à 50 centimètres et très dur. On lui considère une *portion testiculaire*, longue de 2 à 3 centimètres, cheminant sur le côté interne de l'épididyme ; une *portion ascendante* ou *funiculaire*, nommée ainsi parce qu'elle fait partie du cordon (*funis*, cordon) qui comprend encore les vaisseaux spermatiques, les artères, les veines, les vaisseaux lymphatiques, le plexus nerveux lymphatique, une branche du nerf génito-crural et des fibres musculaires lisses, *crémaster interne* (fig. 3-10 et 11); une *portion inguinale*, logée dans le canal du même nom ; enfin, une *portion pelvienne* qui, abandonnant le cordon, plonge verticalement dans le bassin, se place en arrière de la vessie, croise l'uretère, en avant duquel elle se met, s'accole au canal déférent du côté opposé, et, arrivée au niveau de l'extrémité antérieure de la vésicule séminale, s'unit à angle aigu avec le conduit excréteur de cette glande pour constituer le *canal éjaculateur*.

Les parois du canal déférent sont formées par trois tuniques qui sont, en allant de dehors en dedans, *celluleuse, musculeuse, muqueuse* ; celle-ci a un épithélium cylindrique.

Les *artères* viennent de la déférentielle (fig. 3-13), branche de la vésicale inférieure. — Les *veines*, issues du réseau capillaire fourni par les artères, vont au plexus vésico-prostatique et aux veines du cordon. — Les *nerfs* viennent du plexus hypogas-trique.

<h3 style="text-align:center">B. — VÉSICULES SÉMINALES</h3>

Ces vésicules sont deux petites poches (5 à 6 centimètres de longueur, et 16 millimètres de largeur) membraneuses, servant de réservoir au sperme. Elles sont situées entre le rectum et la vessie. Leur structure est la même que celle du canal déférent (fig. 6-3).

Les *artères* proviennent de la vésicale inférieure et de l'hé-morroïdale moyenne, branches formées par l'iliaque interne. — Les *veines* vont aux plexus vésicaux, et les *lymphatiques* aux ganglions pelviens. Les *nerfs* émanent du plexus hypogastrique.

<h3 style="text-align:center">C. — CANAUX ÉJACULATEURS</h3>

Ces canaux, au nombre de deux, résultent de la réunion à angle aigu du canal déférent et de la vésicule séminale du même côté. Longs de 2 centimètres, ils vont s'ouvrir isolément dans la partie prostatique de l'urèthre sur l'extrémité renflée du *veru-montanum*.

<h3 style="text-align:center">§ 3. — Verge ou pénis.</h3>

La *verge* ou *pénis, appareil essentiellement érectile,* constitue l'organe de la copulation chez l'homme. Sa fonction est de porter le sperme dans les parties génitales de la femme. Elle se compose de *deux corps caverneux* et de *l'urèthre*, à l'extrémité anté-rieure duquel se trouve un gonflement nommé *gland*. Le sommet de celui-ci est percé d'une fente verticale, *méat urinaire*, et il est coiffé par un repli cutané appelé *prépuce*, qui est une dépendance de la peau.

La verge a deux enveloppes : une *cutanée*, ou *fourreau*, et une *cellulo-fibreuse*. La première est d'une très grande finesse ; elle est fort mobile et de couleur assez foncée. A son extrémité

antérieure, c'est-à-dire au niveau du gland, elle se replie sur
elle-même pour lui former une gaine non adhérente, c'est le
prépuce, qui est destiné à le protéger et à lui conserver son
exquise sensibilité. La seconde a une texture assez dense ; sa
face profonde s'unit à l'albuginée des corps caverneux.

Les CORPS CAVERNEUX, nommés ainsi à cause de leur structure
aréolaire, constituent la partie fondamentale de la verge. Ils naissent par deux racines grêles (fig. 5-4), mais augmentent graduellement de volume et, arrivés sous la symphyse du pubis, où ils

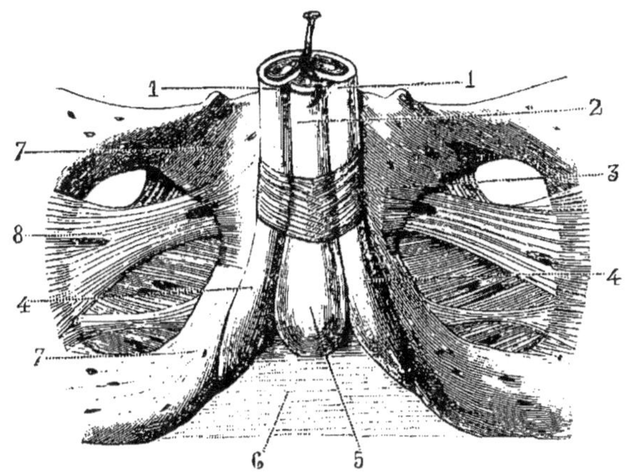

Fig. 5. — FACE INFÉRIEURE DE LA RACINE DE LA VERGE. — 1. Corps du
pénis. — 2. Corps spongieux de l'urèthre. — 3. Ligament suspenseur
de la verge. — 4. Racine des corps caverneux. — 5. Bulbe de l'urèthre.
— 6. Aponévrose périnéale moyenne. — 7. Os du pubis avec sa branche horizontale et la branche ascendante de l'ischion. — 8. Membrane
obturatrice.

sont fixés par le *ligament suspenseur de la verge* (fig. 5-3), ils
s'adossent l'un à l'autre pour former le pénis. La gouttière triangulaire qu'ils laissent en dessous est occupée par le canal de
l'urèthre. Ils se terminent en avant par une extrémité arrondie
coiffée par le gland. — L'enveloppe des corps caverneux est
constituée par une *membrane albuginée* composée de faisceaux
de tissu conjonctif et de fibres élastiques vers sa face profonde.
Le *tissu spongieux* ou *érectile* est composé d'un grand nombre de
trabécules, de fibres et de lamelles entrecroisées de manière à
former des aréoles en tout semblables aux vacuoles d'une éponge
et remplies de sang veineux.

L'urèthre est le canal excréteur de l'urine et du sperme. Il va de la vessie au méat urinaire, mesurant de 14 à 19 centimètres de long. On le divise en trois portions : la portion prostatique, la portion membraneuse et la portion spongieuse.

L'*urèthre prostatique* (fig. 6-4 à 7), qui fait suite à la vessie, est nommé ainsi parce qu'il traverse la prostate, glande que nous allons étudier dans le paragraphe suivant. — L'*urèthre membraneux* (7 et 8) s'étend du sommet de la prostate à la partie supérieure et postérieure du bulbe de l'urèthre. — L'*urèthre spongieux* (10 et 11) chemine au-dessous du pénis et se termine au méat urinaire (11).

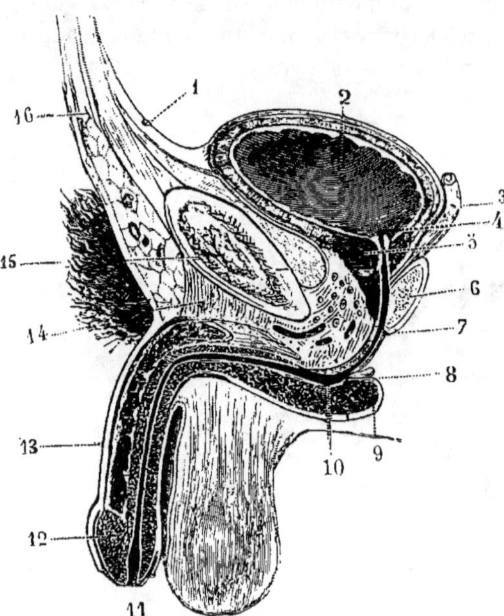

Fig. 6. — CANAL DE L'URÈTHRE CHEZ L'HOMME (Coupe vertico-médiane du corps). — 1. Ouraque. — 2. Vessie. — 3. Vésicule séminale et canal déférent. — 4 et 7. Urèthre prostatique. — 5. Sphincter vésical. — 6. Prostate. — 7 et 8. Urèthre membraneux. — 9. Bulbe de l'urèthre. — 10 et 11. Urèthre spongieux. — 12. Gland. — 13. Verge à l'état de flaccidité. — 14. Ligament suspenseur de la verge. — 15. Symphyse pubienne. — 16. Paroi abdominale.

Les parois de l'urèthre sont ordinairement accolées ; lorsque le canal est dilaté par l'érection ou l'émission de l'urine, il a une forme cylindrique et présente : 1° une *dilatation ovoïde (fosse naviculaire)* (fig. 7-2) derrière le méat, et au fond de laquelle se trouve la *valvule de Guérin* (fig. 7-4) qu'il faut savoir éviter quand on introduit une sonde ; 2° un *cul-de-sac* au niveau du bulbe. Dans la région prostatique, on voit une saillie, *verumontanum*, ou *crête uréthrale*, creusée d'un cul-de-sac ouvert en avant et appelé *utricule prostatique*, les conduits éjaculateurs s'ouvrent de chaque côté. Dans la partie membraneuse se trouvent de nombreux orifices de glandes muqueuses, *glandes de Littre,* et, dans la partie spongieuse, des dépressions, *lacunes de Morgagni.*

Comme *structure,* l'urèthre comprend trois tuniques : une *muqueuse* à épithélium cylindrique stratifié; une *sous-muqueuse,* dans laquelle se trouvent les *glandes de Littre ;* une *musculaire* formée par des fibres lisses musculaires *(sphincter uréthral involontaire)* et longitudinales, renforcées dans la portion prostatique et membraneuse par des fibres striées *(sphincter uréthral volontaire).*

Le CORPS SPONGIEUX de l'urè

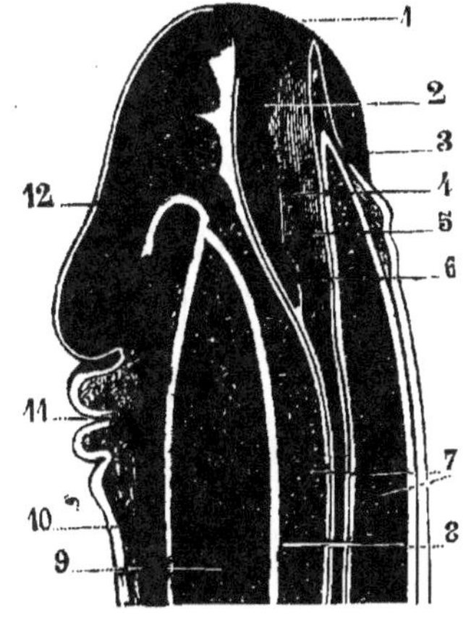

Fig. 7. — COUPE DE LA PARTIE ANTÉRIEURE DE LA VERGE. — 1. Méat urinaire. — 2. Fosse naviculaire. — 3. Frein du gland. — 4. Moitié gauche de la valvule de Guérin. — 5. Bord latéral gauche de l'urèthre. — 6. Sinus de Guérin. — 7. Corps spongieux de l'urèthre. — 8. Cloison fibreuse séparant les corps caverneux du corps fibreux. — 9. Corps caverneux. — 10. Veine dorsale de la verge. — 11. Prépuce amené en arrière du gland. — 12. Gland.

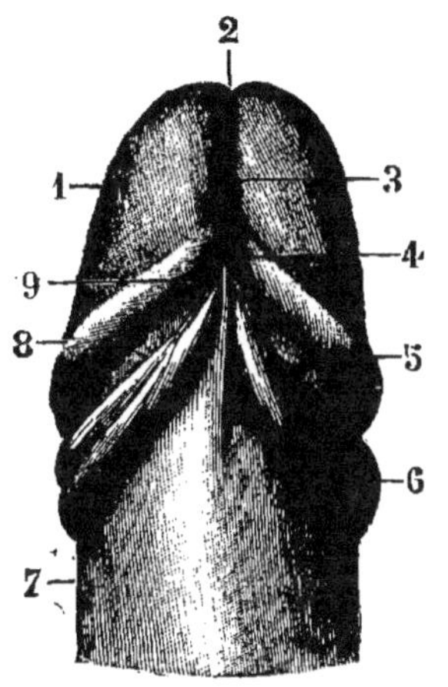

Fig. 8. — FACE INFÉRIEURE DU GLAND. — 1. Gland. — 2. Méat urinaire. — 3. Sillon médian. — 4. Frein ou filet. — 5. Sillon balano-préputial. — 6. Prépuce ramené en arrière. — 7. Corps de la verge. — 8. Couronne du gland. — 9. Fossettes latérales du filet.

thre (fig. 7-7), qui a la structure des tissus érectiles, présente une partie postérieure renflée, *bulbe* (fig. 5-3 et 6-9), une partie moyenne étroite, et une partie antérieure, renflée aussi, *gland* (fig. 6 et 7-12). La partie inférieure de celui-ci est appelée *couronne du gland* (fig. 8-8); le sillon qui se trouve en arrière, *sillon balanopréputial* (5); à la suite du *sillon médian* (3), qui commence en arrière du méat urinaire, se trouve le *frein* ou *filet de la verge*

(4). Dans le sillon balano-préputial et sur la couronne du gland, on rencontre un grand nombre de glandes sébacées rudimentaires, appelées *glandes de Tyson*.

Artères. — Les artères destinées aux enveloppes proviennent des *honteuses externes*, de la *périnéale superficielle* et de la *dorsale de la verge*. Celles qui sont destinées aux corps caverneux sont les deux *artères caverneuses;* celles des corps spongieux sont fournies : au bulbe, par la transverse du périnée ; à sa partie moyenne, par cette même artère et par la dorsale de la verge ; au gland, par les branches terminales de cette dernière.

Veines. — Elle constituent le tissu érectile de l'urèthre. Celles des corps caverneux vont dans la veine dorsale de la verge et dans la honteuse interne ; celles des corps spongieux se rendent dans les mêmes veines et, en plus, dans le plexus de Santorini ; un plexus veineux, situé entre les corps caverneux et les corps spongieux, fait communiquer ces deux organes.

Lymphatiques. — Les *superficiels* naissent des téguments et forment le *lymphatique dorsal superficiel ;* les profonds naissent sur le gland et finissent par former le *lymphatique dorsal profond*.

Nerfs. — Il viennent du honteux interne et du grand sympathique.

§ 4. — Glandes annexées à l'appareil génital de l'homme.

PROSTATE ET GLANDES DE COWPER

1° Prostate. — La *prostate* (de πρό, devant, et στάω, je pose) est un organe blanchâtre se développant autour de la partie initiale de l'urèthre, au-dessous de la vessie, derrière la symphyse du pubis et au-devant du rectum (fig. 6-6).

On peut la comparer à une grosse châtaigne, ou à une noix, ou encore à un cône légèrement aplati d'avant en arrière, dont la base est en haut, du côté de la vessie. Elle s'accroît subitement vers quatorze ou quinze ans, et reste stationnaire jusqu'à quarante-huit, cinquante ans. Sa grosseur moyenne est de 28 millimètres de longueur, 40 de largeur et 25 d'épaisseur.

Le canal de l'urèthre et les deux canaux éjaculateurs la traversent de haut en bas et d'arrière en avant. Elle paraît ainsi divisée en *deux lobes latéraux*. On donne le nom de *lobe médian* à une petite saillie comprise entre l'urèthre et les deux canaux éjaculateurs.

Elle est constituée par un *stroma* formé d'un mélange de tissu conjonctif et de fibres musculaires lisses embrassant toute la prostate *(capsule prostatique)*. Sa surface intérieure donne naissance à des cloisons qui vont en rayonnant vers le centre de l'organe, où elles forment le *noyau central*. Ces cloisons circonscrivent des loges dans lesquelles se trouvent les *éléments glandulaires*, appartenant au groupe des glandes en grappe qui s'ouvrent par les canaux prostatiques sur les côtés du verumontanum.

Les *artères* viennent des vésicales et des rectales. Les *veines* vont dans le plexus vésico-prostatique. Les *lymphatiques*, très nombreux, se rendent aux ganglions pelviens. Les *nerfs* viennent du plexus hypogastrique.

2° GLANDES DE COWPER. — Au nombre de deux, grosses comme un pois ou un noyau de cerise, elles sont annexées à la portion spongieuse de l'urèthre et situées entre le bulbe et la portion membraneuse. Leurs canalicules excréteurs après avoir traversé le bulbe s'ouvrent dans la paroi inférieure de l'urèthre par un canal excréteur commun à chaque glande.

§ 5. — Muscles et aponévroses du périnée chez l'homme.

A. — MUSCLES DU PÉRINÉE

Le bassin est fermé en bas par un plan musculaire d'autant plus résistant que les muscles ne sont isolés qu'à une de leurs extrémités, l'extrémité interne entrecroisant ses fibres avec celles des autres muscles. Tous présentent ainsi une grande connexion, et il est, par exemple, impossible de contracter le sphincter sans que les autres se contractent en même temps.

On divise ces muscles en deux groupes. Dans le premier, *périnée antérieur* (fig. 9-1 à 7), on range ceux de la *région génito-urinaire*, et dans le second, *périnée postérieur* (8 à 13) ceux de la *région ano-coccygienne*.

Les muscles appartenant d'une manière générale à l'appareil génito-urinaire sont au nombre de six : *l'ischio-caverneux*, le *bulbo-caverneux*, le *transverse du périnée*, le *muscle de Guthrie*, le *muscle de Wilson* et le *sphincter externe de l'urèthre*. Les trois premiers sont pairs, il y en a un de chaque côté ; les autres sont impairs et occupent la ligne médiane.

Les muscles de la région ano-coccygienne sont au nombre

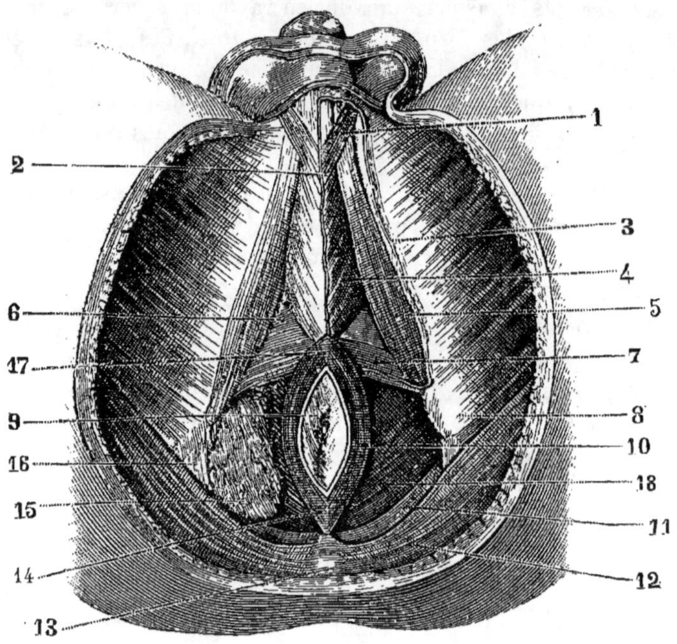

Fig. 9. — Muscles du périnée chez l'homme (Plan superficiel). — 1 Muscle de Houston. — 2. Corps caverneux de la verge. — 3. Branche ischio-pubienne. — 4. Muscle bulbo-caverneux. — 5. Muscle ischio-caverneux. — 6. Aponévrose moyenne du périnée. — 7. Muscle transverse superficiel. — 8. Ischion. — 9. Anus. — 10. Sphincter externe. — 11. Muscle ischio-coccygien. — 12. Muscle grand fessier. — 13. Coccyx. — 14. Raphé ano-coccygien. — 15. Tissu cellulo-graisseux de la fosse ischio-rectale. — 16. Ligament sacro-sciatique. — De 1 à 7 périnée antérieur ; à partir du 8, périnée postérieur. — 17. Raphé ano-bulbaire. — 18. Releveur de l'anus.

de trois : le *sphincter de l'anus*, le *releveur de l'anus* et l'*ischio-coccygien*.

1° ISCHIO-CAVERNEUX. — C'est un petit muscle allongé s'étendant de la tubérosité de l'ischion à la racine des corps caverneux de la verge (fig. 9-5). Il est innervé par une branche du honteux interne. Quand les deux muscles se contractent, ils portent la verge en bas et en arrière ; ils compriment en même temps la racine des corps caverneux, chassent le sang dans la partie antérieure du pénis et contribuent à l'érection.

2° BULBO-CAVERNEUX. — Le *bulbo-caverneux* (4) est un muscle médian penniforme, composé de deux moitiés symétriques. Couché sur la portion spongieuse de l'urèthre, ses fibres prennent naissance sur le raphé médian, d'où elles se portent obliquement en dehors, en avant et en haut, pour aller : les postérieures, à la face postérieure du bulbe ; les moyennes, au raphé sousuréthral ; les antérieures, plus longues, à la face dorsale de la verge, où elles s'entrecroisent avec elle du côté opposé ; c'est le *muscle de Houston* (1) qui est formé quelquefois par le précédent.

Le bulbo-caverneux est innervé par le honteux interne. En se contractant, il comprime le bulbe, exprime les dernières gouttes d'urine et de sperme, d'où le nom donné par les anciens : *accelerator urinæ et seminis ;* en outre, il chasse le sang dans la portion spongieuse et dans le gland. Il concourt donc à l'érection.

3° TRANSVERSE DU PÉRINÉE. — Il s'étend transversalement de la tubérosité de l'ischion au raphé ano-bulbaire (7). Il est innervé par le honteux externe et facilite la défécation.

4° MUSCLE DE GUTHRIE OU TRANSVERSE PROFOND. — Ce muscle est situé entre les deux lames du *ligament de Carcassonne* (V. *Aponévroses*). Aplati, très mince, il s'insère à la lèvre interne de l'arcade du pubis et à la partie inférieure de l'urèthre. Il est innervé par le honteux interne. Son action est de fixer l'urèthre, de comprimer les glandes de Cowper, qui sont dans son épaisseur, et de contribuer à l'érection, par suite de la compression des veines qui le traversent.

5° MUSCLE DE WILSON. — C'est un muscle impair, médian et symétrique. Il s'insère de chaque côté de la symphyse du pubis et forme une anse qui par sa concavité embrasse l'urèthre, dont il comprime la portion membraneuse.

6° SPHINCTER EXTERNE DE L'URÈTHRE. — Il est composé de fibres circulaires entourant l'urèthre, qu'il comprime en se contractant.

7° SPHINCTER EXTERNE DE L'ANUS. — Situé à l'extrémité infé-rieure du rectum, il forme un anneau musculaire (10) dont les fibres s'insèrent en arrière au coccyx, à la peau et au raphé ano-coccygien (14); en avant, au raphé ano-bulbaire. Il a pour fonc-tion d'empêcher la sortie des matières fécales.

8° RELEVEUR DE L'ANUS. — C'est un muscle mince, mais très large (18), qui s'étend de la peau antéro-latérale du bassin à la région anale. Il constitue un diaphragme interrompu par le pas-sage du rectum et de l'urèthre. Innervé par une branche du plexus sacré, il soulève la paroi postérieure du rectum, rétrécit la cavité abdominale pelvienne, et contribue à ouvrir l'orifice anal.

9° ISCHIO-COCCYGIEN. — Ce muscle, situé en arrière du rele-veur qu'il semble contourner, est très court, assez épais, trian-gulaire (11). Ses fibres s'insèrent à l'épine sciatique, d'une part, et au coccyx, d'autre part. Innervé par le même nerf que le pré-cédent, il ne paraît pas avoir une fonction active; il contribue simplement à former le plancher du bassin.

B. — APONÉVROSES DU PÉRINÉE

Ces aponévroses sont au nombre de trois et forment, par conséquent, trois plans superposés, constitués par une aponé-vrose superficielle, une moyenne et une profonde.

La première forme la partie superficielle des gaines des mus-cles bulbo-ischio-caverneux et transverse superficiel du périnée.

La seconde, ou *ligament de Carcassonne*, se compose de deux lamelles, entre lesquelles se trouvent le transverse profond, les glandes de Cowper, les vaisseaux et les nerfs honteux internes, etc. La troisième tapisse le petit bassin, occupant le périnée anté-rieur et le postérieur.

§ 6. — Artères, veines et nerfs du bassin et du périnée chez l'homme et chez la femme.

Quoique nous ayons parlé, après chaque partie, des vais-seaux et des nerfs, nous croyons devoir en dire encore un mot dans ce paragraphe, afin que le lecteur puisse mieux se rendre compte de leur origine et de leur distribution.

ARTÈRES. — Elles sont fournies par les artères terminales inférieures de l'aorte, et surtout par l'*artère iliaque interne* ou *hypogastrique* (V. tome Ier, p. 187).

Celle-ci donne naissance à la *vésicale inférieure*, à l'*hémorroïdale moyenne*, à l'*utérine*, à la *vaginale ;* ces artères se trouvent à l'intérieur du bassin. A l'extérieur, il y a l'*obturatrice*, qui envoie un rameau aux enveloppes du testicule (fig. 2-6) chez l'homme, et aux grandes lèvres chez la femme ; la *honteuse interne* (11), qui fournit l'*hémorroïdale inférieure* (7), la *périnéale supérieure*, la *périnéale profonde*, la *caverneuse*, la *dorsale de la verge*. — Chez la femme, la *périnéale superficielle* se termine dans les grandes lèvres ; la *profonde*, dans le bulbe du vagin ; la *caverneuse*, dans le corps caverneux du clitoris, et la *dorsale* devient la dorsale du clitoris. L'*artère funiculaire*, qui se termine dans les enveloppes du testicule chez l'homme et dans les grandes lèvres chez la femme, est un rameau fourni par l'*épigastrique* (V. tome Ier, p. 188).

L'*artère fémorale* ou *crurale* donne naissance à la *honteuse externe supérieure*, dont une branche supérieure se perd dans la peau du pubis, et une branche inférieure dans le scrotum chez l'homme, dans les grandes lèvres chez la femme ; à la *honteuse externe inférieure*, qui va se terminer dans les mêmes régions après s'être anastomosée avec l'*obturatrice*, la *funiculaire*, la *honteuse externe supérieure*, et la *branche périnéale superficielle*.

VEINES. — Elles correspondent exactement aux branches artérielles fournies par l'artère hypogastrique. Naissant sur différents points du bassin ou des viscères contenus dans sa cavité, elles vont s'ouvrir dans la *veine hypogastrique* ou *iliaque interne ;* elles sont au nombre de deux pour chaque artère. Citons les *veines vésicales*, qui forment un vaste plexus entourant le col et le bas-fond de la vessie, la prostate et les vésicules séminales ; les *veines honteuses internes*, qui suivent les artères de ce nom (fig. 2-11) ; la *veine dorsale de la verge*, impaire, médiane, et qui reçoit tout le sang apporté à la verge par les deux artères dorsales et les deux caverneuses ; les *veines périnéales superficielles* et les *profondes*, les *veines hémorroïdales*, les *veines utérines*, *vaginales, spermatiques, utéro-ovariennes*.

NERFS. — Le *plexus lombaire* (V. tome Ier, p. 248) fournit le *nerf grand abdomino-crural*, dont la branche *génitale* va se distribuer dans la peau de l'aine, du pubis, du scrotum ou des grandes lèvres ; le *nerf petit abdomino-crural*, parallèle au précédent et se distribuant aux mêmes parties ; le *nerf génito-*

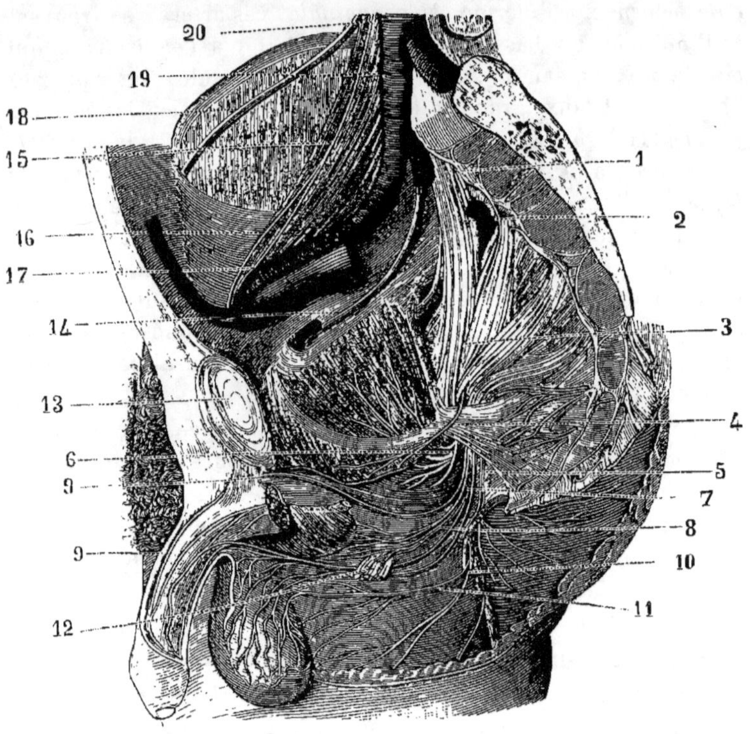

Fig. 10. — PLEXUS SACRÉ DU COTÉ DROIT ET SES BRANCHES. — 1. Portion sacrée du grand sympathique. — 2. Nerf lombo-sacré. — 3. Plexus sacré. — 4. Nerf du releveur de l'anus. — 5. Nerf hémorroïdal. — 6. Nerf de l'obturateur interne. — 7. Nerf honteux interne. — 8. Sa branche inférieure ou périnéale. — 9. Sa branche supérieure ou nerf dorsal de la verge. — 10. Nerf petit sciatique. — 11. Rameau périnéal. — 12. Muscle transverse du périnée. — 13. Symphyse pubienne. — 14. Nerf obturateur. — 15. Nerf génito-crural. — 16. Son rameau génital. — 17. Son rameau crural. — 18. Nerf fémoro-cutané. — 19. Artère iliaque primitive. — 20. Aorte.

crural (fig. 10-15), dont la branche *génitale* (16) innerve le crémaster, la peau des bourses et des grandes lèvres.

Le *plexus sacré* (V. tome Iᵉʳ, p. 250) fournit, par ses branches collatérales antérieures, le *nerf de l'obturateur interne* (fig. 10-6) ;

le *nerf anal* ou *hémorroïdal* (5), qui va au sphincter externe et à la peau de l'anus ; le *nerf releveur de l'anus* (4) ; le *nerf honteux interne* (7), qui se divise en deux branches, une inférieure ou *périnéale* (8), se distribuant dans les muscles du périnée, des bourses, de la face inférieure de la verge et de l'urèthre ; une supérieure ou *pénienne*, constituant le *nerf dorsal de la verge* (9), qui accompagne l'artère de ce nom et va aux corps caverneux, au gland. Chez la femme, la première branche innerve la peau et la muqueuse des grandes lèvres ; la seconde, le clitoris.

CHAPITRE II

ANATOMIE DES ORGANES GÉNITAUX DE LA FEMME

Les organes génitaux de la femme se composent de deux glandes, les *ovaires*, dans lesquelles se produisent les œufs ; des *trompes utérines* ou *oviductes ;* de l'*utérus* ou *matrice*, où se développe l'œuf fécondé ; du *vagin*, qui reçoit la verge dans l'acte de la copulation ; enfin, de la *vulve*, partie externe de ces organes. Il y a, en outre, à étudier les glandes qui y sont annexées, les muscles et les aponévroses, les artères, les veines, les nerfs et les mamelles.

§ 1. — Ovaires.

Les *ovaires* (fig. 11-9 et fig. 12-3), nommés ainsi à cause des *œufs* qu'ils renferment dans leur épaisseur, sont à la femme ce que les testicules sont à l'homme. Situés dans l'aileron postérieur du ligament large (partie du péritoine), (fig. 12-8), ils sont rattachés à l'utérus par le *ligament de l'ovaire*, et au pavillon de la trompe par le *ligament de la trompe*. Leur forme est ovoïde ; à l'époque de la puberté, ils pèsent de 6 à 8 grammes.

Ils sont constitués par une enveloppe et un tissu propre. L'enveloppe présente un *épithélium*, une *membrane albuginée fibreuse*, et les *follicules* ou *vésicules de de Graaf*, ou *ovisacs*, dont les plus volumineuses font saillie à la surface des ovaires. Ceux-ci présentent, en outre, souvent des corps rougeâtres ou jaunâtres *(corps jaunes)* consécutifs à la rupture des follicules de de

Graaf, et auxquels succède une cicatrice. — Le tissu propre est formé par des fibres connectives et des fibres musculaires lisses.

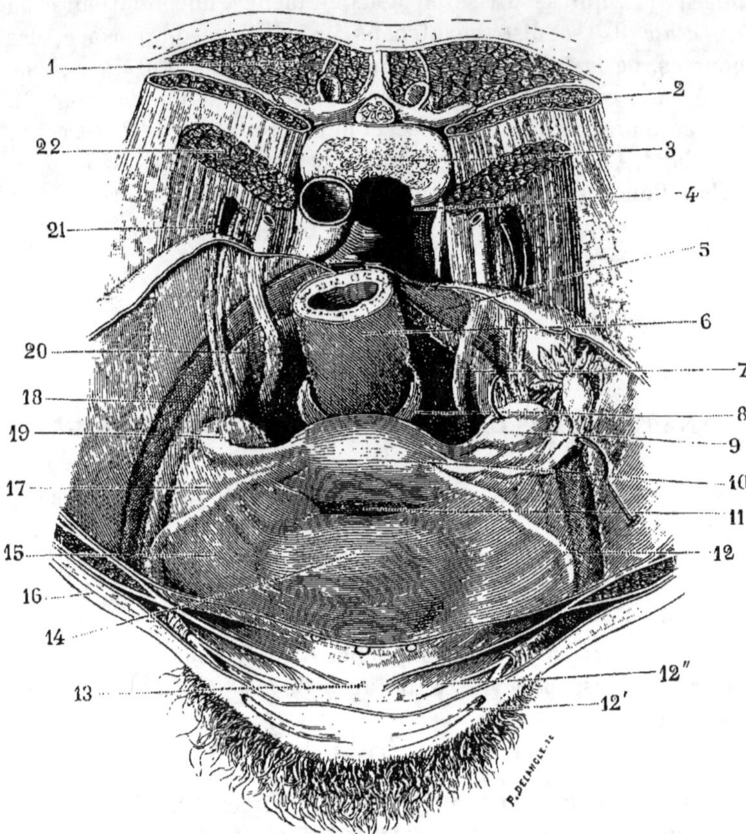

Fig. 11. — VISCÈRES SE TROUVANT DANS LE BASSIN DE LA FEMME, VUS D'EN HAUT PAR LE DÉTROIT SUPÉRIEUR (L'ovaire et la trompe gauches ont été attirés en haut sur la fosse iliaque). — 1. Masse sacro-lombaire. — 2. Carré des lombes. — 3. Quatrième vertèbre lombaire. — 4. Aorte. — 5. Vaisseaux iliaques primitifs. — 6. Dernière partie du colon. — 7. Uretère. — 8. Ligaments utéro-sacrés. — 9. Ovaire gauche. — 10. Fond de l'utérus. — 11. Cul-de-sac vésico-utérin. — 12. Ligament rond qui se bifurque après avoir traversé le canal inguinal. et dont la partie 12' va sur le pénil et la grande lèvre, l'autre 12" au pubis. — 13. Pubis. — 14. Vessie. — 15. Fossettes prévésicales. — 16. Paroi abdominale. — 17. Ligament large. — 18. Vaisseaux iliaques externes. — 19. Trompe droite en place. — 20. Vaisseaux iliaques internes. — 21. Vaisseaux utéro-ovariens. — 22. Muscle psoas.

Les vésicules, au moment de la menstruation, ont la grosseur d'une cerise et comprennent une *membrane externe*, une *mem-*

brane granuleuse, une *couche interne épithéliale.* Les cellules épithéliales s'accumulent à la partie profonde de la vésicule pour former le *cumulus proligène,* qui contient l'ovule. Celui-ci, à chaque menstruation, s'échappe de la vésicule de de Graaf dès qu'elle s'est rompue et va dans la trompe. Le *corps jaune* succède à cette rupture.

Les *artères* viennent de l'*ovarienne,* branche de l'aorte abdominale. Les *veines* forment un plexus nommé *bulbe* ou *corps spongieux de l'ovaire,* et vont au plexus ovarique. — Les *lymphatiques* accompagnent les veines. — Les *nerfs* proviennent du *plexus ovarique,* émanation du plexus rénal.

On voit entre l'extrémité externe de l'ovaire et la dernière circonvolution de la trompe, dans l'épaisseur du ligament large, un petit organe appelé *organe de Rosenmuller.* Il est composé de 15 à 20 petits canaux. C'est un débris du corps de Wolff.

§ 2. — Trompes utérines ou de Fallope, ou oviductes.

Les *trompes de Fallope* (fig. 11-19) sont deux conduits situés l'un à droite, l'autre à gauche, dans l'épaisseur du ligament large (17 et fig. 12-8), et s'étendant de l'extrémité externe de l'ovaire à l'angle supérieur de l'utérus. On les appelle *oviductes* parce qu'elles conduisent l'ovule dans la cavité utérine où il se fixe et se développe, s'il a été fécondé, et d'où il est expulsé, dans le cas contraire. Le nom de *trompe* vient de ce que Fallope comparait l'oviducte à une trompette. De fait, ce conduit excréteur s'élargit progressivement et se termine, du côté de l'ovaire, en forme d'entonnoir, c'est le *pavillon de la trompe* (fig. 12-5). On la divise en trois parties : une extrémité interne, qui se trouve dans l'épaisseur de l'utérus ; une partie moyenne, ou *corps,* et une extrémité externe, ou *pavillon,* dont la base est profondément découpée en plusieurs languettes, dentelées, d'où le nom de *franges.* L'une d'entre elles, plus longue (2 à 3 cent.), *frange ovarique* ou *ligament de l'ovaire,* rattache le pavillon à l'ovaire (fig. 12-4).

La trompe est constituée par trois tuniques : une externe ou séreuse ; une moyenne ou musculeuse, à fibres longitudinales et à fibres internes circulaires ; une muqueuse à épithélium vibratile (V. 1er vol.).

Les *artères* proviennent de *l'utérine* et de *l'ovarique*. — Les *veines* naissent des vaisseaux capillaires des deux tuniques musculeuse et muqueuse, et se jettent dans les veines utéro-ovariques. — Les *lymphatiques* se réunissent à ceux de l'utérus. — Les *nerfs* viennent du plexus entourant les artères utérine et ovarique.

§ 3. — Utérus ou matrice.

L'*utérus* (de *utricula*, outre), ou *matrice* (de *mater*, mère), est destiné à conserver l'ovule après sa fécondation, à lui fournir

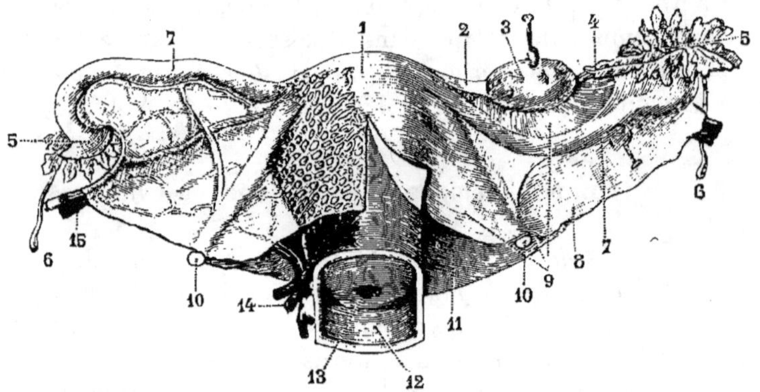

Fig. 12. — L'UTÉRUS ET SES ANNEXES (Face antérieure). La trompe gauche est attirée en bas pour montrer l'ovaire légèrement attiré en haut. — 1. Corps de l'utérus. — 2. Ligament utéro-ovarien. — 3. Ovaire gauche. — 4. Frange ovarique et ligament tubo-ovarien. — 5. Pavillon de la trompe. — 6. Hydatide de Morgagni. — 7. Trompe abaissée. — 8. Ligament large. — 9. Ses trois ailerons. — 10. Ligament rond. — 11. Feuillet postérieur du ligament large. — 12. Vagin (la paroi antérieure a été enlevée). — 13. Col de l'utérus avec son orifice interne. — 14. Vaisseaux utérins. — 15. Vaisseaux utéro-ovariens.

les matériaux nécessaires à son développement, et à l'expulser au dehors à l'époque de sa maturité ; il est donc l'organe de la gestation et de l'accouchement.

Il a la forme d'une gourde, d'un cône ou d'une poire aplatie d'avant en arrière (fig. 12-1, fig. 13 et fig. 14). Le *corps* ou base est triangulaire ; les deux angles supérieurs reçoivent les trompes, l'inférieur se réunit au *col* (fig. 12-13). Celui-ci est fusiforme ; son extrémité inférieure *(museau de tanche),* libre dans le vagin, est percé d'une petite ouverture (fig. 13-6). Il est maintenu en place par le ligament large, les ligaments ronds (fig. 12-10) et les ligaments utéro-sacrés (fig. 11-8). Mais toutes ces connexions de l'utérus sont lâches, extensibles ; elles lui permettent donc d'exécuter certains mouvements dans le bassin, de sorte qu'une sollicitation quelconque peut le pousser en avant, du côté de la vessie, en arrière, du côté du rectum, ou à droite ou à gauche.

Sa cavité, excessivement étroite en dehors de la grossesse, a une forme triangulaire ; elle se continue en haut avec les trom-

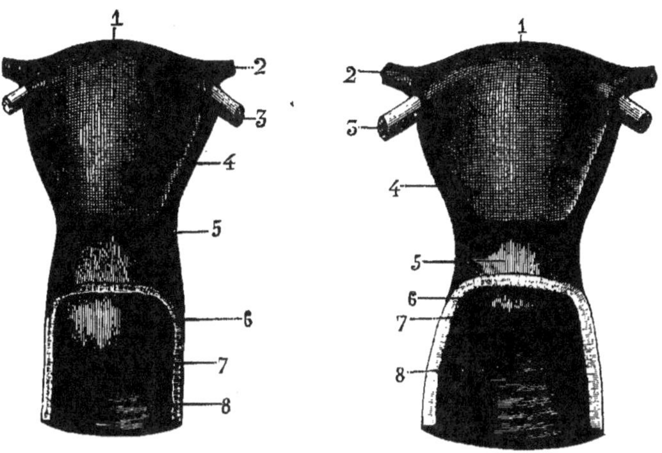

Fig. 13. — Utérus d'une femme vierge
(Face antérieure).

Fig. 14. — Utérus d'une femme ayant eu des enfants (L'orifice externe de l'utérus est considérablement agrandi).

1. Utérus recouvert par le péritoine. — 2. Trompe utérine. — 3. Ligament rond. — 4. Bord de l'utérus. — 5. Isthme. — 6. Partie vaginale du col (museau de tanche). — 7. Orifice externe de l'utérus. — 8. Paroi postérieure du vagin.

pes et s'ouvre en bas dans le vagin. La cavité du col est fusiforme, c'est-à-dire renflée à sa partie moyenne.

L'utérus est constitué par trois tuniques : 1° une *séreuse*, qui n'est qu'une dépendance du péritoine ; 2° une *musculeuse*, qui forme à elle seule à peu près toute l'épaisseur de la matrice ; elle est un véritable *muscle utérin*, dont la *couche externe* comprend des fibres longitudinales et des fibres transversales ; la *couche moyenne*, des fibres suivant toutes les directions et s'entrecroisant dans tous les sens ; la *couche interne*, des fibres comme l'externe, les circulaires formant une véritable anse au niveau de l'isthme (fig. 13-5) ; 3° une *tunique muqueuse*, qui a un épithélium vibratile et des glandes en tube. — La muqueuse du col est plus pâle, moins épaisse et plus consistante : les glandes sont plus nombreuses ; quelquefois, les conduits excréteurs s'oblitèrent et donnent lieu à une production kystique, nommée à tort *œufs de Naboth,* parce que cet auteur les prenait pour des ovules.

Les *artères* viennent de l'*utérine* surtout, puis de l'*ovarique* et de celle des ligaments ronds. — Les *veines,* très nombreuses, volumineuses, dépourvues de valvules, vont aux plexus utérin et pampiniforme. — Les *lymphatiques* proviennent des trois tuniques, comme les veines, et se rendent aux ganglions du petit bassin (col) et aux ganglions lombaires (corps). — Les *nerfs* sont fournis par le grand sympathique et le plexus sacré.

§ 4. — Vagin.

Le *vagin* est un conduit long de 6 à 7 centimètres, en moyenne, large, très extensible, s'étendant de la vulve à l'utérus. Il livre passage au sang menstruel, aux produits de sécrétion de la matrice, et au fœtus au moment de l'accouchement. Il est, de plus, l'organe de la copulation chez la femme.

Il décrit une courbe à concavité antérieure. Placé au devant du rectum, auquel il est soudé dans ses deux tiers inférieurs, formant ainsi la *cloison recto-vaginale,* il est, en haut, derrière la vessie, en bas, derrière le canal de l'urèthre, *cloison uréthro-vaginale.* Son extrémité supérieure embrasse le col de l'utérus en remontant plus haut en arrière, et forme les culs-de-sac antérieur, postérieur et latéraux. L'extrémité inférieure présente un orifice arrondi, c'est l'*entrée du vagin,* qui est pourvue, chez les vierges, d'une membrane appelée *hymen* (de ὑμήν, pellicule).

La surface interne est rouge pâle, couverte de plis transversaux, *plis* ou *rides du vagin* (fig. 13-8), qui aboutissent, en avant et en arrière, à deux saillies longitudinales, mousses, nommées *colonnes du vagin.*

La paroi, qui a 3 ou 4 millimètres d'épaisseur, se compose d'une *tunique externe* conjonctive, fibreuse ; d'une *tunique musculeuse* moyenne, à *fibres longitudinales et circulaires,* ces dernières formant à l'entrée du vagin un véritable *sphincter du vagin ;* d'une *tunique muqueuse* interne pourvue de papilles, et d'un *épithélium pavimenteux stratifié* (V. 1er vol.).

Les *artères* sont fournies par l'*artère vaginale*, branche de l'hypogastrique, par l'utérine, la vésicale inférieure, la honteuse interne. — Les *veines* se dirigent vers le plexus vaginal. — Les *lymphatiques* vont aux ganglions pelviens et lombaires. — Les *nerfs* viennent du plexus hypogastrique.

§ 5. — Vulve.

Le mot *vulve* indique l'ensemble des parties génitales externes

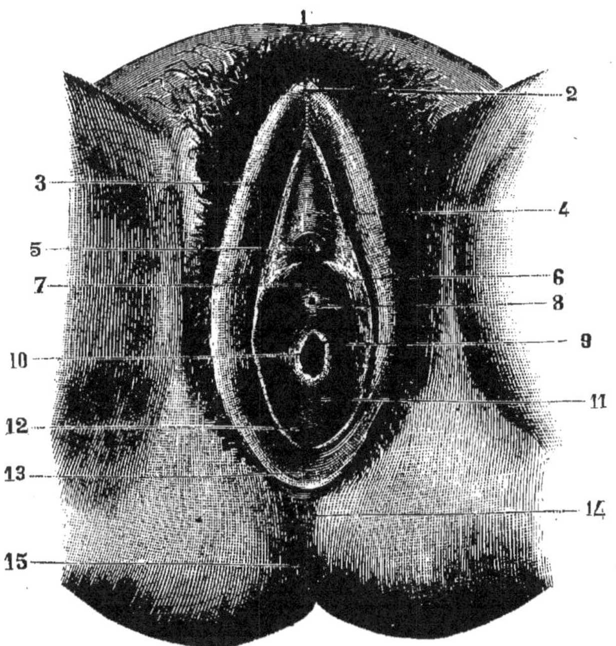

Fig. 15. — Vulve de vierge (On a rejeté en dehors les grandes et les petites lèvres). — 1. Pénil ou mont de Vénus. — 2. Commissure antérieure de la vulve. — 3. Grande lèvre droite. — 4. Capuchon du clitoris. — 5. Clitoris. — 6. Petites lèvres. — 7. Vestibule. — 8. Méat urinaire. — 9. Orifice extérieur du canal des glandes de Bartholin. — 10. Ouverture du vagin. — 11. Hymen. — 12. Fosse naviculaire. — 13. Fourchette. — 14. Périnée. — 15. Anus.

de la femme : *pénil* ou *mont de Vénus*, *grandes* et *petites lèvres*, *vestibule*, *clitoris*, *bulbe du vagin*, *méat urinaire* et *orifice du vagin*.

a). Le pénil ou mont de vénus (fig. 15-1), est une éminence arrondie, plus ou moins proéminente, suivant les sujets. Cette saillie est due en partie aux os, et en partie au tissu adipeux qui soulève la peau ; elle se couvre de poils au moment de la puberté.

b). Les GRANDES LÈVRES (3) sont deux replis cutanés saillants, limitant de chaque côté la fente vulvaire. Leur face externe est couverte de poils ; la face interne est rosée, lisse ; la partie supérieure se perd dans le mont de Vénus et forme la *commissure antérieure* (2) ; en bas, les deux lèvres se réunissent pour former la *fourchette* (13). L'intervalle situé entre celle-ci et l'anus constitue le *périnée* (14) ; celui qui se trouve entre la fourchette et l'entrée du vagin se nomme *fosse naviculaire* (12). — Les grandes lèvres se composent de la peau, d'une couche de fibres musculaires lisses *(dartos de la femme)*, d'une couche de tissu cellulaire et d'une couche de faisceaux élastiques. — Les *artères* viennent des honteuses externe et interne. — Les *veines* superficielles se rendent à la fémorale et à la honteuse interne ; les profondes se jettent dans le plexus vaginal. — Les *nerfs* émanent des branches abdomino-scrotales et du honteux interne.

c). Les PETITES LÈVRES OU NYMPHES sont aussi deux replis muqueux, situés en dedans des grandes lèvres (6). Leur bord libre, convexe, est divisé en haut en deux lèvres ; l'externe passe au-dessus du clitoris et forme avec celui du côté opposé le *capuchon* ou *prépuce du clitoris* (4) ; l'interne passe au-dessous et forme le frein du clitoris. En bas, elles se réunissent pour constituer le frein de la vulve. Elles contiennent un grand nombre de glandes sébacées.

d). Le VESTIBULE du vagin est une cavité qui s'étend de la vulve à l'entrée du vagin (7). Au fond se trouve l'*hymen*. En bas, il présente la fosse naviculaire ; en haut, il répond au clitoris. Sa muqueuse possède un épithélium pavimenteux stratifié.

e). Le CLITORIS (5) est un organe érectile représentant, mais en tout petit, le pénis de l'homme. Il naît par deux racines des bords de l'arcade pubienne et se termine par une extrémité mousse, renflée, *gland*. A l'état d'érection, il a seulement 1 ou 2 centimètres de longueur. Il se compose de deux corps caverneux présentant la même structure que ceux de la verge. — Les *artères* sont la caverneuse et la dorsale du clitoris. — Les *veines* ont la même disposition que chez l'homme. — Les *nerfs* viennent du honteux interne.

f). Le BULBE DU VAGIN, analogue au corps spongieux de l'urèthre, se divise en deux et se développe à droite et à gauche sur les parties latérales de l'urèthre et du vagin. Il constitue un organe érectile, mais bien moins parfait que le clitoris.

g). Le MÉAT URINAIRE (8) est un orifice arrondi par lequel est rejetée l'urine. Il est situé sur la ligne médiane immédiatement au-dessus du bourrelet saillant de l'orifice du vagin.

h). ORIFICE INFÉRIEUR DU VAGIN, HYMEN. — Cet orifice a un aspect bien différent, suivant que la femme est vierge ou qu'elle a été déflorée. Chez celle-ci, il est ovalaire à grand axe antéro-postérieur. Chez la vierge, au contraire, il est plus ou moins rétréci par la membrane *hymen* (fig. 15-11). La forme de cette membrane varie beaucoup, elle est *semi-lunaire* ou *falciforme, annulaire, frangée, bilabiée, biperforée, cribriforme.*

§ 6. — Glandes annexées à l'appareil génital de la femme.

La femme a, dans son canal de l'urèthre, des *glandes uré-thrales*, et, autour du méat, des *glandes péri-uréthrales ;* on peut les comparer à la prostate de l'homme. Elle a encore des glandes *vulvo-vaginales* ou de *Bartholin* (9). Ce sont deux petites glandes en grappes, de la grosseur d'une amande, situées en arrière et au-dessus de l'extrémité inférieure du bulbe du vagin. Leur conduit excréteur s'ouvre à la partie latérale et inférieure du vestibule. Le liquide qu'elles excrètent a pour but de lubrifier les parties génitales, surtout au moment du coït.

§ 7. — Muscles et aponévroses du périnée chez la femme.

Les muscles du périnée chez la femme présentent les mêmes dispositions que chez l'homme. On ne constate que quelques modifications peu importantes, et le bulbo-caverneux seul mérite une description particulière.

Ce muscle se dirige, du raphé ano-bulbaire, en avant, embrasse de chaque côté le bulbe du vagin et les glandes de Bartholin ; arrivé au clitoris, il se termine en fournissant deux languettes aponévrotiques engainant l'extrémité antérieure du clitoris.

Les *aponévroses* sont analogues à celles que l'on rencontre chez l'homme ; nous n'avons donc pas besoin de nous y arrêter.

§ 8. — Artères, vaisseaux et nerfs du bassin et du périnée chez la femme.

Nous en avons parlé page 20.

§ 9. — Mamelles.

Les mamelles se rattachant aux organes génitaux, on a l'habitude de les décrire après ceux-ci.

Ce sont deux glandes situées au niveau du grand pectoral, allant de la 3ᵉ à la 7ᵉ côte. Leur sommet est appelé *mamelon*, et l'on voit tout autour une zone rose ou brunâtre, *aréole*. Elles sont au nombre de deux dans l'espèce humaine ; il y a très peu d'exemples de mamelles surnuméraires. Leur volume varie beaucoup. Il en est de même de la forme ; on a, en effet, des mamelles *coniques, piriformes, aplaties* ou *discoïdes, cylindriques.* L'aréole présente, outre sa coloration particulière, 12 à 20 petites saillies, désignées sous le nom de *tubercules de Morgagni.*

Elles se composent de trois parties : 1° d'une *enveloppe cutanée ;* 2° d'une *enveloppe cellulo-graisseuse ;* 3° de la *glande mammaire* proprement dite.

1° La peau n'offre rien de particulier dans sa structure, si ce n'est au niveau de l'aréole, qui se caractérise par sa coloration particulière rosée ou brune, par les tubercules de Morgagni, et par un grand nombre de glandes sébacées, sudoripares et des follicules pileux. La peau du mamelon est fine, pigmentée. On y rencontre un grand nombre de fibres musculaires entourant les canaux galactophores ou s'entrecroisant dans toutes les directions.

2° L'enveloppe cellulo-graisseuse pénètre dans l'épaisseur de la glande elle-même et la divise en petites masses.

3° La glande est constituée, comme toutes les glandes en grappe, par des *lobes* au nombre de 12 à 20, qui se subdivisent en *lobules,* lesquels deviennent à leur tour des *acini.* Les canaux excréteurs se réunissent en sortant de ces derniers, de manière à former un seul canal pour chaque lobe, c'est le conduit *galacto-*

phore (de γάλα, lait, et φέρω, je porte). Chaque conduit, avant de s'ouvrir dans le mamelon, se dilate un peu, formant une *ampoule* ou *sinus galactophore*.

Les *artères* proviennent de la *mammaire interne*, de la *mammaire externe* ou *thoracique inférieure* et des *intercostales aortiques* (V. tome Ier). — Les *veines* accompagnent les artères. — Les *lymphatiques* vont aux ganglions de l'aisselle. — Les *nerfs* proviennent des 2e, 3e, 4e, 5e et 6e *intercostaux*, et des branches thoraciques du plexus brachial.

L'homme possède, comme la femme, deux mamelles. Elles ont la même origine, elles sont seulement à l'état rudimentaire.

DEUXIÈME PARTIE

———

PHYSIOLOGIE

———

La *reproduction* ou *génération* consiste dans ce fait que des êtres organisés produisent des êtres qui leur ressemblent. Si elle se fait sans l'intervention d'éléments séparés, c'est la *génération asexuelle*, c'est-à-dire par *bourgeonnement,* comme cela se voit chez les plantes et les animaux tout à fait inférieurs. Si elle a lieu au moyen d'organes spéciaux, *mâles* et *femelles,* on a la *génération sexuelle.* C'est le cas chez l'homme. Il faut donc alors étudier : 1° *l'appareil génital mâle;* 2° *l'appareil génital femelle;* 3° la *fécondation,* qui résulte de la rencontre des éléments produits par ces deux appareils, et 4° la physiologie de l'être nouveau, comprenant *l'embryologie,* qui a pour objet l'étude du développement des êtres pris dans leur organisme le plus simple, *l'œuf;* ceci nous amènera à dire un mot de la *grossesse* et de *l'accouchement.*

———

CHAPITRE PREMIER

APPAREIL GÉNITAL DE L'HOMME

Testicule. — Sperme. — Spermatozoïdes. — Érection. — Éjaculation.

L'appareil génital de l'homme se compose de deux parties : 1° d'une glande, qui élabore le liquide fécondant, nommé *sperme* (σπέρμα, de σπείρειν, semer), et 2° d'un ensemble de canaux excréteurs qui vont mettre ce liquide, grâce à des appareils annexes, en contact avec l'élément femelle situé dans les organes génitaux de la femme.

Testicule. Sperme. Spermatozoïdes. — Le testicule est la glande qui élabore le sperme. Ce liquide est sécrété par les *tubes* ou *canalicules séminifères*, flexueux, entortillés, allant aboutir au corps d'Hygmore. L'épithélium polyédrique qui se trouve à l'intérieur de ces canalicules renferme des cellules plus volumineuses que les cellules épithéliales ordinaires. Ce sont des *cellules mères* qui deviennent libres, nagent dans le liquide produit par la fonte des globules voisins, gagnent l'épididyme, le canal déférent et se transforment de manière à donner lieu à dè nouvelles formes globulaires, les *spermatozoïdes*, qui présentent, après la rupture de la cellule mère, un renflement extérieur, ou *tête*, et un appendice filiforme, ou *queue* (fig. 16). La tête mesure 5 millièmes de millimètre, le segment intermédiaire 6 millièmes de millimètre et la queue 4 centièmes de millimètre, soit en tout *51 millièmes de millimètre*.

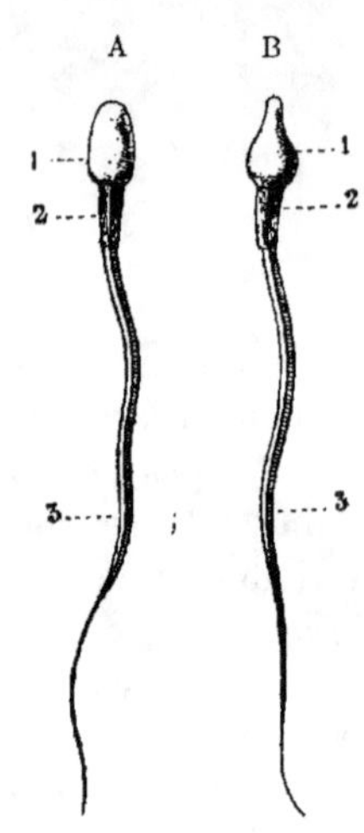

Fig. 16. — Spermatozoïdes de l'homme (schématique). A. Spermatozoïde vu de face ; B. vu de profil. — 1. Tête. — 2. Segment intermédiaire. — 3. Queue.

La sécrétion testiculaire ne commence chez l'homme que vers 16 ans. A 55 ans environ, le spermatozoïde a la tête plus grosse, la queue plus courte, et il disparaît généralement dans la vieillesse.

Le sperme sécrété par les canalicules séminifères se mélange dans son parcours à d'autres produits qui concourent à l'acte de la fécondation. Après avoir parcouru les canaux afférents, le canal de l'épididyme, le canal déférent, il arrive aux vésicules séminales, où il se mélange encore au liquide produit par elles. Il se présente alors sous forme d'une substance demi-liquide, filante, blanchâtre, à odeur *sui generis*, se desséchant à l'air et empesant le linge. Dans le canal déférent, il est très épais ; le liquide des vésicules séminales le dilue et facilite les mouvements des spermatozoïdes. Mais comment progresse-t-il ? Par suite des contractions péristaltiques du canal déférent et de celui de l'épididyme, et par suite aussi des contractions musculaires qui le poussent jusqu'à l'urèthre, après lui avoir fait traverser la prostate et les canaux, nommés à tort *éjaculateurs,* car ils n'ont aucun rôle actif dans l'émission du sperme.

Érection. — Mais il ne suffit pas que le sperme soit émis, il faut encore qu'il arrive dans l'intérieur de l'appareil femelle. Il est donc nécessaire que la verge, qui est ordinairement molle, flasque, devienne rigide ; c'est ce qui constitue l'*érection,* qui est produite par l'accumulation et la rétention du sang dans la verge. « L'érection, disent Langlois et de Varigny, est un phénomène réflexe, et c'est l'excitation de la muqueuse du gland qui agit avec le plus d'intensité dans l'apparition de cette manifestation. Ces réflexes sont transmis par le nerf dorsal de la verge. Une autre région est encore un point de départ spécial de cette action réflexe, c'est la région prostatique uréthrale. L'arrivée du sperme sur ce point contribue non à faire naître, mais à amener à son extrême degré de puissance l'érection. Il est inutile d'insister sur l'influence que les centres cérébraux supérieurs peuvent avoir sur l'érection : phénomènes d'excitation ou, au contraire, d'inhibition. Les voies nerveuses centrifuges sont les nerfs caverneux et spongieux, les nerfs vaso-dilatateurs et les nerfs musculaires allant aux trabécules. » Les saccades que l'on constate au plus fort de l'érection sont la conséquence des contractions des muscles bulbo-caverneux et ischio-caverneux.

Éjaculation. — Tant que dure l'érection, le canal de l'urèthre est béant, rempli de liquides sécrétés par les glandes de Cowper, de Littre, la prostate. Le sperme se trouve ainsi dilué, et lorsque, sous l'influence de l'excitation génitale, la sensibilité est arrivée à son maximum, il est rejeté, éjaculé par saccades brusques, dues aux contractions rythmiques du muscle Wilson. Et ainsi il peut être porté dans les profondeurs de l'appareil femelle. La quantité de sperme éjaculé varie entre 2 à 6 grammes.

CHAPITRE II

APPAREIL GÉNITAL DE LA FEMME

Ovaire. — Trompe de Fallope. — Matrice. — Menstruation. — Vagin.

Comme celui de l'homme, l'appareil génital de la femme se compose d'une glande, l'*ovaire*, et de canaux excréteurs, *trompe, matrice, vagin.*

Ovaire. — L'ovaire dérive du corps de Wolff, qui forme le testicule chez l'homme. C'est un organe constitué par des culs-de-sac devenus des vésicules closes, tapissés par un épithélium germinatif et qui vont former les *vésicules* de *de Graaf* ou *ovisacs,* petites poches contenant l'*ovule.* L'épithélium des vésicules s'épaissit en un point et constitue ce qu'on appelle le *disque prolifère.* Une des cellules de ce disque se développe beaucoup, c'est l'*ovule,* le type parfait de la cellule.

A partir de l'époque de la puberté, un ou deux ovisacs se développent complètement tous les mois, augmentent de volume, et, lorsqu'ils sont trop distendus, ils éclatent; leur contenu s'échappe aussitôt, entraînant l'ovule, qui peut dès lors être fécondé. La rupture se produit vers le milieu ou à la fin de la période menstruelle. Presque toujours, une seule vésicule se rompt, mais deux ou trois peuvent être mûres en même temps. Presque toujours aussi, on ne rencontre qu'un ovule dans un ovisac; il arrive cependant quelquefois qu'il y en a deux, c'est ce qui explique les grossesses doubles. La cicatrice qui se produit à la suite de la rupture de la vésicule de de Graaf forme une *tache jaune* qui disparaît rapidement si l'ovule n'a pas été fécondé. Dans le cas contraire, la vésicule déchirée s'hypertrophie pendant les trois ou quatre premiers mois de la grossesse, pour diminuer ensuite; mais le *corps jaune* se voit encore au moment de l'accouchement.

Trompe de Fallope. Utérus ou matrice. — L'ovule peut tomber dans le péritoine, y disparaître, ou, au contraire, s'y développer s'il y a eu fécondation (grossesse extra-utérine, péritonéale). Mais généralement il pénètre dans le *pavillon de la trompe* ou *oviducte*. On admet que, par suite d'un acte sympathique ou réflexe, la trompe devient turgescente au moment de la rupture de l'ovisac, se rapproche de l'ovaire et l'embrasse avec son pavillon, afin de recevoir l'ovule. Celui-ci y tombe donc et il progresse jusque dans la matrice, grâce aux mouvements des cils de l'épithélium vibratile et aux contractions péristaltiques de la trompe. Il est rejeté aussitôt de l'utérus, s'il n'a pas été fécondé, avec les produits de la menstruation.

Menstruation. — Lorsque la vésicule de de Graaf est mûre, la muqueuse utérine s'hypertrophie, ses vaisseaux se dilatent, l'épithélium se détache, laissant à découvert les capillaires sous-jacents congestionnés, qui se rompent et donnent lieu à une hémorragie constituant la *menstruation*. Celle-ci, appelée encore dans le langage ordinaire *menstrues, règles, mois, ordinaires, flueurs, purgations, lunes, affaires, époques,* se produit tous les vingt-huit jours en moyenne. L'hémorragie est plus ou moins abondante ; sa quantité varie de 100 à 250 gr. ; mais il est des femmes qui ne perdent que quelques gouttes, tandis que d'autres arrivent à un litre.

L'époque de la *première apparition des règles* varie suivant les climats et les femmes. Celles des pays chauds sont réglées dès l'âge de 10 ans, et même plus tôt ; celles du Nord le sont à un âge beaucoup plus reculé. En France, c'est généralement vers 14 ans que les jeunes filles voient pour la première fois. A ce moment, le corps s'accroît considérablement ; les membres, qui étaient grêles, allongés, s'arrondissent, prennent une forme gracieuse ; la poitrine s'élargit, les seins se développent, les hanches s'accusent et la voix prend un timbre plus doux. En même temps, la jeune fille devient plus réservée, plus timide, et elle rougit facilement.

Le premier écoulement est d'ordinaire peu abondant ; il dure deux ou trois jours et ne reparaît quelquefois qu'au bout de deux ou trois mois. Après quelques intervalles inégaux, il s'effectue d'une manière régulière. Assez souvent la menstruation se produit sans occasionner aucune souffrance, et la jeune fille qui voit pour la première fois le sang couler de ses parties génitales est plus ou moins effrayée. Nous pensons donc qu'il est du devoir des parents de la prévenir, lorsqu'ils s'aperçoivent que le développement de son corps annonce l'apparition prochaine des règles. Quelquefois celles-ci sont précédées d'un sentiment de pesanteur, de gonflement, de chaleur au bas-ventre et de coliques plus ou moins fortes. Quand ces coliques sont trop violentes, il faut agir (voir *Dysménorrhée*).

Lorsque la menstruation est bien établie, elle continue très régulièrement jusqu'à l'âge de 45 à 50 ans, et même plus ; elle ne s'interrompt que pendant la grossesse, l'allaitement et les maladies graves. Il est des femmes qui cessent de voir à 38 et 40 ans.

La *ménopause* ou *cessation des règles* peut se produire brusquement, sans occasionner à la femme aucune incommodité. Mais le plus souvent elle s'accompagne d'accidents qui ont fait dénommer cette période de la vie l'*âge critique*. Quelquefois l'apparition des menstrues se fait d'une manière irrégulière : la femme ne voit pas pendant deux ou trois mois, puis elle perd une ou deux fois de suite, pour rester quelque temps encore sans être indisposée, et ainsi pendant quelques années, jusqu'au moment de la cessation complète. Parmi les nombreux malaises qui peuvent tourmenter la femme, indiquons les bouffées de chaleur, les douleurs dans les reins, la migraine, des engourdissements dans les membres. Il est nécessaire, dans ce cas, d'aller consulter le médecin (Voir plus loin, *Hygiène de la ménopause*, page 62).

Vagin. — Le vagin est essentiellement l'organe de la *copulation*. Ses plis, ses rides excitent au plus haut degré la sensibilité du gland et amènent rapidement le réflexe de l'*éjaculation*. C'est donc dans le vagin que sont jetés les spermatozoïdes, et ils peuvent y vivre pendant quelque temps si sa muqueuse est recouverte d'un liquide alcalin, ce qui arrive d'habitude, tandis qu'ils y meurent si le liquide est acide. A son entrée, on voit de chaque côté l'ouverture du canal excréteur des deux *glandes de Bartholin*, qu'on peut assimiler aux glandes de Cowper.

Les autres parties des organes génitaux externes : *bulbe du vagin, corps caverneux, clitoris*, sont le siège de sensations génitales voluptueuses ; mais la femme peut devenir enceinte sans les éprouver. Il suffit, en effet, que le sperme soit introduit dans le vagin et qu'un liquide approprié l'y retienne. Il peut arriver que le sperme soit lancé directement jusque dans l'utérus, surtout si celui-ci et son col sont en état d'érection ; dans ce cas, il se produirait une espèce d'inspiration. Duval cite l'observation suivante, qui paraît confirmer cette théorie. Il s'agit d'une femme atteinte de chute de matrice, et chez laquelle le moindre contact sur le col utérin amenait l'orgasme vénérien. « Je glissai, dit le médecin anglais qui a rapporté cette observation curieuse, la pulpe de mon indicateur trois ou quatre fois le long du col de l'utérus ; immédiatement l'orgasme survint... Le col utérin, au début, était dur, ferme, et avait l'aspect normal ; son ouverture était close et n'aurait pu admettre la sonde. Presque aussitôt après le contact, le museau de tanche s'ouvrit largement et bâilla cinq ou six fois, pendant que l'ouverture externe était attirée vigoureusement dans l'intérieur de la cavité du col ; ces phénomènes durèrent environ 20 secondes, puis tout rentra dans l'état normal, l'ouverture se referma et le col reprit sa place... Quand j'aurai ajouté que la malade était très intelligente, qu'il n'y avait aucun état inflammatoire ni à l'ouverture, ni dans le col utérin, ni dans le vagin, et que toutes les parties étaient saines, qu'il n'existait qu'un déplacement, on pourra penser avec moi que j'ai été témoin de ce qui se passe pendant le coït, et que le passage du liquide spermatique dans l'utérus peut, de cette façon, s'expliquer clairement. »

CHAPITRE III

FÉCONDATION

Quoi qu'il en soit, les spermatozoïdes doivent pénétrer dans l'utérus, puis dans la trompe, afin de rencontrer l'ovule qui est resté dans la vésicule de de Graaf. Les spermatozoïdes remontent, grâce aux mouvements des cils vibratiles et surtout grâce à leurs propres mouvements, et ils rencontrent l'ovule tout près de l'ovaire. C'est donc en ce point que se fait la *fécondation*. Plus loin ce ne serait pas possible, car l'ovule, à mesure qu'il avance dans la trompe, s'entoure d'une couche albumineuse qui empêche la pénétration des spermatozoïdes.

Mais l'*ovule,* tel qu'il sort de l'ovisac, n'est pas susceptible d'être fécondé ; il faut qu'il subisse certaines transformations, appelées phénomènes de *maturation.*

A sa sortie de la vésicule, il n'est qu'une simple cellule possédant une membrane d'enveloppe, *membrane vitelline* ou *zone pullucide ;* un contenu granuleux protoplasmatique, ou *vitellus,* formé de protoplasma renfermant des matières nutritives nommées *deutoplasma,* et destinées à nourrir le germe ; un *noyau* excentrique, *vésicule germinative,* qui contient une granulation,

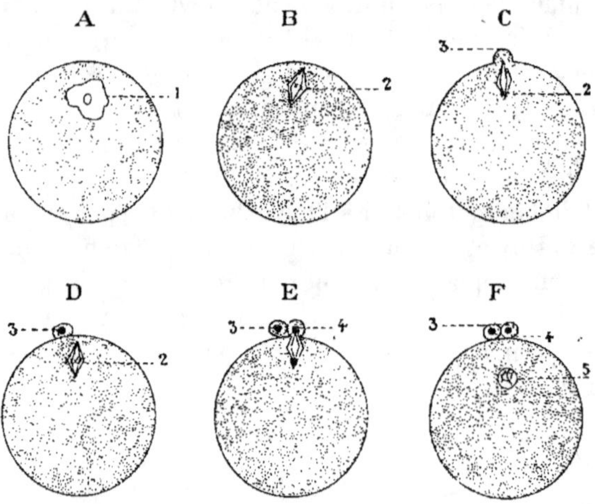

Fig. 17. — Figure schématique indiquant de A en F, les différentes phases de la maturation. — 1. Vésicule germinative. — 2. Fuseau de direction. — 3. Premier globule polaire. — 4. Second globule polaire. — 5. Pronucléus femelle.

tache germinative. On trouve encore, dans le vitellus, un autre corps appelé *vésicule embryogène* qui, d'après Claude Bernard, constituerait l'élément essentiel de l'œuf.

Pour pouvoir être fécondé, cet ovule doit mûrir. La vésicule germinative (fig. 17-1) se transforme en un corps fusiforme (2), appelé *amphiaster* ou *fuseau de direction,* dont chaque extrémité présente une sorte d'étoile *(aster)* formée par le groupement des granulations vitellines ; les deux étoiles sont reliées par des filaments de protoplasma, *rayons bipolaires.* Le fuseau, poussé par les mouvements du vitellus, se redresse et dirige une de ses pointes vers la surface de l'ovule, qu'il soulève tout en entraînant un peu du protoplasma ovulaire (C-3); la saillie formée ainsi s'allonge, se resserre à sa base et se détache, c'est le *premier globule polaire* (D-3). La partie restante du fuseau se reconstitue avec ses étoiles et ses rayons, et un *deuxième globule polaire* se forme de la même façon que le premier et se place à côté de lui (E-4). La moitié inférieure de ce second fuseau, reliquat de la vésicule germinative, forme la charpente d'un noyau qui gagne le centre de l'ovule, où il constitue le noyau propre de l'ovule mûr, c'est le *pronucléus femelle* (ŏ) apte à être fécondé.

Si, à ce moment, des spermatozoïdes viennent en contact de sa membrane extérieure, quelques-uns restent à sa surface, d'autres pénètrent un peu plus profondément, la tête en avant, et un seul parvient jusqu'au voisinage du vitellus. Dès qu'il s'en approche, le protoplasma vitellin se soulève en cône, *cône d'attraction* (fig. 18-2), qui s'allonge vers le spermatozoïde, l'atteint, saisit la tête et se retire, laissant la queue désormais inutile. Pendant ce temps, la couche qui occupe la surface du vitellus *(couche enveloppante)* se transforme en une membrane à contours nets *(membrane vitelline,* fig. 18-3). La tête du spermatozoïde,

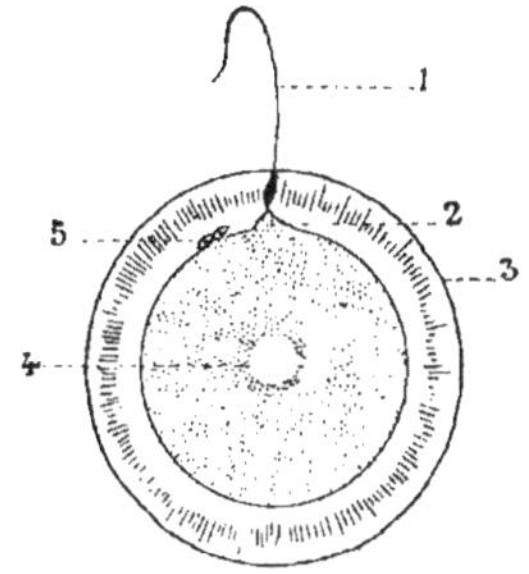

Fig. 18. — FÉCONDATION.
1. Spermatozoïde. — 2. Cône d'attraction. — 3. Membrane vitelline. — 4. Pronucléus femelle. — 5. Globules polaires.

après son arrivée dans le vitellus, se gonfle et forme une tache claire qui se rapproche du centre de l'œuf, s'entoure de rayons constitués par des granulations vitellines, devient l'aster mâle, se dépouille ensuite de ses rayons et constitue un noyau, ou *pronucléus mâle.* Les deux pronucléus, mâle et femelle, se rencontrent au centre de l'œuf et se fusionnent complètement, donnant naissance à un noyau unique, rond, *noyau vitellin* ou de *segmentation.* Ce noyau, en se divisant, va devenir le signal de la segmentation du vitellus et de la production du blastoderme, dont les feuillets servent au développement de l'embryon.

La segmentation de l'œuf n'est qu'un phénomène de *karyokinèse*[1]. Les cellules se divisent, se multiplient. Le premier sillon

---

1. Il y a deux modes principaux de division cellulaire : 1° la *division directe*, qui s'effectue directement par un simple étranglement du protoplasma et du noyau, sans changements importants dans la structure de ces parties ;

de segmentation, véritable méridien (fig. 19), passe par le point
d'émission des globules polaires. Le second est encore un sillon
méridien perpendiculaire au premier, divisant l'œuf en quatre
grosses sphères égales. Le troisième, parallèle à l'équateur, le
divise en huit, et comme il est plus rapproché du pôle supérieur
que du pôle inférieur, les huit sphères de segmentation sont in-
égales en volume; cette inégalité se maintient jusqu'à la fin de
la segmentation. Ces globules réunis forment une sphère pleine
ayant l'aspect d'une mûre (fig. 19-F), d'où le nom de *corps mû-
riformes*. C'est pour cette raison encore qu'on a donné à l'œuf
arrivé à ce stade de développement le nom de *morula* (*morula*,
petite mûre), tandis qu'il n'était qu'une *cytula* dès le début, c'est-
à-dire un organisme monocellulaire.

Mais bientôt un liquide granuleux et albumineux s'accumule

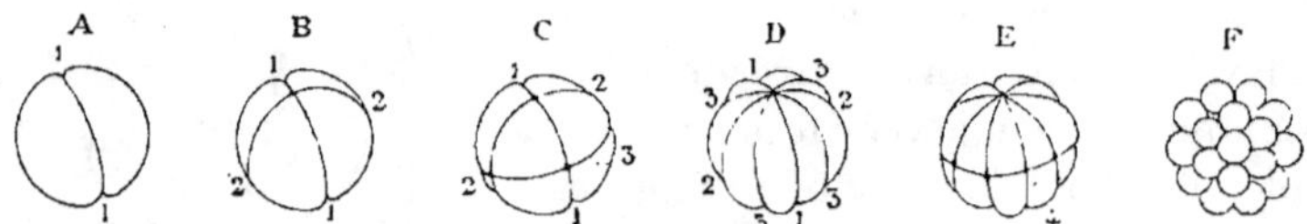

Fig. 19. — Figure schématique de la segmentation d'un œuf alécithe; ses diverses
phases dans leur ordre de succession. — 1-1. Premier sillon méridien. — 2-2. Second sillon méridien. — 3-3. Troisième sillon méridien. — 4. Sillon équatorial.

au centre de cette masse de globules et les refoule à la face interne de la membrane vitelline, où ils constituent un feuillet membraneux continu composé, en somme, d'une couche simple de cellules de nouvelle formation. L'œuf prend alors le nom de *blastula*
(*blastula*, petite vésicule) (fig. 20-1). C'est cette membrane qu'on
nomme *blastoderme* (βλαστός, germe, δέρμα, peau), et c'est à
ses dépens que vont prendre naisssance l'embryon et ses enveloppes. L'œuf qui, à ce moment, est au huitième jour de sa fécondation, est formé de deux membranes : une externe, *membrane
vitelline*, ou *chorion* primitif (χωρίον, enveloppe); une interne,
blastoderme.

Lorsque la blastula est terminée, les cellules de l'hémisphère
opposé aux globules polaires s'invaginent dans l'hémisphère
supérieur, formant ainsi une dépression qui s'accentue de plus

2o la *division indirecte*, qui suppose, au préalable, une série de modifications
dans la structure du noyau et dans celle du protoplasma, c'est la *karyokinèse*
(de κάρυον, noyau, et κίνησις, mouvement).

en plus, jusqu'à ce que la partie déprimée vienne s'accoler à la paroi restée inactive. Ce mouvement serait expliqué par des phénomènes de nutrition, les cellules qui s'invaginent absorbant le liquide qui remplit la cavité. La blastula sphérique s'est ainsi transformée et a pris la forme d'un ovoïde ouvert à l'un des pôles, c'est la *gastrula* (fig. 20-2) (*gastrula* petit esto-

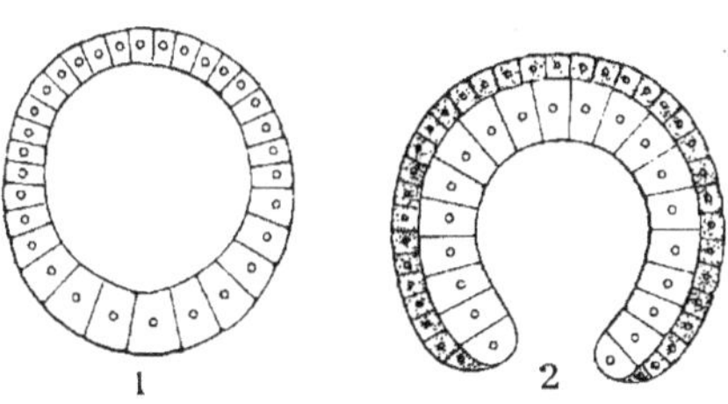

Fig. 20. — BLASTULA ET GASTRULA DE L'AMPHIOXUS.
1. Blastula. — 2. Gastrula.

mac) sac à double paroi renfermant une double cavité, *cavité gastrique primitive*. Le feuillet qui forme la paroi externe de la gastrula a reçu le nom d'*ectoderme* (ἐκτός, en dehors, et δέρμα, peau), ou *épiblaste* (ἐπί, sur, βλαστός, germe); celui qui constitue la paroi interne s'appelle *entoderme* (ἐντός, en dedans) ou *hypoblaste* (ὑπό, en dessous).

A ce moment, les *cellules blastodermiques* ou *embryonnaires* s'accumulent en un point du blastoderme pour former la *tache embryonnaire*. Celle-ci circulaire d'abord, devient ovalaire, puis elliptique, et présente en son milieu un soulèvement en forme de bouclier : c'est l'embryon futur ou *aire embryonnaire*, offrant deux parties distinctes, l'une externe, obscure, *aire opaque;* l'autre interne, claire, *aire pellucide* ou *transparente*. Cette aire se creuse sur sa face dorsale ou convexe d'un sillon linéaire, *ligne primitive*, qui formera l'axe de l'embryon, et en avant de laquelle est la *gouttière médullaire* ou *nerveuse*, qui doit former le système nerveux central, gouttière distincte de la ligne primitive. Ses bords, nommés *crêtes médullaires*, circonscrivent le *canal médullaire*, tandis que les bords de l'aire embryonnaire embrassent du côté de sa grosse extrémité un sinus arrondi, *extrémité céphalique*, et du côté opposé un espace lancéolé, *extrémité caudale* de l'embryon. Ces deux extrémités ne tardent pas à s'incurver à la rencontre l'une de l'autre, entraînant avec elles le feuillet externe du blastoderme qui forme à leur niveau deux replis auxquels on a donné le nom de *capuchons céphalique* et *caudal*. Comme les parties latérales de l'aire embryonnaire se portent aussi l'une vers l'autre, il en résulte *deux capu-*

chons latéraux qui, en se soudant avec le premier, constituent l'*amnios*.

L'œuf, qui se compose à ce moment de trois membranes : chorion, ectoderme et entoderme, ne tarde pas à avoir un troisième feuillet blastodermique, *feuillet moyen, misoderme* ou *misoblaste*, formé probablement par dédoublement des cellules du feuillet interne, dont il se distingue complètement, sauf au niveau du sillon médullaire, où les feuillets externe et moyen restent soudés.

Développement des feuillets du blastoderme et de l'embryon. — 1° Le *feuillet externe, sensitif, séreux* ou *animal* forme au centre les *lames médullaires*, qui constituent les *centres nerveux ;* sur les côtés, les *lames épidermiques*, qui forment l'*épiderme cutané*. Les lames médullaires sont limitées en dehors par deux saillies, *crêtes dorsales*, qui se rapprochent et se soudent pour former le *canal médullaire ;* à la partie antérieure, on voit plusieurs dilatations, *vésicules cérébrales*. Les lames épidermiques forment, en plus de l'épiderme, les *poils*, les *ongles*, les *glandes cutanées*, le *cristallin* et, plus tard, l'*épithélium des cavités buccale et anale*, enfin, les *fentes pharyngiennes*, qui s'oblitèrent dans la suite, excepté la première, qui formera le *conduit auditif externe* et la *caisse du tympan*.

2° Le *feuillet interne, muqueux, végétatif* ou *intestino-glandulaire*, forme l'*épithélium* et les *glandes* de l'intestin, de l'*arbre aérien*, de la *vessie* et des *reins*, et, en outre, la couche épithéliale de la *vésicule ombilicale* et de l'*allantoïde*.

Lorsque l'incurvation a transformé l'embryon en une sorte de barque à concavité tournée vers le centre (fig. 21-9), le feuillet interne se divise en une partie intra-embryonnaire, tapissant cette concavité, *gouttière intestinale*, et en une partie extra-embryonnaire, *vésicule ombilicale ;* les cavités de l'intestin et de cette vésicule communiquent d'abord par un large conduit, qui se rétrécit peu à peu, *conduit omphalo-mésentérique*, et qui s'oblitère plus tard. La gouttière intestinale se termine en avant et en arrière par deux culs-de-sac qui s'ouvrent ensuite pour former les orifices buccal et anal. — La paroi antérieure du cul-de-sac postérieur, *cavité pelvi-intestinale*, se déprime et forme une vésicule qui, en s'agrandissant, devient, en partie, extra-embryonnaire, pour constituer l'*allantoïde ;* l'autre partie reste dans l'embryon et forme la *vessie*. Les deux communiquent à l'ombilic par le *canal allantoïdien*, dont la partie intra-fœtale est l'*ouraque*, qui s'oblitère plus tard.

3° Le *feuillet moyen, germinatif, vasculaire*, forme tout le reste de l'embryon, la partie fibreuse de l'amnios, de l'allantoïde et de la vésicule ombilicale. Vers le quatorzième jour, au-dessous de la gouttière médullaire, paraît la corde dorsale, ébauche des corps vertébraux et des disques. De chaque côté de cette corde dorsale, les *lames latérales* formées par le feuillet donnent naissance à la *lame fibro-intestinale* et à la *lame cutanée;* entre les deux, se trouve la *cavité pleuro-péritonéale*. Les *lames céphaliques* forment les parties non épithéliales de la tête et du cou, à l'exception des centres nerveux.

CORPS DE WOLFF. — Ce sont deux organes transitoires qui jouent, chez l'embryon, le rôle de glandes urinaires avant le développement complet des reins et qui contribuent, avec la *glande génitale* et les *conduits de Müller*, à la formation des organes génitaux.

Le corps dê Wolff apparaît sous forme d'une dépression située dans la partie centrale du feuillet moyen du blastoderme. Cette dépression se transforme en un canal dont l'extrémité supérieure se termine en cul-de-sac, tandis que l'extrémité inférieure s'ouvre à la partie inférieure de la vessie. A l'intérieur, on voit des bourgeons creux, *canaux du corps de Wolff*, tapissés par des cellules épithéliales larges, *épithélium germinatif*. Le corps de Wolff forme alors une véritable glande située de chaque côté de la colonne vertébrale et recouverte par le péritoine. Vers la sixième semaine, sur la partie externe du corps, l'épithélium germinatif donne naissance au *conduit de Müller*, qui a son extrémité supérieure fermée tandis que l'inférieure s'ouvre dans la vessie. En même temps, le même épithélium forme la *glande génitale*, qui est rattachée à ce corps par le péritoine et qui est l'ébauche du testicule ou de l'ovaire. Les choses restent en cet état jusqu'au commencement du troisième mois ; c'est l'*état indifférent*, c'est-à-dire que l'embryon n'est ni mâle, ni femelle.

Mais à partir de ce moment, si le produit de la conception doit être un garçon, la glande génitale prend la structure du *testicule*. Les *canalicules séminifères* se montrent dans son intérieur, entrent en connexion avec la partie moyenne du corps de Wolff, qui forme la *tête de l'épididyme*, tandis que le *canal de l'épididyme*, le *canal déférent*, les conduits *éjaculateurs* sont constitués par le canal du corps de Wolff. En même temps, l'épithélium germinatif disparaît, la partie inférieure ou *urinaire* du corps de Wolff s'atrophie et ses débris donnent naissance au *corps innominé de Giraldès* et aux *vaisseaux aberrants*. Le canal de Müller s'atrophie lui aussi; l'une de ses extrémités devient l'*hydatide de Morgagni*, l'autre l'*utricule prostatique*.

Lorsque c'est le type féminin qui va se former, on voit la glande génitale s'accroître comme précédemment; puis, plusieurs cellules de l'épithélium germinatif deviennent sphériques, *ovules primordiaux*, autour desquels les autres cellules se transforment pour donner naissance au *stroma de l'ovaire* et aux *follicules de de Graaf*. Le corps de Wolff s'atrophie; la partie supérieure laisse comme traces l'*organe de Rosenmüller*, et l'inférieure le *paroophoron*. Les conduits de Müller se développent, au lieu de s'atrophier; leur extrémité supérieure constitue le *pavillon de la trompe*, la partie supérieure la *trompe*, et leur extrémité inférieure l'*utérus* et le *vagin*.

Organes génitaux externes. — A la quatrième semaine, le rectum et l'ouraque ou vessie future s'ouvrent dans une seule cavité, *cloaque*, qui, à deux mois et demi, est divisée par une cloison en une ouverture postérieure ou anale et en une antérieure ou uro-génitale. Avant ce cloisonnement, on voit apparaître en avant du cloaque un *tubercule génital* entouré de deux replis, *replis génitaux*, dont la partie inférieure présente un sillon, *sillon génital*. — Le tubercule génital forme le *pénis* dans le type masculin; le sillon génital, la *partie spongieuse du canal de l'urèthre;* les replis génitaux, le *scrotum*. — Le tubercule génital forme le *clitoris* dans le type féminin; le sillon génital, les *petites lèvres;* les replis génitaux, les *grandes lèvres*.

Développement des enveloppes et des annexes du fœtus. — La portion des feuillets qui ne sert pas à la formation du corps fournit les annexes. Ceux-ci comprennent : 1° la *vésicule ombilicale;* 2° l'*allantoïde;* 3° les *membranes fœtales;* 4° les *caduques;* 5° le *placenta*.

1° Vésicule ombilicale. — Cette vésicule est formée par la partie extra-embryonnaire du feuillet blastodermique interne, doublée par une lamelle fibreuse vasculaire venant du feuillet moyen. Complètement développée à la cinquième semaine, elle correspond à la première forme de la circulation *(circulation omphalo-mésentérique)*, communique avec l'intestin par le *conduit omphalo-mésentérique*, se résorbe peu à peu et a disparu à la fin de la grossesse.

2° ALLANTOÏDE. — L'allantoïde (de ἀλλᾶς, saucisse, et εἶδος, forme, parce que, chez les ruminants, elle ressemble à un long boudin) naît à la partie inférieure de l'intestin sous forme d'un bourgeon creux placé sur la ligne médiane, en avant de la membrane anale. Ce bourgeon s'allonge, s'engage à travers l'ombilic cutané et présente deux parties, une renflée, située en dehors de l'embryon, contribuant à former le placenta, l'autre, pédiculée, placée dans l'abdomen, et formant la vessie et l'ouraque.

3° MEMBRANES FŒTALES. — Ces membranes, au nombre de deux, enveloppent complètement l'embryon ; ce sont : *l'amnios* et le *chorion*.

Amnios. — L'amnios (fig. 21-1) est une poche membraneuse contenant un liquide dans lequel est plongé le fœtus. Il est constitué par une lame ectodermique doublée extérieurement du mésoderme. Le rôle du liquide amniotique est un rôle de protection ; il est très probable aussi qu'il sert à la nutrition du fœtus.

Chorion. — L'œuf présente, dans le cours de son développement, deux chorions : le *chorion primitif*, constitué par la membrane vitelline et qui disparaît le quinzième jour, et le *chorion secondaire* (fig. 21-3), constitué par un feuillet ex-

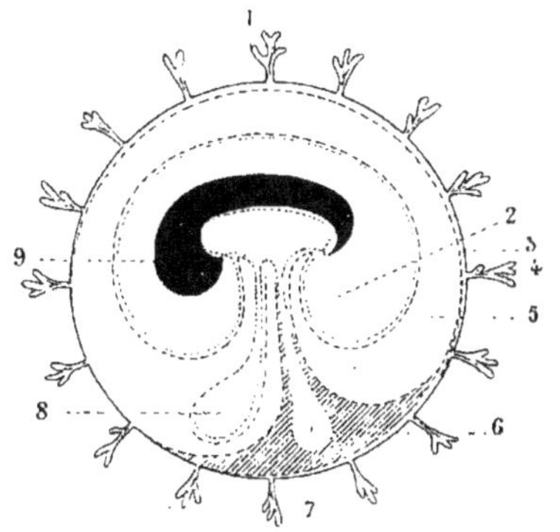

Fig. 21. — ENVELOPPES DU FŒTUS, COUPE LONGITUDINALE DE L'ŒUF. — 1. Amnios. — 2. Cavité amniotique. — 3. Chorion. — 4. Villosité choriale. — 5. Cavité amnio-choriale. — 6. Mésoderme allantoïdien. — 7. Vésicule allantoïde. — 8. Vésicule ombilicale. — 9. Fœtus.

terne épithélial provenant de l'ectoderme de la membrane séreuse, et un feuillet interne vasculaire provenant de l'allantoïde.

La partie vasculaire se développe, présente des villosités (4) qui couvrent toute la surface du chorion. Puis, au troisième jour, elles s'atrophient, sauf en un point où elles s'hypertrophient pour constituer le *placenta*.

4° CADUQUES. — Ce sont les membranes les plus extérieures de l'œuf, auquel elles n'appartiennent pas en réalité, car elles dépendent de l'utérus. Nommées ainsi (de *cadere,* tomber, parce qu'elles sont rejetées au moment de l'accouchement), elles ne sont qu'une hypertrophie de la muqueuse utérine. Lorsque l'ovule est arrivé dans la matrice (fig. 22-1), il s'engage dans un des replis de la muqueuse, qui s'hypertrophie autour de lui de manière à l'envelopper bientôt complètement, c'est la *caduque réfléchie* (fig. 22-3). On donne le nom de *caduque vraie* (4) à la muqueuse qui tapisse la cavité de la matrice, et celui de *caduque sérotine* (2) à la partie de la muqueuse qui correspond au placenta. Le nom de sérotine vient de ce que les anciens croyaient qu'elle se

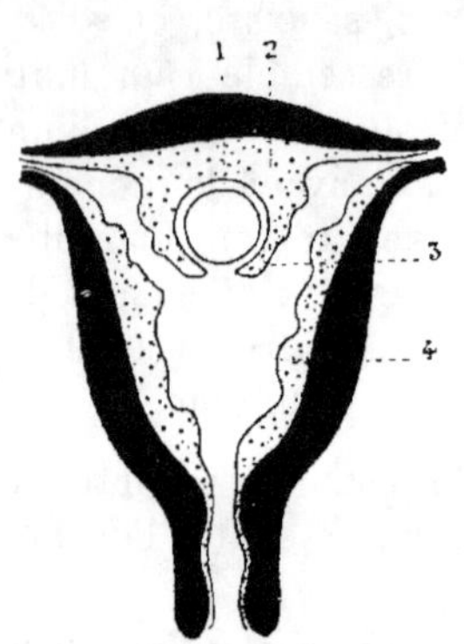

Fig. 22. — COUPE DE L'UTÉRUS MONTRANT LES CADUQUES. — 1. Ovule. — 2. Caduque sérotine. — 3. Caduque réfléchie. — 4. Caduque vraie ou directe.

formait plus tard, après les autres (de *sero,* tardivement). A partir du troisième mois, les caduques s'amincissent ; au cinquième mois, par suite de l'accroissement du fœtus, la caduque réfléchie s'accole à la caduque vraie et elles ne forment plus qu'une seule membrane mince enveloppant l'œuf.

5° PLACENTA. — Le placenta (fig. 23) se compose de deux parties : une, fœtale, formée par le chorion secondaire ; une, maternelle, formée par la sérotine. Il a l'apparence d'un gâteau circulaire, ou mieux d'un disque aplati, dont la face convexe, lisse, couverte par l'amnios, donne insertion au cordon ombilical (2), et dont les bords se continuent avec le chorion. Il résulte du développement et de la rencontre des villosités allantoïdiennes et des villosités de la caduque sérotine. Il sert à la nutrition et à la respiration du fœtus.

6° CORDON OMBILICAL. — C'est le cordon (fig. 23-2), qui réunit le fœtus au placenta. Sa longueur est de 50 centimètres environ.

Tordu en spirale, il est constitué par une gaine formée par la paroi de l'amnios, un tissu muqueux nommé *gélatine de Warton,* dans lequel marchent les vaisseaux, les deux artères ombilicales qui apportent le sang du fœtus au placenta, et la veine ombilicale qui ramène le sang du placenta au fœtus. Il n'arrive que peu à peu à son état complet de développement.

Il nous resterait à voir comment se développent toutes les parties du corps. Cette étude serait trop longue, et comme elle ne se rapporte plus directement à notre sujet, nous croyons devoir passer outre. Il nous suffira de dire un mot de la grossesse et de l'accouchement.

GROSSESSE ET ACCOUCHEMENT

On donne le nom de *grossesse* ou de *gestation* à l'état dans lequel se

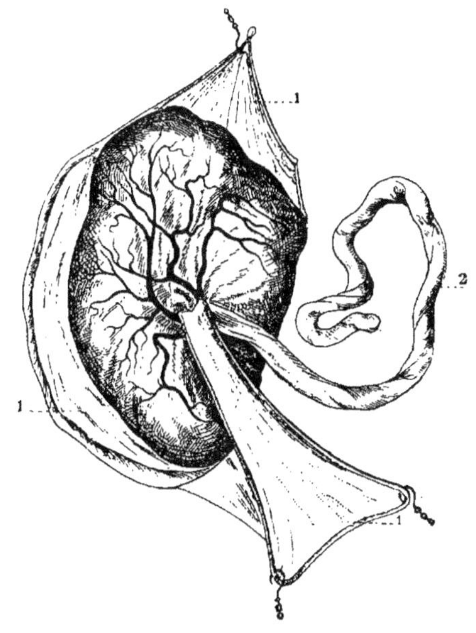

Fig. 23. — PLACENTA HUMAIN VU PAR LA FACE INTERNE OU FŒTALE. — 1-1. Membranes tendues. — 2. Cordon.

trouve une femme qui a conçu jusqu'au moment de l'expulsion du produit de la conception.

Dès le jour même de la fécondation, certaines femmes éprouvent quelques malaises inexplicables, des défaillances, des nau-sées, un sentiment de plénitude ou de pesanteur dans le ventre. Ces sensations sont assez légères pendant la première quinzaine, mais elles s'accroissent au moment où les règles devraient pa-raître. Alors surviennent souvent des douleurs d'estomac, des vomissements, des bizarreries d'appétit, de la salivation, des névralgies dentaires ou des maux de tête. Le moment de l'époque menstruelle passé, il se produit une certaine détente, un peu de soulagement, mais les vomissements peuvent persister, ou bien il y a du dégoût pour certains aliments. Lorsque la seconde période menstruelle devrait arriver, on ne constate guère que l'augmentation du volume des seins. Après la troisième époque, il y a presque toujours une amélioration sensible ; l'appétit renaît, la digestion devient facile, l'anémie disparaît. Dès lors, les phénomènes locaux de la grossesse s'accentuent : le ventre devient proéminent, et, vers quatre mois et demi, la mère commence à sentir les mouvements du fœtus. Au septième mois, le ventre est fortement distendu ; au huitième, le fond de la matrice arrive à l'estomac. Généralement, le corps est, à cette époque, un peu bouffi, le visage coloré, les veines gonflées, surtout celles des jambes qui forment souvent des nodosités variqueuses. La marche est pénible. Les nuits sont troublées par la difficulté de trouver une position convenable, par des engourdissements des membres, les mouvements du fœtus. Tel est, en résumé, le tableau de la grossesse. (V. plus loin le traitement des maladies de la grossesse, troubles digestifs et autres.)

Signes de la grossesse. — Il n'est pas toujours facile de savoir si une femme est enceinte, surtout dans les trois premiers mois. Les signes qui permettent de le reconnaître d'une manière plus ou moins sûre sont divisés en *incertains, probables* et *certains.*

Parmi les signes *incertains,* il faut placer les malaises du début, les nausées, les vomissements ; parmi les *probables,* la suppression des règles, les picotements, le gonflement et la coloration brunâtre des seins, l'augmentation du volume de la matrice, la coloration foncée, bleuâtre ou lie de vin de la muqueuse vaginale ; parmi les *certains,* les mouvements propres du fœtus, le ballottement et les battements du cœur fœtal.

Accouchement. — L'accouchement, appelé encore *enfantement, parturition,* est l'expulsion spontanée ou artificielle d'un fœtus viable et de ses dépendances.

Il se fait naturellement le 270e jour après la conception, c'est-à-dire à la fin du neuvième mois solaire. Il peut avancer ou retarder de huit jours sans sortir des limites normales. Mais il arrive quelquefois qu'il s'opère à partir du septième mois, il est alors *prématuré, précoce, avant terme.* Dans quelques cas, très rares, il n'a lieu qu'à neuf mois et demi, dix mois ; il est dit, dans ce cas, *tardif* ou *retardé.*

L'enfantement est *spontané, naturel,* quand il s'opère grâce aux seuls efforts de la nature ; *artificiel* ou *laborieux,* quand on est obligé d'intervenir avec les fers ou autrement.

Il est le résultat des contractions de la matrice et des efforts exercés par l'accouchée. Les contractions sont douloureuses (*douleurs*). Elles se produisent à des intervalles assez éloignés

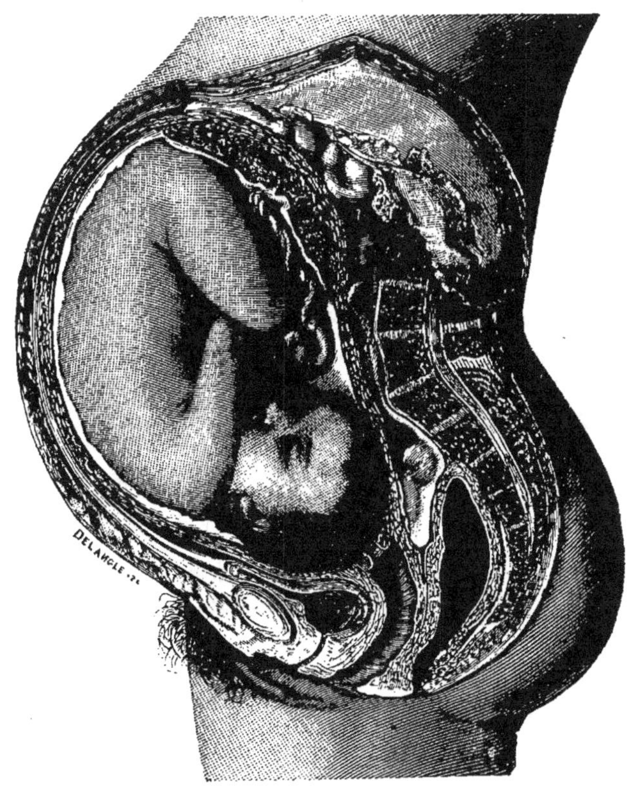

Fig. 24. — Position normale et la plus habituelle de l'enfant a terme dans la matrice.

d'abord, puis elles se rapprochent, en même temps qu'elles deviennent plus énergiques. Les *grandes douleurs* se font sentir dans les reins, le ventre, le vagin et l'anus.

Lorsque la femme est arrivée à terme, elle en est avertie par un écoulement assez abondant de glaires qui lubrifient, ramollissent toutes ses parties, les préparant ainsi à l'énorme distension qu'elles doivent subir, et par de légères douleurs *(mouches)* ; c'est la *période de préparation*. Mais bientôt les douleurs deviennent un peu plus fortes, le col de l'utérus se dilate, s'entr'ouvre et la *poche des eaux* se forme, c'est-à-dire que la partie de l'amnios se trouvant au-devant du col et une petite quantité du liquide contenu dans cette membrane viennent faire hernie à travers l'ouverture du col à la suite des contractions utérines. Les douleurs, de plus en plus intenses, la distendent peu à peu et tellement

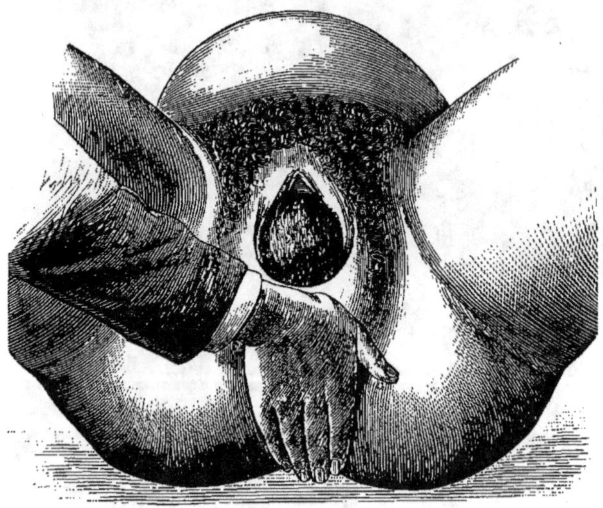

Fig. 23. — MANIÈRE DE SOUTENIR LE PÉRINÉE AU MOMENT DU PASSAGE DE LA TÊTE AFIN D'ÉVITER LES DÉCHIRURES.

qu'elle finit par se rompre *(rupture de la poche des eaux)*. A partir de ce moment, la *période d'expulsion* commence. La tête, qui se présente généralement la première, s'avance petit à petit, traverse le col, le vagin, la vulve, et le corps est expulsé presque aussitôt après, ne tenant plus à la mère que par le cordon ombilical, que l'on coupe avec des ciseaux à 6 ou 8 centimètres de son insertion au nombril de l'enfant, après avoir eu soin de le bien lier avec un fil assez fort. Dix, vingt, trente minutes après, le placenta (fig. 23), ou *délivre*, ou *arrière-faix*, vient à l'orifice de la matrice, qui se contracte aussitôt et le pousse dans le vagin, d'où on le tire par l'intermédiaire du cordon. C'est la *déli-vrance*.

L'accouchement terminé, on couvre la femme et on s'occupe de l'enfant. Pour les soins à lui donner, voir tome II, **Hygiène,** p. 343.

Dès que la toilette du nouveau-né est finie, il faut s'occuper de la mère, la nettoyer aussi bien que possible avec de l'eau tiède boriquée, l'essuyer avec des linges bien secs et chauds, lui mettre du linge propre et la porter avec beaucoup de précautions sur le lit où elle doit rester pendant neuf à vingt et un jours. On peut lui donner alors un peu de bouillon ou une tasse de tisane de tilleul, de feuilles d'oranger. Les injections vaginales au sublimé ou à l'eau boriquée sont indispensables, matin et soir.

Voir plus loin (page 60), l'**Hygiène de la grossesse.**

TROISIÈME PARTIE

HYGIÈNE

Nous allons, dans cette troisième partie, parler : 1° de l'hygiène des organes génitaux de l'homme ; 2° de l'hygiène des organes génitaux de la femme, et, en même temps, nous dirons un mot de l'hygiène de la fécondation, de la grossesse, de l'accouchement et de l'âge critique ou ménopause ; 3° de l'hygiène intersexuelle et des excès vénériens.

CHAPITRE PREMIER

HYGIÈNE DES ORGANES GÉNITAUX DE L'HOMME

Le canal de l'urèthre, chez l'homme, livre passage à l'urine et au sperme. Or, il est très étroit, très sensible, et sa muqueuse s'enflamme avec une facilité extrême, comme, du reste, celle de la vessie. En outre, la prostate est une glande très irritable. Tout cela explique la fréquence et quelquefois la gravité des maladies des organes génitaux.

Que faut-il faire, au point de vue hygiénique, pour les prévenir ?

Les personnes prédisposées aux inflammations de la vessie doivent éviter tous les écarts de régime, l'abus du vin blanc, du champagne, des eaux minérales dites de table, s'abstenir de longs voyages, ne pas rester trop longtemps assises et porter de la flanelle.

Il faut que le gland soit tenu très propre, mais il n'est pas nécessaire d'aller jusqu'à l'excès. Un lavage quotidien à l'eau froide suffit. On ne doit se servir ni de savon, ni de vinaigre ou alcoolat de toilette, parce qu'on irrite ainsi, sans aucun avantage, cette muqueuse si délicate. Les *végétations,* les *poireaux* ou *crêtes de coq* proviennent surtout de la malpropreté des organes sexuels.

Les juifs seuls se font circoncire [1]. Cette petite opération est cependant très utile. Elle prévient les échauffements, les végétations, les chancres vénériens et syphilitiques, la balano-posthite, et elle est le meilleur préservatif de la masturbation chez les enfants. Le gland découvert perd, à la vérité, une très grande partie de son extrême sensibilité, mais sa muqueuse, plus ferme, est ainsi moins exposée aux maladies.

La virilité résidant dans les testicules, il faut veiller à ne pas les froisser, les léser. Les personnes qui font de la gymnastique, celles qui s'adonnent à l'équitation, qui marchent beaucoup, doivent toujours porter un suspensoir, surtout si elles ont un commencement de varicocèle.

Enfin, il est bon de prendre des bains assez fréquemment, des douches, de faire faire des frictions sur tout le corps et de maintenir le ventre libre.

---

1. La circoncision (de *circum*, autour, et *cædere*, couper) est une opération qui consiste essentiellement dans l'amputation du prépuce. Son origine remonte à Abraham et à Moïse, et ce sont les Juifs qui ont transmis cette pratique aux Égyptiens, aux Assyriens, aux Persans, etc. Moïse, en ordonnant cette opération, n'avait en vue qu'une mesure d'hygiène et de propreté. La plupart des peuples, en l'adoptant, n'ont pas eu d'autre but.

CHAPITRE II

HYGIÈNE DES ORGANES GÉNITAUX DE LA FEMME
DE LA FÉCONDATION, DE LA GROSSESSE,
DE L'ACCOUCHEMENT ET DE L'AGE CRITIQUE

Les organes génitaux de la femme réclament, à tout âge, des soins particuliers et quotidiens. La propreté l'exige et la santé y trouve tout bénéfice. Dès les premiers mois, on lave tous les jours et plusieurs fois par jour la petite fille, pour la débarrasser de toutes les souillures. Ces soins de propreté doivent toujours être continués, car, même dans les premières années, les parties externes s'enflamment assez facilement. Grâce aux lavages quotidiens, le mal ne s'aggrave jamais. Mais c'est surtout à l'époque de la puberté que la jeune fille doit procéder à ces lavages avec la plus grande régularité, le matin en se levant et le soir en se couchant. L'eau pure, à la tem-

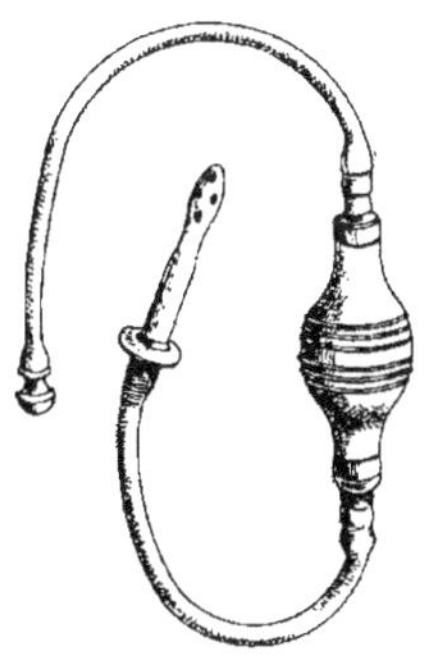

Fig. 26.
INJECTEUR SIMPLE.

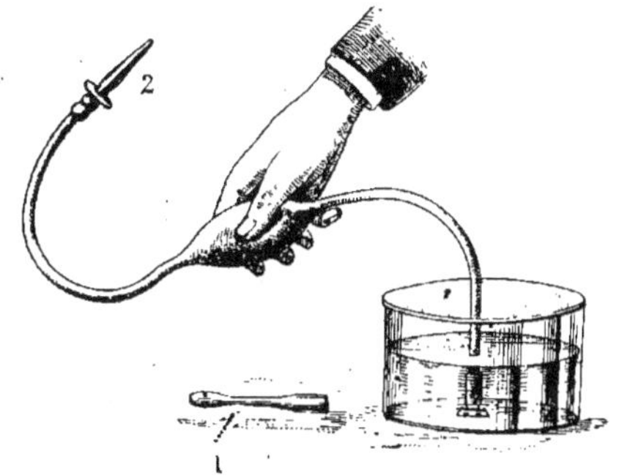

Fig. 27. — INJECTEUR TOUT EN CAOUTCHOUC.
1. Canule vaginale. — 2. Canule rectale pour lavements.

pérature de la chambre, convient à merveille. Il ne faut se servir d'eau tiède qu'au moment de l'indisposition mensuelle.

La femme mariée doit, en outre, prendre tous les jours une injection vaginale, excepté pendant les règles. Elle peut se servir d'eau boriquée à 20 pour 1000, ou d'eau bouillie tiède additionnée de quelques gouttes d'alcoolat de lavande ambrée. Quand il y a des pertes blanches ou d'autres maladies, on a recours à diverses injections, que nous indiquerons en parlant de ces maladies.

On a construit de nombreux appareils à injections. Nous donnons ci-contre la figure de quatre, et nous recommandons particulièrement le dernier qui peut servir aussi pour lavements et

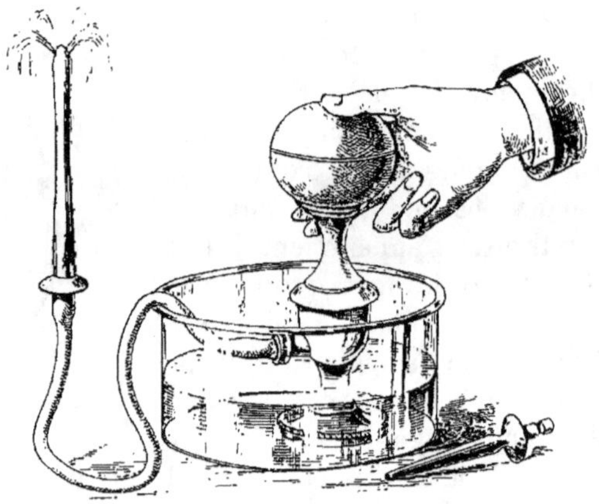

Fig. 28. — INJECTEUR ANGLAIS. — Les soupapes fixées à l'intérieur
peuvent se démonter pour le nettoyage.

pour des irrigations buccales ou nasales en mettant des canules spéciales ou un bout olivaire pour le nez.

Pendant la menstruation, elle doit pratiquer aussi les lavages quotidiens externes, mais il faut qu'elle évite le froid, les émotions et surtout les injections froides, qui pourraient arrêter brusquement les règles et la prédisposeraient aux maladies de la poitrine et de la matrice.

Hygiène de la fécondation, de la grossesse et de l'accouchement. — L'hygiène défend de la manière la plus absolue les voyages de noces. Ceux-ci, en effet, ne peuvent qu'occasionner des métrites aux jeunes mariées, leur faire faire des fausses couches; ou bien, si elles arrivent au terme de la grossesse, elles donnent naissance à des enfants chétifs et malingres qui ne se porteront jamais bien.

Tous les nombreux malaises que nous avons indiqués page 52, et qui, dans la majorité des cas, cessent du troisième au quatrième mois, sont combattus par un régime approprié à chaque individu; on recommande surtout les œufs et le lait. Cependant, au point de vue alimentaire, il faut un peu laisser la femme suivre ses goûts, lorsqu'ils ne portent pas sur des choses nuisibles; on cédera donc à ses envies tant qu'elles resteront inoffensives. Quand les vomissements sont exagérés, il est utile de recourir aux lavements nutritifs. (V. tome III, p. 536 et 547.)

Elle fera un exercice modéré, en plein air; elle évitera les impressions désagréables, tristes; elle n'ira pas au théâtre et elle refusera toutes les soirées auxquelles on pourrait l'inviter. A partir du cinquième mois, elle prendra deux fois par semaine un bain tiède de 20 à 30 minutes. Ces bains combattent l'insomnie, l'agitation nerveuse, les douleurs de la matrice, des lombes, les demangeaisons générales ou vulvaires.

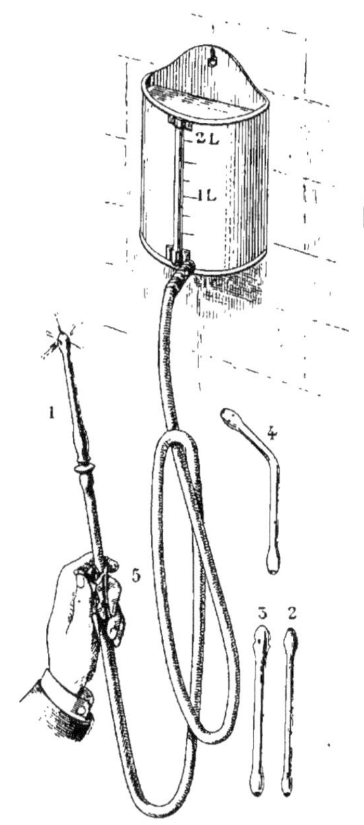

Fig. 29. — DOUCHE OU BOCK. — Le tub en caoutchouc est muni d'une canule en caoutchouc (1), ou en verre de différentes formes (2, 3, 4). Un système de fermeture à pédale (5), permet d'arrêter l'injection d'une seule main.

Le coït est surtout fécondant lorsque le méat urinaire du pénis et l'orifice du col utérin sont bien placés en face l'un de l'autre. Or il n'en est pas ainsi dans les cas d'*épispadias* et d'*hypospadias* chez l'homme (V. ces mots plus loin); ce sont là des causes de stérilité qu'on ne peut faire disparaître que par une opération, et encore pas toujours. La *rétroversion* du col de la matrice (renversement en arrière), l'*antéversion* (renversement en avant) sont aussi des causes de stérilité (V. plus loin, antéversion et antéflexion de l'utérus, dans la pathologie). Dans ce cas, le coït *more canum* réussit souvent.

Henri II étant resté plusieurs années sans avoir d'enfants de Catherine de Médicis, son médecin Fernel en rechercha la cause, et, lorsqu'il l'eut trouvée, il enseigna au roi la position qu'il devait prendre en caressant la reine, qui en eut sept après.

Dans le cas d'antéversion, on conseille à la femme de ne point uriner pendant six à huit heures avant le coït, et dans le cas de rétroversion, on fait prendre 3 à 10 pilules par jour à 1 centigr. d'extrait thébaïque, de manière à provoquer la constipation ; alors la vessie ou le rectum redressent souvent le col d'une manière suffisante.

Lorsque tous les moyens ont échoué, il faut recourir à la *fécondation artificielle*, car le mariage est fait pour la reproduction. « Le mariage stérile est antisocial, dit le Dr E. Monin. L'enfant constitue seul le foyer conjugal, et c'est par sa présence que l'association maritale se vivifie et s'éternise. »

La fécondation artificielle est indiquée surtout : 1° dans le cas d'hypospadias ; 2° lorsque la verge est extrêmement courte ; 3° chaque fois que le sperme s'écoule goutte à goutte et n'est pas projeté normalement ; 4° dans tous les cas où il existe une déviation de l'utérus ou un rétrécissement du col tel que la fécondation soit impossible ; 5° même lorsque le col utérin a été dilaté artificiellement et n'a pas donné le résultat obtenu ; 6° dans tous les cas, enfin, où la cause de la stérilité est restée inconnue.

A partir du cinquième mois, la femme doit porter un corset très large et mettre une ceinture de grossesse. Elle évitera les exercices violents et les rapports sexuels autant que possible. Elle fera analyser ses urines, car, si elles contenaient de l'albumine, il faudrait qu'elle se mette au régime lacté, l'albuminurie la prédisposant à l'*éclampsie*.

Après l'accouchement, il est préférable d'employer les injections au sublimé ; on se sert de paquets contenant 25 centigr. de ce médicament, 1 gr. d'acide tartrique et 1 milligr. de carmin d'indigo pour colorer ; 1 paquet dans 1 litre d'eau. La chambre doit être bien aérée et on ne doit y laisser séjourner aucun linge souillé.

L'alimentation sera légère le premier jour, mais on reviendra bientôt et graduellement au régime ordinaire.

Hygiène de la ménopause ou de l'âge critique. — Nous avons vu que les règles cessent entre 45 et 50 ans et qu'à cette époque de la vie la femme est souvent atteinte d'un malaise général, d'engourdissements dans les membres inférieurs, de douleurs lombaires, de vertiges, de bouffées de chaleur. Des maladies, latentes jusqu'alors, se manifestent quelquefois, et d'autres, qui étaient stationnaires, s'aggravent subitement. Mais ces derniers cas ne sont pas aussi fréquents qu'on le croit généralement, et si la femme doit mieux se surveiller à l'âge critique, il ne faut pas cependant qu'elle aille jusqu'à l'exagération.

Toutefois il est utile de prendre les précautions suivantes : Choisir une habitation sèche, aérée. Chercher le calme; éviter tout ce qui peut éveiller les vives émotions, provoquer les passions, l'excitation des sens ; par conséquent, ni bals, ni théâtre, ni concerts, ou le moins possible. Avoir rarement des rapports sexuels. Se coucher dans un lit ni trop mou, ni trop chaud, afin d'éviter la congestion de la matrice, et dormir sept ou huit heures au plus. Prendre un ou deux grands bains par semaine. Faire tous les jours une promenade, dont la durée varie selon les forces. Dans le cas de *pléthore :* pas de mets excitants, pas de liqueurs alcooliques, mais viandes blanches, poissons, aliments végétaux, boissons douces, délayantes. Dans le cas d'*anémie :* régime fortifiant, viandes rôties, vin généreux, toniques. Éviter la constipation (V. tome III, page 560), pas d'aloès, qui congestionne.

CHAPITRE III

HYGIÈNE INTERSEXUELLE. EXCÈS VÉNÉRIENS

Les premiers rapports doivent avoir lieu avec beaucoup de tact. Le mari peut y aller carrément, mais cependant avec une certaine douceur et pas mal de prudence. Il ne faut pas qu'il veuille franchir l'obstacle malgré tout, car alors il s'expose à provoquer de vives douleurs qui entraînent du *vaginisme*, sorte de contraction vulvaire empêchant les rapports subséquents. (V. ce mot plus loin).

Que de jeunes mariés avons-nous vus rester plusieurs mois et même des années sans pouvoir, malgré toute la bonne volonté de leurs femmes, avoir un rapport complet! Et pourquoi? Parce que, selon le mot de Galland, ils avaient mal frappé à la porte pour la première fois, et la porte ne s'était pas ouverte.

L'union ne doit jamais être brutale ; il faut qu'elle soit caressante et *adroite* d'emblée. « L'homme, dit Ambroise Paré, dans son *Traité de la génération de l'homme* (1573), estant couché avec sa compagne et épouse, la doit mignarder, chatoüiller, caresser, esmouvoir, s'il trouvait qu'elle fût dure à l'esperon, et le cultivateur n'entrera dans le champ de Nature humaine à l'estourdy, sans que premièrement n'ait fait ses approches, afin qu'elle soit esprise du désir du masle, qu'elle prenne volonté et appétit d'habiter. »

On dit que le mariage est le pot-au-feu de l'amour. Parfaitement. Mais c'est pour cette raison même qu'il n'y a rien de meilleur au point de vue hygiénique, car, n'engendrant aucune perturbation physique et morale, il fortifie la santé, retarde la vieillesse et en diminue les dangers.

Les rapports doivent être normaux et courts, *non morari in coïtu*. Il faut s'en abstenir complètement pendant les époques et dans la convalescence de l'accouchement ou d'une fausse couche, car l'homme s'expose, dans ce cas, à contracter une uréthrite, et la femme une congestion de la matrice. La Bible les défend avec raison pendant ce temps.

Nous recommandons de laver les organes génitaux avec de l'eau fraîche dès que l'acte génital est terminé.

Le coït régulier est utile à l'homme, mais à la condition qu'il ne le pratique que lorsqu'il en sent le besoin. Comment distinguer le besoin réel du factice ?

« Les effets immédiats du besoin satisfait, dit Lallemand, font seuls reconnaître s'il était légitime ou non, et présagent avec certitude les conséquences ultérieures qu'on doit attendre de nouveaux rapports sexuels. L'accomplissement régulier de toute fonction nécessaire à l'économie y laisse à sa suite un retentissement agréable ; il en est ainsi du besoin génital, si, après l'acte consommé, la tête est plus libre, l'esprit plus gai, le corps plus souple, plus vigoureux, la nature a été obéie dans sa juste exigence ; mais le coït entraîne-t-il un sentiment de tristesse et de satiété, l'affaissement des forces physiques et intellectuelles, une importune pesanteur des idées et des mouvements, il y a eu excès, et fût-il suivi d'érections nouvelles, le besoin n'y serait pour rien. »

Le coït est donc utile toutes les fois que, sans causes pathologiques ou sans influence fâcheuse du moral sur le physique, il est accompli *régulièrement*, à l'incitation d'un besoin réel et non d'un désir provoqué par des manœuvres ou des efforts de volonté.

Maintenant, comment doit-on le pratiquer ? « L'homme qui accomplit l'acte vénérien, dit Fleury, doit être couché, dépourvu de tous vêtements incommodes ou exerçant une constriction sur l'une des parties du corps et principalement sur le cou. Nous n'hésitons pas à considérer le coït pratiqué dans la station assise et surtout dans la station debout comme une cause de paraplégie, de tremblement nerveux et même de paralysie générale progressive ou des aliénés. Il est bon que la vessie ne soit pas distendue. »

Mahomet, Solon, Hippocrate le permettaient une fois par semaine. C'est plus que raisonnable. Aussi nous pensons qu'on peut aller jusqu'à quatre et cinq fois. Tout dépend de l'âge et de la vigueur de l'individu. L'habitude de tous les deux jours est excellente, si on en sent le besoin, bien entendu. On ne doit jamais le pratiquer plusieurs fois de suite à de courts intervalles, et surtout ne pas chercher à le prolonger outre mesure par des raffinements exagérés.

Excès vénériens. — Les excès vénériens engendrent parfois des effets terribles. « Le teint, dit Fleury, est décoloré ; les traits sont tirés ; les yeux caves, cernés, brillants ; le besoin de réparation se fait sentir avec énergie ; la faim est vive, mais la digestion devient laborieuse, pénible, douloureuse. La dyspepsie, la gastralgie, accompagnées d'anorexie ou de boulimie, ne tardent pas à jeter les sujets dans une anémie croissante, bientôt suivie de ses symptômes ordinaires : pouls faible, petit, parfois irrégulier, intermittent ; palpitations nerveuses ; congestions viscérales et spécialement du foie ; névralgies erratiques, constipation ; douleurs occipitales, rachidiennes, lombaires ; émaciation et faiblesse musculaire progressives ; troubles divers et affaiblissement de la voix, de la vue, de l'ouïe, de tous les sens ; tremblement nerveux général et plus particulièrement des mains ; chute des cheveux ; affaiblissement des facultés intellectuelles ; incapacité progressive pour le travail de l'esprit, la lecture, l'attention, la volonté ; hypocondrie sous toutes ses formes ; mélancolie, nosomanie, nécrophobie, nécrophilie ; organes génitaux excités, irrités, en état de priapisme ou bien, au contraire, réduits à l'impuissance, malgré des désirs vénériens et morbides, qui, ne pouvant pas être naturellement assouvis, jettent les sujets dans les abus vénériens ; pollutions hypersthéniques et accompagnées d'érection, ou bien asthéniques sans érection, et provoquées par une pensée, une lecture, une image, un rêve érotique, par la vue, le contact, le toucher d'une femme, etc. L'éjaculation devient tantôt de plus en plus prompte et facile, tantôt de plus en plus difficile et laborieuse. Dans tous les cas, l'excrétion spermatique devient de moins en moins abondante ; le sperme de plus en plus clair, liquide, dépourvu d'odeur et de spermatozoïdes ; au degré le plus extrême, l'éjaculation n'expulse qu'un liquide sanguinolent ou sanglant. Si les excès ne sont pas enrayés par la volonté ou par l'impuissance, si des pollutions fréquentes ont lieu, des accidents plus graves encore peuvent se développer, et les auteurs énumèrent ici la phtisie, l'épilepsie, la folie érotique, le ramollissement du cerveau ou de la moelle épinière, etc. Hâtons-nous d'ajouter que les excès de coït ne déroulent que rarement ce lugubre tableau dans toute son étendue, en raison des effets de la raison ou de l'épuisement des forces physiques. »

Où commence l'excès ? Il varie naturellement suivant les individus. Ce qui est excès pour un vieillard ne l'est pas pour un homme vigoureux. Le cardinal Maury a dit que toutes les fois que les vieillards transgressent les préceptes de la chasteté, ils se jettent une pelletée de terre sur la tête. D'une manière générale, à partir de 50 ans, il faut se ménager beaucoup, et, après 55, il serait bon d'abandonner les plaisirs de l'amour aussi volontiers que l'on quitterait un maître sauvage, suivant l'expression de Sophocle.

Louis XV, arrivé à un certain âge, demandait à son médecin combien de rapports il pouvait encore se permettre : « Sire, répondit Bouvard, autant que vos besoins l'exigent ; mais je vous défends les drogues, et le changement est une drogue. » Bouvard savait que le roi, changeant trop souvent de femme, se trouvait ainsi excité plus qu'il ne le fallait.

Le coït fatigue beaucoup moins la femme que l'homme : cependant les excès sont tout aussi nuisibles chez elle, car beaucoup des maladies de femmes sont la conséquence du surmenage de leurs organes sexuels. Le moment du repos pour elle peut être fixé à la ménopause. A partir de cet âge, une fois seulement de temps en temps.

QUATRIÈME PARTIE

———

PATHOLOGIE ET THÉRAPEUTIQUE
DES ORGANES GÉNITAUX

———

Dans le troisième volume de ce *Traité complet de médecine pratique*, nous n'avons pas parlé des maladies des organes de la génération. Le lecteur sait pourquoi.

Dans celui-ci, nous pouvons tout dire, puisqu'il est convenu qu'on le mettra à part, et que le père, la mère, les personnes âgées seules devront le consulter. Nous allons donc passer en revue toutes les maladies qui affectent les organes génitaux de l'homme et de la femme et quelques affections des organes urinaires qui sont intimement liées aux précédentes mais dont nous n'avons pas pu encore parler.

Ces maladies sont très nombreuses et elles comprennent celles qu'on appelle *maladies vénériennes* (*veneris*, de Vénus, déesse de la volupté). Ces dernières affections, qui ne sont qu'au nombre de trois : la *blennorragie*, les *chancres simples* et la *syphilis*, sont censées être contractées à la suite de rapports sexuels, d'où leur nom. Il en est presque toujours ainsi pour la blennorragie et les chancres simples ; mais, pour la syphilis, il peut se faire, comme nous le verrons quand nous parlerons de cette horrible maladie, qu'elle soit contractée en dehors de tout rapport sexuel.

Comme elle engendre des ravages terribles dans toute l'économie, nous la traiterons à part et longuement.

Voici la division qui nous semble la plus simple, partant la plus claire et que nous allons suivre.

Dans un premier chapitre, nous étudierons les maladies de l'appareil génital de l'homme.

Dans un second, nous décrirons les maladies des organes génitaux de la femme. Ce chapitre constituera un véritable *Traité des maladies des femmes*.

Dans un troisième, nous traiterons la *syphilis*.

Enfin, dans un quatrième, nous parlerons de l'onanisme, de la spermatorrhée, de l'impuissance et de la stérilité.

CHAPITRE PREMIER

MALADIES DE L'APPAREIL GÉNITAL DE L'HOMME

Ce chapitre comprend les *maladies du scrotum*, du *testicule*, du *cordon spermatique*, de la *prostate*, de la *verge*, du *canal de l'urèthre* et les *fistules urinaires*.

§ 1. — Maladies du scrotum.

Contusions et plaies. — Phlegmon. — Hématocèle. — Hydrocèle. — Éléphantiasis. — Kystes sébacés. — Épithéliome, ou cancer du scrotum. — Maladies cutanées : eczéma, intertrigo.

Contusions et plaies. — Les cas de *contusion* du scrotum sont assez fréquents ; mais, presque toujours, les organes voisins sont lésés, et alors on ne s'occupe guère des enveloppes.

On les observe quelquefois à la suite d'un coup de pied, d'un coup de poing, de frottements, dans les chutes, etc. — Le repos et des compresses imbibées d'eau blanche suffisent généralement pour obtenir la guérison.

Les *plaies* par instruments piquants et tranchants n'intéressant que le scrotum guérissent très rapidement ; la suture est même quelquefois inutile. Il faut chercher à éviter l'hémorragie, le retournement des bords cutanés en dedans et la hernie du testicule. La présence du médecin est indispensable.

Phlegmon. — Le phlegmon du scrotum est l'inflammation des enveloppes des testicules. Il peut être *simple* ou *diffus*. — Le premier se produit à la suite de contusions, du frottement, du contact de substances irritantes, de la piqûre de sangsues. Le second résulte surtout de l'infiltration de l'urine dans le tissu cellulaire du scrotum ou de l'injection d'un liquide étranger, comme du vin, de la teinture d'iode, etc., à la suite de la ponction dans l'hydrocèle.

Le *phlegmon simple* se reconnaît à une saillie formée par la peau qui est rouge, lisse, sensible et entourée par une zone œdémateuse assez étendue, à l'état saburral, à la fièvre, à l'insomnie. Le pus se forme du cinquième au septième jour.

TRAITEMENT. — Le malade se met au lit, maintient les bourses relevées et applique des cataplasmes de farine de lin. Souvent, les symptômes inflammatoires disparaissent ainsi sans suppuration. Si elle se produit, il faut lui donner issue aussitôt au moyen du bistouri.

Le *phlegmon diffus* est très grave. La peau, rouge, tendue, devient rapidement violette. Des taches grisâtres apparaissent et forment bientôt des escharres plus ou moins étendues, mettant souvent à nu les testicules. La fièvre est très forte ; la langue et les gencives sont couvertes de fuliginosités ; la mort est assez fréquente.

TRAITEMENT. — Il faut ouvrir largement le plus tôt possible, passer le fer rouge, avoir recours aux antiseptiques locaux et généraux (V. 3ᵉ vol.) et reconstituer le malade.

Hématocèle. — Il y a hématocèle lorsque du sang s'est épanché ou infiltré dans les parois des bourses (αἷμα, sang, et κήλη, tumeur).

L'hématocèle est *traumatique* lorsque l'épanchement de sang est dû à une contusion du scrotum. Le sang se collecte dans le tissu cellullaire sous-cutané ou dans ses diverses couches. Il donne lieu à une tumeur noirâtre, avec empâtement et crépitation sanguine ; on constate quelquefois de la fluctuation, surtout dans les premiers temps.

TRAITEMENT. — Quand l'épanchement est peu abondant, on cherche à en obtenir la résorption en maintenant les bourses relevées et en appliquant une vessie en caoutchouc remplie de glace pilée que l'on renouvelle dès qu'elle est fondue. Le repos au lit est nécessaire, ainsi que quelques laxatifs et des boissons rafraîchissantes. Si le pus se forme, il faut faire de larges incisions sans retard et employer les pansements antiseptiques.

L'hématocèle est *spontanée* lorsqu'elle se produit en dehors de toute violence, à la suite d'une vaginalite. La tumeur est piriforme, lisse, sans bosselures, fluctuante et non transparente ; la peau, saine, garde sa coloration naturelle.

Il ne faut pas la confondre avec l'*hydrocèle*, dont elle se distingue par l'absence de transparence ; — avec un *kyste*, qui forme une tumeur moins régulière, ordinairement transparente ; — avec un *cancer*, qui occasionne des douleurs lancinantes, donne lieu à la dilatation des veines du scrotum et présente des bosselures.

TRAITEMENT. — Il faut d'abord essayer d'obtenir la résorption par les émollients et le traitement antiphlogistique. Si on ne réussit pas, on fait une incision proportionnée à l'étendue du mal.

Hydrocèle. — On entend par hydrocèle toute accumulation de sérosité, d'eau dans la *tunique vaginale* (ὕδωρ, eau, et κήλη, tumeur). — Lorsque le liquide s'est infiltré dans les autres enveloppes du scrotum, comme cela arrive surtout à la suite d'une maladie du cœur, du mal de Bright, on a *l'œdème du scrotum*.

Ordinairement, l'épanchement ne se produit que d'un seul côté, mais il peut se montrer dans les deux à la fois. On observe cette maladie à tous les âges, mais plus souvent chez l'enfant et l'adulte que chez le vieillard. Elle survient quelquefois sans cause appréciable, fréquemment à la suite d'irritations diverses du scrotum, du testicule et du cordon. Chez l'enfant très jeune, elle est congénitale, lorsque le conduit qui fait, chez le fœtus, communiquer la cavité du péritoine avec celle de la tunique vaginale, persiste anormalement. — Le testicule est généralement refoulé en arrière et en dedans. Le liquide est citrin, transparent, quelquefois coloré en brun ou séro-sanguinolent.

SYMPTÔMES. — Le début est *lent*. La tumeur ovoïde, à grosse extrémité en bas, transparente, n'est pas douloureuse. La *peau* est normale ; la *surface* du scrotum unie, très régulière. L'accroissement de volume est quelquefois assez rapide au début, puis l'épanchement reste stationnaire plus ou moins longtemps ; mais, à un moment donné, il recommence, et l'hydrocèle peut arriver à avoir un volume énorme.

DIAGNOSTIC. — Il est facile quand on constate la transparence du liquide épanché ; il suffit pour cela de placer la partie malade entre l'œil et une bougie. Lorsque la sérosité est plus ou moins teintée, lorsque la tumeur est très petite, on peut se tromper. On reconnaît le *cancer* à ses bosselures et aux douleurs lancinantes ; — la *hernie inguinale*, par les renseignements que fournit le malade ; — l'*hématocèle*,

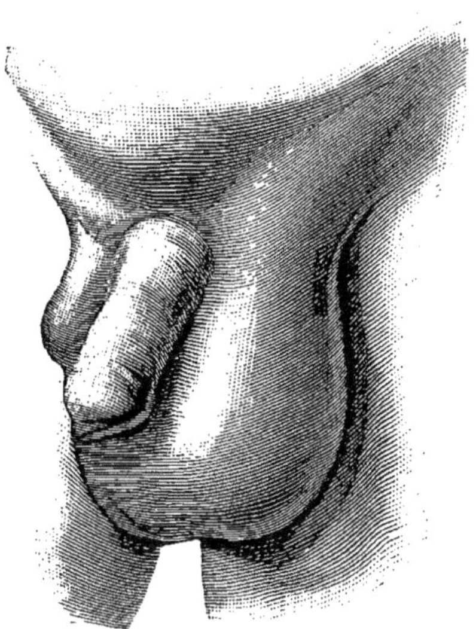

Fig. 30.

HYDROCÈLE DE LA TUNIQUE VAGINALE.

par le manque de transparence, et par l'ecchymose, si elle est traumatique.

Cette maladie n'est pas grave ; mais, dans certains cas, elle peut gêner les fonctions génitales.

TRAITEMENT. — Quand l'hydrocèle se produit chez les enfants tout jeunes, des applications de compresses résolutives ou des lotions souvent répétées avec une solution saturée de chlorhydrate d'ammoniaque, arrivent à la faire disparaître. Mais, dans un âge plus avancé et quand la tumeur est volumineuse, il faut pratiquer la ponction, puis faire une injection avec la solution suivante : eau distillée, 1 partie ; teinture d'iode, 2 parties ; iodure de potassium, quantité suffisante pour dissoudre. Cette injection étant très douloureuse, nous nous servons de préférence de vin tiède. La récidive est assez fréquente. On opère de nouveau lorsque le liquide est en assez grande quantité.

Éléphantiasis. — Cette difformité, rare en France, très commune en Egypte, est caractérisée par le développement considérable du scrotum, qui descend souvent jusqu'au milieu des cuisses et aux genoux.

L'éléphantiasis est endémique en Asie, en Palestine, au Japon, aux Indes. L'hérédité paraît jouer un certain rôle dans son apparition.

On ne connaît guère les causes efficientes.

Symptômes. — Il s'annonce par des frissons, des sueurs, une tuméfaction douloureuse des ganglions inguinaux et par une douleur au pubis. Puis, le scrotum rougit, se gonfle, devient le siège d'un prurit très pénible. Enfin, la tumeur se forme et présente l'aspect d'une pyramide dont la base est en bas. Pendant ce temps, la verge semble se rapetisser et finit par disparaître dans la tumeur, de telle sorte que l'urine ne peut s'échapper qu'en bavant, occasionnant des excoriations, des ulcérations, si le malade ne prend pas les plus grands soins de propreté. On voit quelquefois de petites ampoules paraître à la surface de la tumeur et donner issue, en s'ouvrant, à une grande quantité de sérosité. (V. tome III, *Éléphantiasis*, p. 203.)

Le *traitement médical* (mercure, sulfate de quinine) ne donne pas de grands résultats ; le changement de climat est le seul moyen capable d'enrayer, au début, le développement de cette affection. — Il faut presque toujours recourir au *traitement chirurgical* qui consiste dans l'extirpation de la tumeur au moyen d'un instrument tranchant.

Kystes sébacés. — Ces kystes (V. tome III, p. 294) sont assez fréquents, mais ils n'occasionnent pas une grande gêne. On n'a généralement pas besoin d'intervenir.

Épithéliome ou cancer du scrotum. — Cette maladie, appelée encore *cancer des ramoneurs,* parce qu'autrefois on l'observait surtout sur les petits ramoneurs, est très rare depuis qu'on ne ramone plus les cheminées en faisant monter les enfants dans leur intérieur. On l'a observée encore chez les fondeurs, les raffineurs.

Elle commence par un ulcère superficiel, dentelé, à la partie inférieure du scrotum; ses bords sont durs, épais, et il a un mauvais aspect. Il s'étend rapidement, gagnant les ganglions inguinaux, l'abdomen même. Il faut donc enlever sans retard la partie atteinte si on veut avoir quelques chances de guérison.

Maladies cutanées : Eczéma. Intertrigo. — Le peau du scrotum peut être le siège de chancres, de syphilides; nous en parlerons plus loin.

Eczéma. — Parmi les maladies cutanées que l'on rencontre le plus fréquemment, nous devons placer en tête l'eczéma. La peau prend une teinte rosée, se recouvre de petites croûtes et des crevasses se forment sur les rides. La démangeaison est si grande que le malade ne peut s'empêcher de se gratter avec force jusqu'au sang.

Traitement. — Le meilleur consiste à appliquer des cataplasmes amidonnés jusqu'à ce que l'inflammation ait disparu; puis on passe, matin et soir, une couche de la pommade suivante : oxyde de zinc, 2 gr.; vaseline, 20 gr. A l'intérieur, préparations arsénicales; de plus, grands bains d'amidon, de son, etc. (Voir, du reste, tome III, page 175.)

Intertrigo. — Cet érythème particulier est causé et entretenu par le frottement du scrotum contre les parties internes des cuisses, chez les hommes gras. (V. tome III, page 163.)

Traitement. — Le malade doit être mis au repos; on lui fait faire des lavages avec de l'eau blanche et on applique après, matin et soir, une couche du mélange suivant :

Carbonate de magnésie	5 gr.
Talc pulvérisé	20 gr.
Acide salicylique	20 centigr.
Essence de bergamote	quelques gouttes.

§ 2. — Maladies du testicule.

Anomalies : Hypertrophie. Atrophie. Monorchidie. Cryptorchidie. Inversions. — Plaies, contusions. — Orchites aiguës. — Orchite chronique. — Sarcocèle syphilitique ou testicule syphilitique. — Sarcocèle tuberculeux. — Fongus bénin. — Sarcocèle cancéreux. — Kystes du testicule. — Spermatocèle. — Tumeurs fibreuses, cartilagineuses, calcaires. — Névralgie.

Anomalies : Hypertrophie. Atrophie. Monorchidie. Cryptorchidie. Inversions. — On entend par anomalies du testicule les imperfections congénitales et les vices de conformation de cette glande.

L'*hypertrophie*, indépendante de tout état morbide du testicule, est très rare. On ne la constate guère que lorsque, un testicule étant absent ou atrophié, l'autre se développe outre mesure.

L'*atrophie*, consécutive à un arrêt de développement, se rencontre surtout chez les idiots ou les crétins; du reste, dans ce cas, tous les organes génitaux internes restent pour ainsi dire à la période infantile. Une vive passion cependant peut les faire développer. Wilson cite l'exemple d'un homme de 26 ans dont les testicules et le pénis n'étaient pas plus gros que ceux d'un enfant de 8 ans, et qui n'avait jamais éprouvé aucun désir avant de connaître sa future. Mais à partir de ce moment, il put avoir de fréquentes érections, se maria et eut des enfants parce que deux ans plus tard, à 28 ans, ses organes sexuels avaient atteint les proportions habituelles.

Monorchidie. Cryptorchidie. — Quand un testicule est retenu dans l'abdomen, l'autre seul étant dans une bourse, l'individu est dit *monorchide* (μόνος, seul, et ὄρχις, testicule). Lorsque les deux ne sont pas descendus, il y a *cryptorchidie* (κρυπτός, caché). Il ne faut pas confondre ces deux cas avec l'*anorchidie*, vice de conformation excessivement rare dans lequel les testicules n'existent pas. — Les cryptorchides ont généralement la voix grêle, le système pileux peu développé.

Comme le testicule devient très souvent impropre à la fécondation lorsqu'il est retenu dans l'abdomen, il est nécessaire de chercher à le faire descendre, surtout dans le jeune âge. La chose est assez facile si le testicule a franchi l'anneau inguinal.

Des tractions modérées l'empêchent de remonter et lorsqu'il est assez bas on applique un bandage qui le force à rester dans les bourses.

Inversions. — Cette anomalie, décrite par Maisonneuve en 1835, est assez fréquente. On rencontre surtout *l'inversion anté-rieure*, dans laquelle le testicule semble avoir subi un mouvement de rotation autour d'un axe vertical.

Plaies. — Les *plaies par instruments piquants* ne sont pas graves, la guérison arrive rapidement, mais il est prudent de garder le repos et de mettre quelques cataplasmes s'il survient de l'inflammation.

Les *plaies par instruments tranchants* peuvent déterminer des symptômes sérieux, puisque les tubes séminifères font souvent hernie à travers la tunique albuginée et se sphacèlent. La cica-trisation s'opère cependant presque toujours sans accident après l'élimination des parties mortifiées. — Le *traitement* est antiphlo-gistique et antiseptique.

Contusions. — Les contusions sont consécutives à un coup de pied, au brusque rapprochement des cuisses, à une chute à califourchon sur un corps dur.

Elles occasionnent une douleur intense irradiant dans l'aine et la région lombaire. La face est pâle ; le peau couverte d'une sueur froide ; une syncope survient quelquefois.

Le plus souvent la douleur diminue à la suite de l'application de compresses résolutives froides. Dans certains cas, une inflam-mation se déclare et détermine l'atrophie de l'organe. Dans d'autres, elle donne lieu à un épanchement constituant *l'hémato-cèle du testicule.* Cette lésion n'est pas facile à reconnaître. Le sang épanché se résorbe presque toujours à la suite de symp-tômes d'orchite traumatique. Le *traitement* antiphlogistique par le repos et les cataplasmes suffit d'ordinaire.

Orchites. — L'orchite (de ὄρχις, testicule) est l'inflammation du testicule. Elle est *aiguë* ou *chronique*. L'orchite aiguë peut être *traumatique, blennorragique, uréthrale non blennoragique ;* on la rencontre encore dans la variole, avec les oreillons.

Orchite traumatique. — Consécutive à une forte contusion ou à une plaie du testicule, elle est assez rare. On la reconnaît à une douleur vive, aiguë, lancinante, irradiant le long du cordon.

Le testicule est volumineux, bosselé et très douloureux au toucher.

La terminaison ordinaire est la résolution franche ; elle n'aboutit presque jamais à la suppuration.

On prescrit le repos au lit, les bourses étant relevées ; on applique des cataplasmes et on prend des bains de siège. Si le pus se forme, il faut lui donner issue au moyen du bistouri.

Orchite blennorragique. Epididymite. — C'est de beaucoup la plus fréquente. Elle se déclare dans le cours d'une blennorragie aiguë, et quelquefois pendant la recrudescence d'une blennorragie chronique, à la suite de fatigue, d'écarts de régime, de rapports sexuels, d'injections irritantes faites à contre-temps. C'est ce qu'on appelle vulgairement la *chaudepisse tombée dans les bourses*. L'inflammation porte presque uniquement sur l'épididyme, et c'est pour cette raison qu'on appelle encore cette maladie *épididymite*. Quand elle atteint en même temps le canal déférent, il y a *funiculite*. Le testicule est bien quelquefois enflammé, mais d'une manière peu marquée.

Symptômes. — Le malade éprouve d'abord un peu de gêne, puis la douleur apparaît et atteint rapidement une intensité extrême, intolérable. Le moindre contact l'exaspère et la marche est impossible. Le scrotum est distendu, luisant, rouge. Au toucher on constate que l'épididyme a non seulement augmenté de volume mais encore qu'il est devenu dur. Ces signes peuvent être masqués s'il s'est produit un épanchement dans la tunique vaginale. L'écoulement blennorragique cesse, mais reparaît après la guérison de l'orchite. Celle-ci peut être double, ce qui aggrave le pronostic ; l'épididymite blennorragique amène, en effet, presque toujours, l'obstruction du canal déférent, l'orchite double est donc une cause de stérilité. La maladie commence à décroître du 8° au 10° jour, mais l'épididyme reste longtemps plus gros et induré. Les rechutes sont fréquentes.

Traitement. — Voici le meilleur : décubitus dorsal; testicules relevés ou reposant sur un morceau de carton placé sur les cuisses; dans les cas très intenses, mais dans ces cas seulement, 6 à 8 sangsues le long du cordon, et non sur les bourses; aussitôt après, grand bain de 40 minutes, après lequel on arrête le sang avec de l'amadou. Pendant 4 à 6 jours on applique des cataplasmes chauds, minces, ou bien des compresses imbibées de : eau simple 500 gr., laudanum 10 gr., extrait de saturne 4 gr. Quand les douleurs sont trop violentes, on fait des onctions matin et soir avec la pommade : onguent hydrargyrique 30 gr., extrait de belladone 4 gr.; ouate et taffetas gommé par dessus. Le malade peut manger. Après la guérison, il doit resoigner sa blennorragie et porter un suspensoir pendant longtemps.

Orchite uréthrale non blennorragique. — Cette espèce d'orchite a pour cause toute inflammation non spécifique de l'uréthre, comme celle qui se produit, par exemple, à la suite du cathétérisme, de la lithotritie, etc. Les symptômes et la marche de la maladie sont les mêmes que ceux de l'orchite précédente, mais un peu atténués.

Même traitement.

Orchite varioleuse. Orchite des oreillons. — L'orchite varioleuse est une complication de la variole pendant la suppuration. Elle est presque indolente et sans gravité. — Pour l'orchite des oreillons. Voir tome III, page 428.

Orchite chronique. — C'est une maladie rare. Elle succède à l'orchite aiguë, ou bien à un ancien écoulement uréthral, à un varicocèle. Elle est constituée par une atrophie des tubes séminifères et une sclérose du parenchyme. La marche est très lente.

On a préconisé, comme traitement, l'iodure de potassium, les frictions avec l'onguent mercuriel, l'application de l'emplâtre de Vigo.

Sarcocèle syphilitique. Épididymite et testicule syphilitique. — Le sarcocèle syphilitique (σάρξ, chair, et κήλη, hernie) est une des lésions du commencement de la période tertiaire de la syphilis. (V. plus loin.) Il paraît ordinairement entre la 2e et la 4e année après les premiers accidents syphilitiques. On l'observe surtout chez l'adulte ; chez l'enfant, c'est une manifestation de la syphilis héréditaire.

Il se présente sous deux formes anatomiques différentes. Dans la première *(forme simple, fibreuse)*, on constate un épaississement considérable de la tunique albugineuse et des trames fibreuses qui séparent en faisceaux les tubes séminifères ; le testicule, hypertrophié, peut atteindre le volume d'un citron. Les tubes séminifères s'atrophient et la glande n'est, dès lors, plus apte à la fécondation. Quand la maladie débute pendant la période tertiaire, le testicule est toujours pris le premier ; c'est, au contraire, l'épididyme pendant la période secondaire. — La seconde *(forme gommeuse)* est plus rare. Les gommes sont formées par la prolifération et la dégénérescence granulo-graisseuse des corpuscules du tissu conjonctif.

Symptômes. — Le début est latent, insidieux. Comme la douleur n'existe pas d'abord, le sarcocèle peut se développer, acquérir même un certain volume sans que le malade s'en aperçoive. L'affection se déclare d'un seul côté, puis l'autre se prend, et il se produit un peu d'hydrocèle. On n'observe ni troubles fonctionnels, ni symptômes généraux, le mal est localisé au testicule. Celui-ci devient gros comme un petit œuf ou un citron. A la palpation, on constate des bosselures, des nodosités, des saillies mamelonnées grosses comme des grains de millet. La pression ne détermine pas la douleur qui caractérise un testicule sain. Au bout d'un certain temps, il diminue de volume et s'atrophie. Les fonctions génitales s'affaissent, et le malade devient généralement stérile lorsque les deux testicules sont pris. — Cette affection a une marche très lente. Elle n'est pas grave, en ce sens qu'elle ne menace pas l'existence.

Diagnostic. — Le sarcocèle syphilitique se caractérise par l'induration, l'indolence, les bosselures, les nodosités, sa marche lente, l'absence d'ulcérations, presque toujours de l'hydrocèle, et les antécédents syphilitiques. Ces symptômes réunis permettent de le diagnostiquer sûrement.

Traitement. — « Le sarcocèle syphilitique, a dit Fournier, est une lésion qui guérit merveilleusement, miraculeusement, sous l'influence d'une médication spécifique. » Cette médication, c'est l'iodure de potassium. On prescrit d'abord 2 gr. par jour et on augmente cette dose de 50 centigr. tous les deux ou trois jours, jusqu'à ce qu'elle atteigne 5 et 6 gr. Lorsque la maladie se déclare de bonne heure, le sujet n'ayant pas pris encore beaucoup de mercure, on donne en même temps des pilules de protoïodure de mercure : protoïodure de mercure, 3 gr., thridace,

3 gr., extrait thébaïque, 2 gr., conserves de roses, 6 gr., pour 60
pilules ; une, puis deux par jour. On fait, en outre, des frictions
à la partie interne des cuisses avec de l'onguent mercuriel. Un
suspensoir ouaté est indispensable.

Sarcocèle tuberculeux. — La tuberculose du testicule est
plus fréquente encore que la syphilis. Elle coïncide souvent avec
d'autres manifestations tuberculeuses ou scrofuleuses chez les
adolescents.

Sa cause principale est la tuberculose, que celle-ci soit héréditaire ou acquise. Elle atteint son maximum de fréquence de
15 à 35 ans ; à partir de cet âge, elle diminue progressivement. Comme causes occasionnelles, nous devons indiquer une
inflammation ancienne, les blennorragies répétées, une violente
contusion ; mais le développement spontané est la règle.

Les tubercules siègent sur un ou sur les deux testicules, sur
l'épididyme, le canal déférent, les vésicules séminales, la prostate. On les rencontre surtout dans la tête de l'épididyme, où ils
se montrent sous forme de granulations grises, comme dans les
poumons et les autres organes.

Symptômes. — L'affection débute d'une manière lente, insensible. Elle prend très rarement la forme subaiguë, rapide. La
tumeur est d'abord irrégulière, bosselée, surtout au niveau de
l'épididyme. Plus tard, elle est moins dure ; quelques bosselures
se ramollissent et donnent lieu à des abcès tuberculeux faisant
adhérer la tumeur avec les tuniques du scrotum, qui s'ulcèrent,
afin de donner issue au pus. Il en résulte des *trajets fistuleux*,
et la suppuration est, pour ainsi dire, interminable. La douleur
n'apparaît qu'au moment où la tumeur contracte des adhérences
avec la peau. La caverne tuberculeuse se cicatrise dans certains
cas ; alors, le trajet fistuleux s'oblitère et est remplacé par un
cordon dur, qu'on sent très bien. Mais, généralement, de nouveaux trajets fistuleux se forment jusqu'à ce que le testicule soit
complètement détruit. On constate presque toujours, au début,
une légère hydrocèle.

Diagnostic. — Il est facile lorsque les accidents se déclarent
chez un homme phtisique ; mais il n'en est pas de même lorsqu'il s'agit d'un sujet vigoureux, ayant toutes les apparences de

la santé. On ne peut alors bien reconnaître la maladie que lors-que les fistules s'établissent.

Le pronostic est grave, puisque le malade est toujours sous l'influence de la diathèse tuberculeuse.

TRAITEMENT. — On recommande les toniques, les reconsti-tuants : huile de foie de morue, fer, quinquina, arsenic. Lorsque les trajets fistuleux ont fait leur apparition, il faut faciliter la sortie du pus en élargissant les ouvertures ; on peut, en outre, aussi envoyer dans le fond de la caverne, trois ou quatre fois par jour, de l'eau iodée. Si, malgré tout, la suppuration continue, on a recours à la *castration*, mais à la condition expresse qu'il n'y ait pas de tubercules autre part.

Fongus du testicule. — Ce fongus est une tumeur qui prend naissance sur le testicule et végète à la manière des fongosités. (V. tome III, pp. 342 et 590.)

Cette tumeur, bénigne parce qu'elle ne dégénère jamais en cancer, a pour cause l'inflammation consécutive à une orchite, à une contusion, à une plaie du testicule.

Elle débute lentement, sans donner de fièvre. Un peu bosse-lée, elle augmente insensiblement de volume jusqu'à ce qu'elle atteigne celui du poing. Elle ne provoque pas de douleurs spon-tanées ; elle gêne plutôt par son volume et son poids. La peau du scrotum s'amincit au fur et à mesure du développement du fongus ; elle devient rouge, s'ulcère, et la substance fongueuse passe à travers cette ulcération.

Les principaux caractères qui permettent de ne pas confondre le fongus avec les autres tumeurs sont : un seul testicule ma-lade, de grosses bosselures, des bourgeons qui ne saignent pas, douleurs spontanées, faibles, sensibilité à la pression. Dans le cancer, les douleurs sont lancinantes et ne sont pas provoquées par la pression.

Le fongus, étant une tumeur bénigne, ne présente pas de gravité. La guérison est cependant très difficile à obtenir.

TRAITEMENT. — Le traitement interne ne donne aucun résultat. Il faut donc exciser la partie fongueuse et cautériser la plaie avec le fer rouge.

Sarcocèle cancéreux. — Le cancer du testicule, que ce soit un cancer kystique, un enchondrome malin, un cancer encéphaloïde, un myxo-sarcome, ou un épithéliome, etc., apparaît entre trente et quarante ans; après soixante, il est très rare. On le rencontre quelquefois chez les enfants et les adolescents dont les parents sont cancéreux. Il n'atteint, le plus souvent, qu'un testicule.

Symptômes. — La partie frappée commence par augmenter de volume; puis elle devient légèrement douloureuse, bosselée, irrégulière, et à côté de points durs on en trouve de ramollis, de fluctuants. Au fur et à mesure que la tumeur grossit, les douleurs deviennent lancinantes; elles peuvent manquer, cependant. Les veines du scrotum se dilatent, le cordon est induré et les ganglions inguinaux, iliaques, se tuméfient. A partir de ce moment, on voit apparaître tous les symptômes de la cachexie cancéreuse : œdème des membres inférieurs, insomnie, perte de l'appétit, douleurs, etc. L'ulcère bourgeonne peu et saigne facilement.

Les symptômes qui précèdent permettent de distinguer ce sarcocèle des autres tumeurs, surtout lorsque les ganglions iliaques et lombaires sont engorgés, et que la cachexie se montre.

Le cancer du testicule évolue, en moyenne, dans l'espace de deux années. Le malade succombe soit à la cachexie cancéreuse, soit par généralisation du cancer à d'autres organes. Le pronostic est donc très grave.

Traitement. — Il n'y a qu'une chose à faire, c'est d'enlever le testicule dès qu'on est sûr de se trouver en présence d'un cancer. Plus tôt on opère, mieux ça vaut. Si les ganglions lombaires sont envahis, s'il existe d'autres tumeurs cancéreuses, on ne peut songer qu'à calmer les douleurs.

Kystes des testicules. — Ces kystes se développent dans la tunique albuginée, les conduits du corps d'Hygmore, ou dans l'épididyme. Ils sont quelquefois très nombreux et contiennent un liquide transparent ou légèrement teinté.

La tumeur, souvent sans bosselures, se développe avec lenteur; elle est indolente, dure, élastique, gênante par son poids.

Les signes qui permettent de distinguer cette maladie de l'hydrocèle sont : 1° dépressibilité plutôt que fluctuation; 2°

tumeur plus pesante ; 3° conservation de la forme générale du testicule, bien qu'il soit un peu plus piriforme que dans l'état normal ; 4° absence entière de transparence ; 5° sensation de constriction du testicule, quand la compression est considérable ; 6° état variqueux du cordon et du scrotum ; 7° dans l'hydrocèle, le testicule peut être senti, quoique d'une manière obscure, à la partie inférieure et postérieure de la tumeur.

TRAITEMENT. — Le seul traitement est la castration lorsque la tumeur est devenue volumineuse.

Spermatocèle. — La rétention du sperme dans l'épididyme et le testicule peut produire un engorgement donnant lieu à une douleur sourde et à une chaleur sèche et âcre. Mais pour qu'une véritable tumeur se forme, il faut qu'il existe une oblitération des voies spermatiques. Comme, d'un autre côté, le sperme se résorbe facilement, il est très rare d'en trouver une accumulation suffisante pour donner lieu à une vraie tumeur pendant la vie.

Névralgies. — Le testicule peut être simplement douloureux *(irritabile testis)*, c'est-à-dire qu'il est d'une sensibilité tellement exagérée que la moindre pression, l'attouchement le plus léger déterminent une douleur très vive, pouvant irradier jusqu'à la région lombaire ; ou bien il est atteint de véritables névralgies, avec accès douloureux.

Les causes admises sont : les excès vénériens, l'onanisme, ou, au contraire, une continence absolue ; l'état général, la constitution (sujets nerveux, goutteux, rhumatisants).

Lorsque le testicule est simplement douloureux, le contact des vêtements est quelquefois difficile à supporter, mais il suffit de mettre un bon suspensoir ouaté pour voir les douleurs disparaître ou, du moins, s'amender.

La névralgie du testicule revient par accès ; la douleur est lancinante ; le testicule est rétracté vers l'anneau et on observe des nausées, des vomissements.

TRAITEMENT. — Cette affection est très rebelle aux médicaments. Il faut d'abord bien rechercher la cause (ce qui n'est pas toujours facile) et la combattre. Les alcalins à haute dose (V. tome III, p. 640) et les laxatifs salins donnent souvent de bons résultats. Lorsque la maladie présente une forme intermittente régulière, le sulfate de quinine agit bien. Comme traitement local : suspensoir ouaté, frictions avec de la pommade belladonée, injections de morphine. Il ne faut pratiquer la castration que lorsque, malgré le traitement, la vie du malade est insupportable et que celui-ci la réclame.

§ 3. — **Maladies du cordon spermatique.**

Contusions, plaies, tumeurs, funiculite. — Hématocèle. — Hydrocèle. Varicocèle.

Ces maladies sont assez rares. Les *contusions* et les *plaies* ne présentent aucun caractère particulier. Les tumeurs diverses ne se rencontrent pas souvent. La *funiculite,* ou inflammation du cordon, n'est presque jamais simple. La douleur et la tuméfaction du cordon disparaissent rapidement avec le repos.

Hématocèle. — Cette hématocèle est la conséquence de l'infiltration ou de l'épanchement de sang dans le tissu cellulaire du cordon. Elle est surtout consécutive à une violence extérieure.

On constate une tumeur mollasse, fluctuante, douloureuse, et quelquefois une ecchymose. La tumeur ressemble à un gros boudin, atteignant souvent l'anneau inguinal. On sent le testicule à la partie inférieure de cette tumeur.

La maladie peut se terminer par la résorption du sang, par la formation de caillots; ou bien la tumeur s'enflamme et il se produit un abcès.

On la distingue de l'hématocèle du scrotum en ce que, dans cette dernière, la tumeur est ovoïde, et non en forme de boudin, et qu'il est difficile de trouver le testicule.

TRAITEMENT. — Le repos au lit, des purgatifs légers, des résolutifs suffisent souvent pour amener la guérison. Si l'abcès se forme, il faut ouvrir.

Hydrocèle. — L'hydrocèle du cordon est due à l'infiltration ou à l'épanchement de sérosité entre les éléments constituant le cordon. On en distingue deux variétés : *l'hydrocèle infiltrée* et *l'hydrocèle enkystée.*

L'hydrocèle infiltrée ou *diffuse,* qui se rencontre chez l'adulte, apparaît souvent sans cause connue; dans certains cas, elle coïncide avec l'anasarque, l'ascite, une hernie. La tumeur est allongée dans le sens du cordon ; elle est indolente, molle, pâteuse et change de forme à la pression.

Elle peut guérir spontanément ; mais il faut quelquefois recourir à l'incision.

L'*hydrocèle enkystée* se reconnaît à l'existence, sur le trajet du cordon, d'une tumeur allongée, bien circonscrite, à surface régulière, lisse, fluctuante, indolente, mobile, plus ou moins transparente.

Elle n'est pas grave ; il est donc inutile de faire quoi que ce soit si la tumeur est petite ; lorsque celle-ci est volumineuse et gênante, on pratique la ponction, que l'on fait suivre d'une injection iodée.

Varicocèle. — Le varicocèle n'est autre chose que les varices des veines spermatiques.

Cette affection apparaît au moment de la puberté et siège presque toujours du côté gauche. Elle se développe peu à peu, c'est pourquoi elle passe souvent longtemps inaperçue. Elle détermine une sensation de pesanteur, qui peut devenir insupportable à la suite d'exercices violents ou d'une marche trop pénible. Le scrotum est relâché, allongé ; à la main, on sent une tumeur molle, pâteuse, comme s'il y avait un paquet de petites cordes. Si on soulève le testicule, la tumeur peut disparaître complètement. A partir de 40 ans, elle tend à la guérison et diminue graduellement.

TRAITEMENT. — Le varicocèle étant d'ordinaire gênant mais peu douloureux, il suffit presque toujours de porter un bon suspensoir. On fait, en outre, des affusions froides matin et soir et on prend de temps en temps des laxatifs. Il ne faut opérer que lorsque le malade le réclame et le veut à tout prix.

§ 4. — Maladies de la prostate.

Prostatite aiguë et abcès. — Prostatite chronique. — Tumeurs diverses : Hypertrophie. — Kystes. — Calculs. — Tubercules. — Cancer.

Prostatite aiguë et abcès. — L'inflammation aiguë de la prostate est assez fréquente. Elle survient à la suite de la blennorragie, surtout lorsque celle-ci a été mal traitée ; mais on l'observe encore après les abus de coït ou de masturbation ; enfin, elle est quelquefois déterminée par le froid, certaines maladies éruptives, les oreillons, l'infection purulente, etc., une violence extérieure, à la suite de l'introduction d'instruments dans la vessie.

Les symptômes principaux sont : douleur vive à la région périnéale, irradiant vers le rectum, la verge ; envies fréquentes d'uriner ; miction douloureuse ; garde-robes excessivement pénibles, avec ténesme rectal et sentiment d'ardeur à l'anus. Le toucher rectal permet de constater la saillie volumineuse produite par l'hypertrophie de la glande. La fièvre est plus ou moins intense, suivant la gravité de l'inflammation.

La maladie guérit souvent par résolution, surtout lorsqu'elle a été bien soignée. Mais il arrive aussi que la glande suppure. Dans ce cas, tous les symptômes précédents s'aggravent. Le malade a des frissons, une fièvre d'une intensité extrême ; il n'urine plus, il est constipé. L'examen attentif du rectum, du périnée, de l'urèthre, permet de reconnaître la formation de l'abcès. La terminaison est souvent heureuse, principalement lorsque le pus sort par le rectum ou l'urèthre. Lorsqu'il s'ouvre dans ces deux cavités à la fois, l'urine pénètre dans le trajet purulent et il s'ensuit une fistule urinaire rebelle.

TRAITEMENT. — On applique d'abord 15 à 20 sangsues au périnée ; on prescrit ensuite les bains généraux, les cataplasmes émollients laudanisés, les purgatifs salins ou huileux, des suppositoires morphinés. A l'intérieur, on administre les antispasmodiques, les narcotiques, les diurétiques et toutes les boissons adoucissantes. Lorsque l'abcès est formé, il faut le faire ouvrir le plus tôt possible.

Prostatite chronique. — Elle est quelquefois consécutive à la précédente ; le plus souvent, elle est le résultat d'une blennorragie.

On observe les mêmes symptômes que dans la prostatite aiguë, mais moins prononcés. On constate des besoins fréquents d'uriner, de la dysurie, un écoulement uréthral transparent, visqueux (*prostatorrhée*) ; le toucher rectal est moins douloureux et la prostate moins hypertrophiée.

Il ne faut pas la confondre avec la spermatorrhée, les calculs vésicaux, le cancer de la prostate.

TRAITEMENT. — Il consiste dans l'application de suppositoires avec 2 à 5 centigr. d'extrait de belladone et dans des frictions avec une pommade iodurée sur le périnée. A l'intérieur, on donne de l'iodure de potassium et on fait suivre un régime très doux.

Hypertrophie. — L'hypertrophie est propre à la vieillesse. Elle est *générale* ou *partielle*.

Elle détermine des envies fréquentes d'uriner, une chaleur au

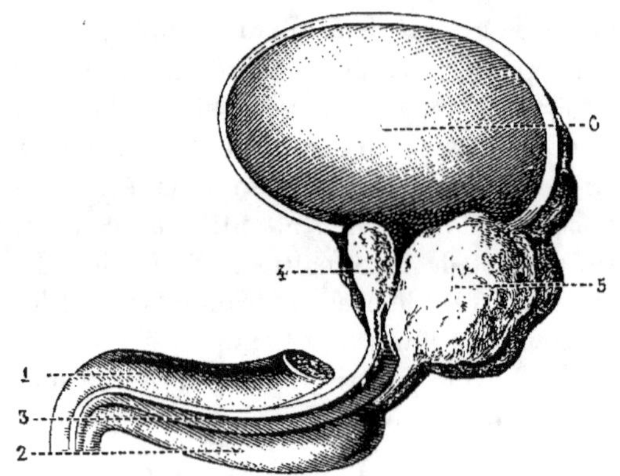

Fig. 31. — HYPERTROPHIE GÉNÉRALE DE LA PROSTATE AMENANT UNE DÉVIATION DU CANAL DE L'URÈTHRE. — 1. Partie pénienne de l'urèthre. — 2. Partie bulbeuse. — 3. Urèthre. — 4. Région prostatique où le canal se trouve dévié en haut. — 5. Prostate hypertrophiée. — 6. Vessie.

col de la vessie et à l'anus après l'acte de la défécation, quelquefois de la rétention ou de l'incontinence d'urine selon le siège de la tumeur, de la constipation ; enfin, le jet de l'urine est modifié. Le canal de l'urèthre est plus ou moins dévié (fig. 31).

On reconnaît l'hypertrophie grâce au *cathétérisme* et au *toucher rectal*. La sonde introduite dans le canal de l'urèthre est déviée et il faut porter son extrémité soit en haut, soit en bas, soit sur les côtés, suivant la forme qu'a prise le canal, si on veut la faire pénétrer dans la vessie. Le toucher rectal fait connaître la position de la prostate, son augmentation de volume et sa forme.

Traitement. — Il est palliatif ; on combat surtout la constipation et la rétention d'urine.

Kystes. — Ils sont très rares. Leur diagnostic est difficile, Comme ils ne présentent généralement aucune gravité, on n'a pas besoin de les opérer.

Calculs. — Les calculs de la prostate se rencontrent fréquemment. Il y en a qui prennent naissance dans la glande ; d'autres viennent de la vessie, se creusent une petite loge dans la prostate et y augmentent de volume ; d'autres, enfin, arrivent dans la glande à la suite de l'opération de la taille.

Les symptômes : douleurs au périnée, dysurie, etc., ne sont pas pathognomoniques, et il est très facile de confondre cette affection avec l'hypertrophie, qu'elle accompagne, du reste, souvent. Lorsque le calcul est volumineux, il détermine quelquefois des douleurs vives, des abcès, des fistules.

Le meilleur traitement consiste alors dans l'extraction.

Tubercules. — La lésion tuberculeuse de la prostate est fréquente. de 20 à 35 ans et de 50 à 60, surtout chez les sujets débiles, scrofuleux, se livrant à des excès de travail, malheureux.

La maladie débute par un lobe, mais les deux sont bientôt atteints. Ici encore, il n'existe pas de signes caractéristiques, les symptômes étant à peu près les mêmes que ceux que l'on rencontre dans les maladies de la prostate.

Le diagnostic est donc très difficile, d'autant plus que cette affection existe très souvent sans qu'il y ait des tubercules dans d'autres viscères. Notons cependant comme symptômes principaux : suintement par le canal de l'urèthre d'un liquide jaunâtre, douleur pendant la miction, envies fréquentes d'uriner, ténesme, hématurie.

Le *traitement* doit être général : toniques, reconstituants, huile de foie de morue. Localement, on fait des injections d'eau phéniquée dans la vessie ; on donne des lavements profonds.

Cancer. — On le rencontre rarement, et son diagnostic est difficile, surtout au début. Outre tous les symptômes propres aux maladies de la prostate, on constate l'engorgement des ganglions pelviens, la cachexie cancéreuse, l'hématurie. — Aucun traitement ne peut le guérir.

§ 5. — Maladies de la verge et du canal de l'urèthre.

Phimosis. — Paraphimosis. — Posthite. — Balanite. — Balano-posthite. — Contusions et plaies de la verge. — Constriction de la verge. — Cancer. — Végétations. — Herpès génital. — Chancre mou ou simple. — Complications : Phagédénisme, balano-posthite, hémorragie, adénite ou bubons. — Chancre infectant syphilitique. — Blennorragie ou uréthrite. — Rétrécissement de l'urèthre. — Névralgie uréthrale. — Corps étrangers de l'urèthre.

Phimosis. — Le phimosis (de φιμός, ficelle, cordon) consiste dans le développement exagéré du prépuce et de l'étroitesse ou du rétrécissement de son ouverture antérieure, de telle sorte que le gland ne peut pas être découvert, même pendant l'érection.

Il est *congénital* ou *accidentel*. Ce dernier est le résultat de cicatrices rétractiles. — Les chancres mous, l'herpès ayant produit une inflammation très grande, les brides qui se forment quelquefois par suite du traitement des végétations en sont les causes les plus fréquentes. Cette affection présente de nombreux inconvénients.

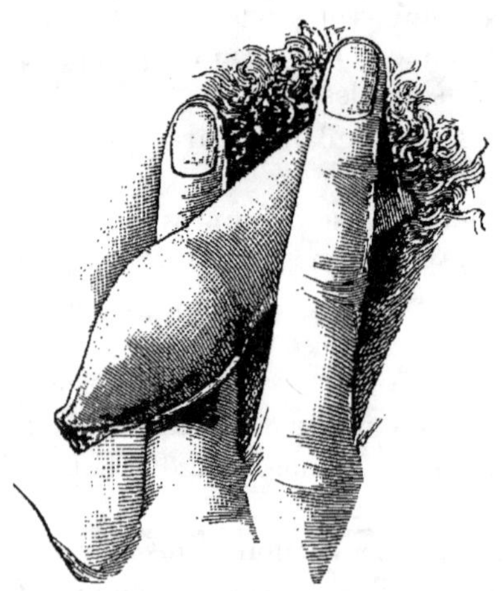

Fig. 32. — Opération du phimosis ; 1er temps.

Le coït, toujours douloureux, s'accompagne de déchirures qui facilitent l'infection syphilitique ; une matière caséeuse, sentant très mauvais, s'accumule entre le gland et le prépuce et finit par enflammer toutes ces parties. Enfin, elle est souvent, chez les enfants, une cause de masturbation, à cause des démangeaisons qu'elle donne par moments.

TRAITEMENT. — On traite le phimosis par la *dilatation*, l'*incision*, l'*excision* et la *circoncision*.

La *dilatation* se fait avec une pince à trois branches. On l'introduit entre le prépuce et le gland, et, lorsqu'elle est arrivée jusqu'à la couronne de ce dernier, on écarte les branches en rapprochant les anneaux de la pince, ce qui amène des déchirures au bord antérieur du prépuce.

On ne peut guère l'appliquer que chez les enfants et elle est souvent suivie de récidives.

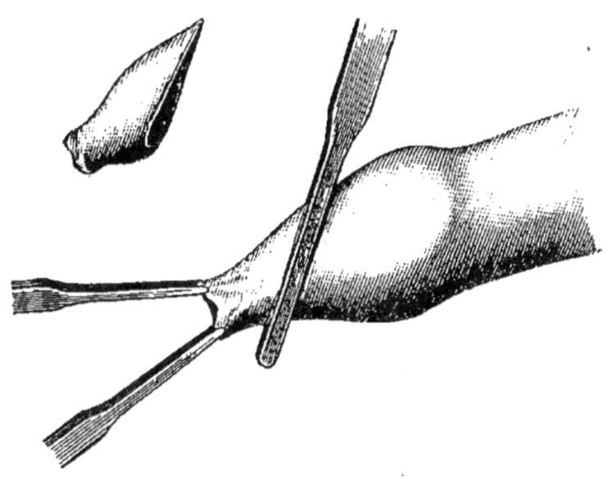

Fig. 33. — OPÉRATION DU PHIMOSIS: 2ᵉ temps.

L'*incision* est préférable. On met une boule de cire sur la pointe d'un bistouri que l'on pousse jusqu'à la couronne du gland; on perfore la peau et on incise d'un seul coup, en ramenant le bistouri vers soi. L'inconvénient de cette petite opération est de laisser deux bouts cutanés, en forme d'oreilles de chien, ce qui est loin d'être gracieux. On y remédie facilement en *excisant* ces lambeaux, après quoi on met quelques serres-fines; c'est l'*excision*. Il faut recourir à l'incision dans les cas de phimosis simple et lorsque le prépuce n'est pas d'une longueur démesurée. La cicatrisation a lieu au bout de cinq à six jours.

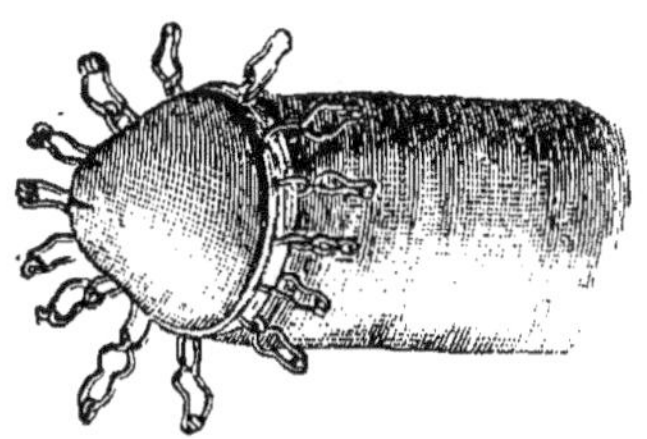

Fig. 34. — RÉUNION DE LA PEAU A L'AIDE DE QUELQUES SERRES-FINES.

La *circoncision* (de *circum*, autour, et *cædere*, couper) consiste dans l'ablation circulaire du prépuce attiré au delà du gland et maintenu par une pince. Nous n'avons pas à décrire cette opération, qui doit être faite par le médecin. Le lecteur en aura cependant une idée grâce aux trois figures ci-jointes (figures 32, 33 et 34).

Paraphimosis. — Il y a paraphimosis lorsque le prépuce rétréci se trouve, pour une cause ou pour une autre, porté en arrière du gland et qu'il ne peut plus être ramené en avant.

Ses causes sont nombreuses. Il se produit souvent chez les jeunes sujets qui, par curiosité, découvrent le gland ou se livrent à des manœuvres d'onanisme assez violentes entraînant fortement le prépuce en arrière ; chez les adultes qui voient pour la première fois une femme dont l'orifice vulvaire est étroit; chez

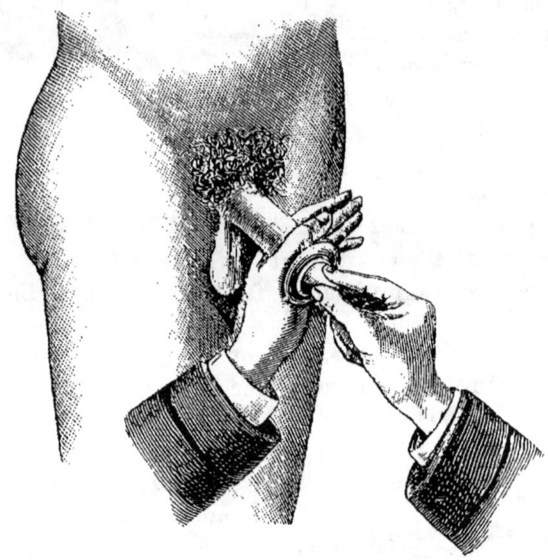

Fig. 35. — Opération du paraphimosis.

les personnes qui ont de la balano-posthite et qui s'efforcent de découvrir le gland pour mieux la panser; chez celles qui ont une blennorragie aiguë produisant une augmentation de volume du gland, des chancres mous ou infectants.

Le rétrécissement du prépuce étrangle le gland, qui se tuméfie, devient rouge, s'enflamme, s'ulcère et finit par se gangréner si on n'agit pas rapidement.

TRAITEMENT. — Il faut tout d'abord chercher à réduire, c'est-à-dire à ramener le prépuce en avant. Pour cela, on malaxe le gland, on prend la verge avec le pouce et l'indicateur de la main gauche (fig. 35) et on repousse avec le pouce et l'indicateur de la

main droite le gland en arrière, tandis qu'on amène le prépuce
en avant. Il faut avoir soin auparavant d'enduire le prépuce et
le gland de vaseline boriquée ou d'huile afin de faciliter la réduction. Si on ne réussit pas, on a recours aux applications
locales froides, aux bains, aux cataplasmes ; et si l'étranglement
est trop violent, on débride l'anneau avec le bistouri.

Posthite. Balanite. Balano-posthite. — La *posthite* est
l'inflammation du prépuce (de πόσθη, prépuce); la *balanite*,
celle du gland (de βάλανος, gland); et il y a *balano-posthite*,
lorsque, ce qui arrive le plus souvent, ces deux inflammations
sont réunies. Cette dernière est encore connue sous les noms de
blennorragie externe, chaudepisse bâtarde.

Tout ce qui détermine de l'irritation peut produire ces affections. Ainsi les pertes blanches, le flux menstruel à son déclin,
une excitation trop vive, des rapports sexuels trop répétés sont
à même de la faire naître. Le phimosis y prédispose beaucoup,
surtout si l'individu ne se tient pas très propre. Il en est de
même de la masturbation chez les sujets scrofuleux, herpétiques, anémiques.

La balano-posthite s'annonce par une sensation de chaleur
et de prurit à la suface du gland. Celui-ci ne tarde pas à gonfler
et le malade ressent une cuisson assez prononcée ; en même
temps s'établit un écoulement épais, purulent, fétide. Si on peut
découvrir le gland, on voit qu'il est parsemé de larges érosions
superficielles et rouges.

Il ne faut pas la confondre avec la blennorragie et les chancres. Dans la blennorragie le pus sort du canal de l'urèthre et
on le voit sourdre par le méat urinaire. Les chancres sont facilement reconnus si on peut découvrir le gland ; dans le cas contraire, les antécédents éclairent le diagnostic.

Traitement. — On prend 3 ou 4 fois par jour des bains locaux
émollients ; on fait des injections répétées avec de l'eau boriquée
tiède entre le prépuce et le gland, et on glisse un petit tampon
d'ouate hydrophile imbibé de glycérine ou de vin aromatique ;
dans certains cas on a recours aux cautérisations au nitrate
d'argent.

Contusions et plaies de la verge. — La contusion simple
rend le pénis noirâtre, violacé; ou bien il se produit un épan-

chement de sang lorsque le tissu érectile a été contusionné.

Les plaies par instruments piquants sont d'ordinaire peu graves. Celles par instruments tranchants peuvent donner lieu à de fortes hémorragies, à l'issue de l'urine par ces plaies au moment de la miction, et exposer à l'infiltration urineuse ou à la rétention de l'urine, surtout dans les plaies contuses.

Traitement. — Il suffit d'appliquer des compresses imbibées d'eau fraîche, d'eau blanche, d'alcool camphré dans les contusions simples et les plaies par instruments piquants. Dans les plaies par instruments tranchants, il faut tenter la réunion par la suture, laisser une sonde à demeure afin que l'urine n'empêche pas la cicatrisation, et prévenir les érections au moyen du camphre, du bromure de potassium.

Constriction de la verge. — Lorsque la verge est prise dans un flacon, ou serrée dans un anneau qu'on a introduit pendant qu'elle était dans l'état de flaccidité, elle gonfle au-dessus et au-dessous du lien, devient livide. L'urine ne peut s'écouler et la gangrène apparaît si on n'agit pas sans retard.

Traitement. — On fait d'abord diminuer le volume de la verge au moyen d'applications froides, glacées. Si elle est prise dans un flacon, on agit de même et on chauffe le fond de la bouteille afin de dilater l'air par la chaleur, qui contribue ainsi à pousser la verge au dehors. Si c'est un anneau, on glisse un petit carton au-dessous et on le coupe avec un fort sécateur.

Cancer. — Le cancer est assez rare. Il commence par le prépuce ou par le gland au niveau de sa couronne. On voit d'abord un noyau dur, souvent indolent. L'induration ne tarde pas à s'étendre, elle devient inégale, bosselée, et finalement elle s'ulcère. Les ulcérations détruisent peu à peu non seulement le prépuce, mais encore tout le fourreau, gagnant la racine de la verge. Les ganglions de l'aine s'engorgent et forment des bubons cancéreux.

Traitement. — Il faut faire le plus tôt possible l'amputation du pénis et enlever même une partie des tissus sains.

Végétations. — Nommées encore *crêtes de coq, choux-fleurs, framboises,* les végétations ne sont pas des productions syphilitiques. Elles apparaissent spontanément, à la suite d'une irritation quelconque, surtout chez les personnes sujettes aux verrues, aux poireaux. La blennorragie, le phimosis, la balano-posthite, les chancres y prédisposent.

On les rencontre surtout à la couronne du gland (fig. 36), qu'elles ne tardent pas à circonscrire complètement si on ne les soigne pas. Elles sont ordinairement petites, mais quelquefois, elles deviennent confluentes, et cette pullulation rapide leur fait acquérir un assez grand volume. La coloration est rosée, quelquefois rouge. Elles proviennent de l'hypertrophie des papilles.

TRAITEMENT. — Au début, lorsqu'elles ne se présentent encore que sous la forme de petits mamelons irréguliers, il suffit de les saupoudrer avec un mélange par parties égales de : oxyde

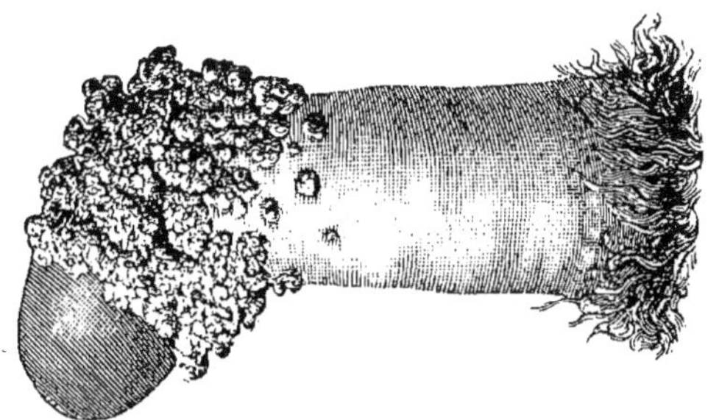

Fig. 36. — VÉGÉTATIONS A LA BASE DU GLAND.

de fer, alun calciné, sabine; on gratte un peu tous les matins avec l'ongle et on les enlève petit à petit. Si elles ont déjà un certain volume, on les lie avec un fil ordinaire lorsqu'elles sont pédiculées, ou bien on les excise avec des ciseaux courbes; dans ce dernier cas, on arrête le sang avec de l'amadou ou une goutte de perchlorure de fer.

Herpès génital. — L'herpès préputial est très commun. Il apparaît à la suite d'excès de fatigue, de coït, d'une nourriture trop excitante, de veilles prolongées. Il s'annonce par de la cuisson, de la douleur, une excitation locale. Bientôt on voit se former de petites plaques rougeâtres déterminant un vif prurit et ne tardant pas à se recouvrir de vésicules blanchâtres qui laissent, après avoir crevé, une petite croûte ou une légère érosion à bords généralement festonnés, ce qui les distingue des petits chancres peu ulcérés ; ceux-ci, en outre, ne sont pas prurigineux.

TRAITEMENT. — Le malade doit se laver tous les matins avec une solution légère de borax ; il met ensuite un peu de poudre de calomel, d'oxyde de zinc ou de bismuth. La pommade au calomel agit bien aussi.

Chancre mou ou simple. — Le chancre mou ou simple, nommé encore *chancrelle, chancroïde, chancre ancien, chancre non infectant, chancre pseudo-syphilitique*, est une *ulcération éminemment contagieuse*, siégeant presque toujours sur les organes sexuels, *ne donnant lieu qu'à des accidents locaux*, et pouvant être inoculée indéfiniment sur le malade ou sur d'autres sujets.

Ce chancre est dû à un bacille spécial découvert par Ducrey en 1889, et bien étudié depuis par Unna. L'adénite qui le complique si fréquemment est due, non à cet agent microbien, mais aux microbes pyogènes qui infectent secondairement l'ulcération.

C'est une maladie vénérienne par excellence, car on la constate à peu près toujours à la suite d'un coït impur. En effet, tout homme atteint d'un chancre mou le tient presque nécessairement d'une femme qui en avait un au moment de la copulation. Il n'en est pas de même pour la blennorragie et la syphilis, car il est reconnu et admis qu'un homme peut contracter un écoulement avec une femme qui n'en a pas (V. plus loin, page 103) ; quant à la syphilis, il peut la prendre de mille façons. (V. *Syphilis.*)

Nous venons de dire que l'homme tient *presque toujours* le chancre d'une femme atteinte de la même affection. Il peut se faire cependant qu'il n'en soit pas ainsi ; le cas est rare, mais il existe. Pour que la contagion se produise de cette manière, il faut que la même femme ait des rapports très rapprochés avec deux hommes différents. Si le premier a un ou plusieurs chancres mous, il laisse pendant la copulation, sur la muqueuse vaginale, un peu de pus virulent. Le second le ramasse avant que la muqueuse de la femme, doublée d'un fort épithélium, ait eu le temps d'être inoculée, et il contracte l'affection.

La contamination ne peut se produire qu'à la condition qu'il existe une éraflure, une excoriation, aussi légère soit-elle, de la muqueuse ou de la peau, permettant au microbe virulent de pénétrer dans l'organisme. Ricord croyait cependant que cela n'était pas nécessaire. « N'allez pas croire, toutefois, dit-il dans ses

Leçons sur le chancre, que la pénétration du virus chancreux ne se fasse que par des solutions de continuité, ou pour ainsi dire, par des portes d'entrée préparées à l'avance. Le pus chancreux peut lui-même se préparer ses voies et s'ouvrir la tranchée. Déposé à la surface des téguments, ce pus, âcre et irritant, détermine une excitation...; survient un érythème; puis une ulcération superficielle se manifeste, le derme est dénudé. Dès lors, la solution de continuité se trouve établie, la tranchée est ouverte et le virus exerce son action. »

Autrefois on n'admettait aucune différence entre le chancre simple et le chancre induré ou syphilitique. Toute personne ayant un chancre était considérée comme atteinte de syphilis. Depuis Ricord et Bassereau, presque tous les médecins admettent l'existence de deux virus, le *virus du chancre mou* et le *virus du chancre induré* ou syphilitique. Ce qui indique d'une manière péremptoire l'existence et la différence de ces deux virus, c'est que le pus du chancre simple est auto-inoculable et que celui du chancre infectant ne l'est pas, c'est-à-dire qu'on aura beau inoculer ce pus sur différentes parties du corps de l'individu malade, on n'obtiendra pas de nouveaux chancres.

Le siège de prédilection du chancre simple, chez l'homme, est la muqueuse du prépuce, au niveau du frein. Cela s'explique facilement : la muqueuse est à cet endroit d'une finesse extrême, et comme elle est soumise pendant le coït à des tiraillements plus ou moins violents, elle est fort exposée à se déchirer. On le rencontre encore à la *rainure glando-préputiale,* sur la muqueuse du prépuce, sur sa partie cutanée, sur le fourreau de la verge, enfin sur le méat et dans la partie antérieure du canal de l'urèthre. On le voit rarement au périnée, au pubis et à l'anus.

Symptômes. — Le chancre présente le même mode de développement, qu'il soit la conséquence d'une inoculation ou d'un contact impur. Dès le premier jour on voit apparaître une petite aréole enflammée; au second jour, une papule se forme qui devient une vésicule le 3e jour et une pustule le 4e. Le 5e jour, celle-ci se rompt, le pus s'écoule et l'on voit une ulcération qui augmente en surface et en profondeur. Au bout du 7e, elle a un centimètre de diamètre; sept jours après, elle en a 2. A partir de ce moment elle ne change plus et reste stationnaire pendant 15 à 20 jours. Enfin la cicatrisation se fait grâce aux bourgeons charnus qui se développent

L'ulcère a une forme arrondie ; ses bords sont taillés à pic, comme avec un emporte-pièce ; ils ne sont pas indurés et présentent à la loupe de petites dentelures caractéristiques ; au fond on voit une sorte de détritus organique ou une pulpe grisâtre. La suppuration est plus ou moins abondante. Il ne détermine pour ainsi dire pas de douleur, et ne s'accompagne ni d'accidents généraux primitifs ni consécutifs. Il est *rarement seul* (Planche I, fig. 37. — CHANCRES SIMPLES ENFLAMMÉS, 1. 1'. *du gland*. — 2. *du prépuce*).

Dans sa forme simple, c'est-à-dire lorsqu'il ne survient aucune des complications dont nous allons parler, le chancre mou n'est pas grave ; il guérit généralement au bout d'un mois sans laisser de traces.

TRAITEMENT. — Il faut recourir à la cautérisation quand le chancre est récent et petit. Balzer emploie la pâte ainsi composée :

Chlorure de zinc.	1 partie.
Oxyde de zinc	9 ou 10 parties.
Eau distillée.	quantité suffisante.

On peut appliquer cette pâte directement sur l'ulcère ou mieux encore en imbiber un tamponnet d'ouate hydrophile qu'on maintient plus facilement à la surface du chancre mou. Elle cause des douleurs assez vives, mais supportables. On enlève ce pansement au bout de 24 heures, et l'on voit une très mince eschare blanche qui se détache facilement. Une seule application de cette pâte suffit souvent pour éteindre la virulence de l'ulcère. Quelquefois il en faut deux ou trois.

Quand le chancre est trop avancé, ou quand il y en a plusieurs, il faut se contenter de bien laver l'ulcération, matin et soir, avec de l'eau boriquée ou phéniquée, de la recouvrir avec de l'iodoforme en poudre et d'appliquer par-dessus un tampon d'ouate hydrophile boriquée. Si on a des raisons, à cause de son odeur pénétrante, de ne pas recourir à l'iodoforme, on passe tous les matins une couche du mélange suivant :

Liqueur d'Hoffmann.	20 gr.
Sulfo-phénate de zinc	4 gr.
Chlorhydrate de cocaïne	0 gr. 80

Le soir on saupoudre avec du salol, de l'aristol ou du dermatol. Il faut éviter les corps gras avec le plus grand soin, même la glycérine.

Fig. 37.

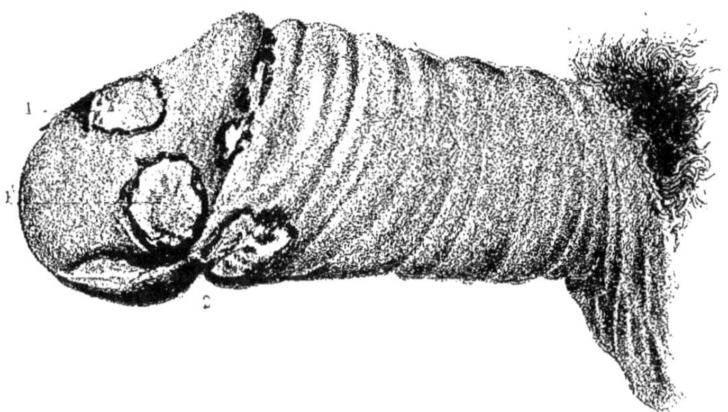

Fig. 38.

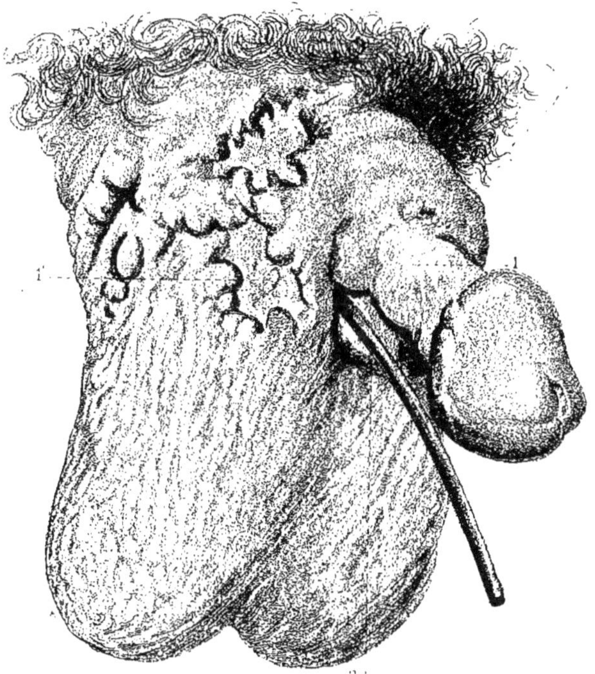

Fig. 37. — Chancres simples. — 1. 1'. du gland. — 2. du prépuce.

Fig. 38. — Chancre mou phagédénique de la verge. — 1. Les corps caverneux sont mis à nu par l'ulcération. 1'. Ulcérations isolées à la période d'état. — 2. Sonde indiquant le trajet d'une fistule urinaire.

Le malade doit garder le repos et prendre des toniques.

Comme *traitement préventif*, on peut se servir du *condom*. Si on a de la répulsion pour ce vêtement efficace, mais incommode, on fait, *post coïtum*, une lotion étendue avec de l'eau à laquelle on a mêlé assez de vinaigre de toilette pour ressentir une légère cuisson au contact du liquide. Le D^r Ed. Langlebert a proposé, comme préservatif contre la syphilis et les chancres en général, le liquide suivant :

> Alcool ordinaire . . . . 30 gr.
> Savon mou de potasse . . . . 20 gr.
> Essence de citron rectifiée . . . . 15 gouttes.

Quelques gouttes versées sur les parties qui viennent de subir un contact suspect et étendues ensuite au moyen de frictions faites avec les doigts, suffisent à son emploi. Une minute ou deux après, on effectue un lavage avec de l'eau simple.

Complications : Phagédénisme. — Balano-posthite. — Hémorragie. — Adénite ou bubons.

1° Phagédénisme. — C'est la complication la plus redoutable du chancre mou. L'ulcération, au lieu de guérir, se prolonge indéfiniment et elle devient rongeante dans toute l'acception du mot (φαγέδαινα, faim dévorante). (Planche I, fig. 38. — Chancre mou phagédénique de la verge. — 1. *Les corps caverneux sont mis à nu par l'ulcération.* — 1' *Ulcération à la période d'état.* — 2. *Sonde indiquant le trajet d'une fistule urinaire.*) Un chancre phagédénique du gland peut le dévorer en partie et même tout entier. Quelquefois il s'étend en profondeur (*phagédénisme térébrant*), creusant une véritable tarière jusqu'au canal et établissant ainsi une fistule urinaire (fig. 38-2). On a vu la partie antérieure de la verge disparaître.

Le pronostic est donc sérieux, puisqu'il laisse des difformités considérables contre lesquelles la chirurgie est complètement impuissante.

Le phagédénisme est surtout la conséquence de la malpropreté, des mauvais pansements, des corps gras employés, des mauvaises **conditions** hygiéniques, de l'anémie, de la scrofule et aussi d'une prédisposition individuelle.

Traitement. — Il doit être énergique : cautériser superficiellement avec le galvano ou le thermo-cautère, puis saupoudrer avec du chlorate de potasse porphyrisé. On peut encore recourir à la solution de tartrate ferrico-potassique (15 à 25 gr. pour 125 gr. d'eau distillée) ; au perchlorure de fer (10 à 20 gr. pour 100 gr. d'eau). Il faut avoir soin de recouvrir la plaie avec une épaisse couche d'ouate hydrophile. Enfin on suit un traitement général : iodure de fer, phosphates, arsénicaux.

2° BALANO-POSTHITE. — Nous en avons parlé page 90. Seulement comme elle est ici le résultat des chancres, cette complication peut amener la gangrène et celle-ci peut dévorer une partie de la verge. Tant que le pus s'écoule abondamment par l'orifice du prépuce, avec une odeur âcre, fade, il n'y a rien à craindre, et de grands lavages faits avec des préparations antiseptiques, des cautérisations avec le crayon au nitrate d'argent, assez long pour aller jusqu'au cul-de-sac, suffisent pour amener la guérison. Mais lorsque l'odeur devient fétide, semblable à celle exhalée par de la chair pourrie, si des accidents généraux graves paraissent : fièvre, insommie, perte de l'appétit, il y a commencement de gangrène, et il faut sans retard débrider largement avec le bistouri ou des ciseaux. On laisse saigner un peu pour décongestionner les parties malades, puis on met des serre-fines. Si l'hémorragie s'arrête d'elle-même, on applique des compresses imbibées d'eau phéniquée ou d'eau alcoolisée froide, on fait après des pansements antiseptiques (V. tome III, p. 641).

La balano-posthite n'est pas toujours aussi grave. Dans certains cas elle est légère. Alors les muqueuses du gland et du prépuce présentent au début des érosions superficielles (Planche II, fig. 39), qui se transforment au bout de quelques jours en de petites ulcérations (même planche, fig. 40).

3° HÉMORRAGIES. — Pendant la période ulcérative, surtout dans la forme phagédénique, il arrive que des artères ou des veines sont détruites, et alors se produisent des hémorragies qui ne sont pas toujours faciles à arrêter. Quand c'est une artère qui est ouverte, on la saisit avec une pince de Péan, si on le peut. Lorsqu'on ne la voit pas, on applique un pansement hémostatique à l'amadou, trempé au préalable dans du perchlorure de fer et exprimé. Après avoir mis plusieurs couches, on enveloppe le tout avec des bandes imbibées d'une solution phéniquée et on laisse le pansement pendant 2 à 4 jours.

4° ADÉNITE. BUBONS. — Le bubon (de βουϐών, aine) est une

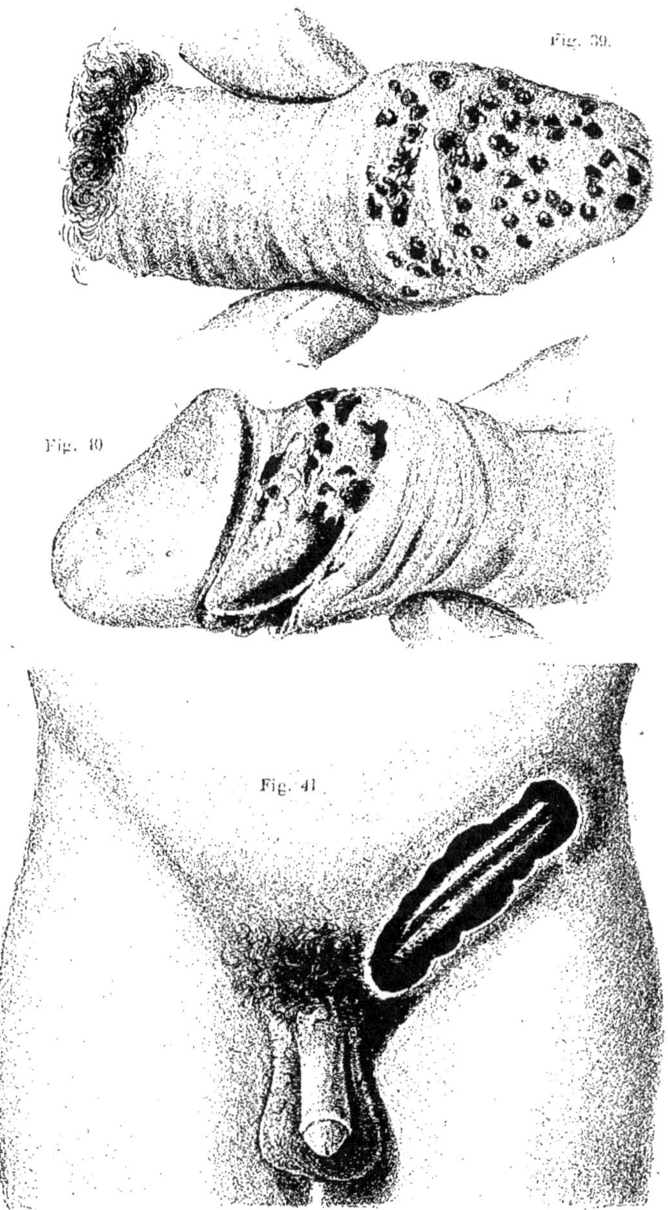

Fig. 39. — Balano-posthite légère. — La muqueuse du gland est rouge et érosée en quelques points. La muqueuse du prépuce présente aussi des lésions superficielles.

Fig. 40. — Balano-posthite datant de 6 jours. On voit de petits points rouges nombreux constitués par les follicules muqueux enflammés et ulcérés sur le prépuce.

Fig. 41. — Bubon chancreux phagédénique du pli de l'aine.

tumeur ganglionnaire de l'aine qui finit par suppurer quand elle complique le chancre mou. Elle ne suppure presque jamais lorsqu'elle est de nature syphilitique. On rencontre encore des bubons dans la peste, le charbon, la morve, le farcin (V. ces maladies dans le 3ᵉ volume).

Un bubon paraît quelquefois à la suite d'une simple ulcération herpétique, d'une déchirure, mais surtout d'un chancre mou, du 10ᵉ au 15ᵉ jour après l'éclosion de celui-ci. Il s'annonce par une sensation de pesanteur dans l'aine, et une douleur assez vive pour gêner les mouvements de l'articulation de la hanche, ce qui fait que le malade a une démarche particulière, ressemblant à celle des jeunes poulains, d'où l'appellation vulgaire de *poulain* donnée au bubon. A ce moment, la peau a sa couleur normale, mais on sent sous la main un ganglion de la grosseur d'une petite noix, très sensible à la pression. Bientôt la peau rougit, passe au rouge sombre ; la suppuration se fait et le pus sort grâce à l'ulcération qui s'est produite au point culminant. Pendant ce temps on observe un peu de fièvre ; la langue est blanche et l'appétit a disparu, surtout si la douleur est assez violente, ce qui arrive presque toujours.

Le bubon qui se déclare à la suite d'un chancre mou dure plusieurs semaines et donne naissance à du pus inoculable. En suppurant il peut prendre un caractère *phagédénique*. (Planche II, fig. 41.)

Le malade peut, dans certains cas, prévenir la formation du bubon, il n'a pour cela qu'à garder un repos absolu.

TRAITEMENT. — Les onctions avec l'onguent gris, l'emplâtre de Vigo maintenu sur le ganglion peuvent, au début, favoriser la résolution, mais c'est rare. On peut encore essayer d'injecter au centre de la tumeur, avec une seringue de Pravaz, une solution composée de : liqueur de van Swieten, 5 gr. ; acide phénique, 1 gr. Malgré tout, presque toujours, la suppuration se produit. Dans ce cas il faut faire une petite incision, puis on injecte matin et soir de l'alcool camphré et iodoformé. Aussitôt après on place une mèche de gaze iodoformée afin d'empêcher la plaie de se fermer trop vite et de devenir phagédénique. Pas de cataplasmes, pas de mercure. Contre le bubon phagédénique on emploie surtout les pommades à l'iodoforme ou à l'aristol.

Chancre infectant ou **syphilitique**. — Voir plus loin : *syphilis*.

Blennorragie ou uréthrite. — La blennorragie (de βλέννα, mucus, et ῥήγνύειν, rejeter), connue encore sous les noms de *chaudepisse, uréthrite virulente, arsure* (ardeur d'uriner), *écoulement, échauffement, coulante, gonorrhée*, etc., est une maladie vénérienne caractérisée par une inflammation du canal de l'urèthre qui devient le siège d'un écoulement purulent et contagieux.

Cette affection, très commune, peut se transmettre à l'œil, aux fosses nasales, à la bouche, etc. C'est surtout pendant la jeunesse qu'on la contracte. Les individus au long prépuce, les scrofuleux, les lymphatiques, les dartreux y sont prédisposés d'une manière spéciale. Enfin il est des personnes qui, par suite d'une prédisposition particulière, ne peuvent avoir un rapport sexuel avec une femme sans prendre la blennorragie.

Toute femme qui en est atteinte la communique à l'homme qui la voit et réciproquement. Mais il peut arriver qu'une femme la donne sans l'avoir. Seulement il est nécessaire, dans ce cas, que d'autres circonstances se trouvent réunies : il faut que l'homme se livre à des excès vénériens, qu'il abuse du vin blanc, du champagne, de la bière, qu'il reste trop longtemps en érection, qu'il prenne des injections irritantes à la suite d'un coït suspect, enfin qu'il ait des rapports avec une femme un ou deux jours avant ses règles ou aussitôt après, surtout si elle a beaucoup de flueurs blanches.

Ricord, convaincu de ce fait, que fréquemment la femme donne la blennorragie sans l'avoir, a indiqué la *plaisante recette suivante pour attraper la chaudepisse :*

« Voulez-vous attraper la chaudepisse ? En voici les moyens. Prenez une femme lymphatique, pâle, blonde plutôt que brune, aussi fortement leucorrhéique que vous pourrez la rencontrer ; dînez de compagnie, débutez par des huîtres et continuez par des asperges, buvez sec et beaucoup, vins blancs, champagne, café, liqueurs, tout cela est bon, dansez à la suite de votre repas et faites danser votre compagne ; échauffez-vous bien et ingérez force boisson dans la soirée ; la nuit venue conduisez-vous vaillamment, deux ou trois rapports ne sont pas de trop et mieux vaut davantage ; n'oubliez pas le lendemain de prendre un bain chaud

et prolongé, ne négligez pas non plus de faire une injection pré-
servatrice ; ce programme rempli consciencieusement, si vous
n'avez pas la chaudepisse, c'est qu'un dieu vous préserve. »

SYMPTÔMES. — Quatre à huit jours après un rapprochement
sexuel impur, le malade éprouve une sensation de prurit dans
le canal et quelques picotements au méat. Au moment de la miction, le chatouillement s'accuse plus fort et donne lieu à une
légère cuisson. En même temps la sécrétion normale du canal
devient plus épaisse, plus abondante, plus filante, bientôt même
elle prend une teinte jaune. Les envies d'uriner sont fréquentes, et
lorsque l'écoulement est franchement purulent, la miction commence à être douloureuse. Alors l'inflammation gagne de proche
en proche, atteint tout le canal ; la douleur est incessante, horrible, avec des exacerbations pendant la miction et quand la
verge est en état d'érection ce qui est fréquent ; assez souvent la
douleur ne se montre que dans ces deux derniers cas, pendant la
miction surtout. Aussi le malade n'entrevoit qu'avec la plus
grande inquiétude le moment où il faudra qu'il urine, et il prend
toutes les positions possibles pour accomplir cette fonction, es-
pérant pouvoir diminuer ainsi ses souffrances. Mais, malgré
tout, dès que l'urine arrive dans le canal, elle détermine des
douleurs si atroces que le vulgaire les a bien traduites quand il
s'est servi de cette expression : *pisser des lames de rasoir.* Cette
douleur est due à la chute de l'épithélium de la muqueuse de
l'urèthre, qui, n'étant plus protégée, est fortement irritée par
l'urine. Le jet de celle-ci est plus mince, il sort en vrille, en tire-
bouchon. Le méat est rouge, tuméfié ; le gland, turgescent ; le
pus qui s'écoule est vert et tache le linge.

Le canal perdant sa souplesse ne peut pas toujours suivre la
verge dans l'extension des corps caverneux au moment de l'érec-
ion ; il se forme alors une incurvation à concavité inférieure
dans laquelle le canal joue le rôle d'une corde tendant l'arc formé
par les corps caverneux ; de là le nom de *chaudepisse cordée*
donné à cette espèce de blennorragie. Enfin il survient quelquefois à cette période de la maladie une cystite du col de la vessie
avec incontinence ou rétention d'urine.

Cependant tous les symptômes qui précèdent finissent par
s'amender. L'écoulement redevient plus liquide, moins foncé, et
bientôt il diminue tellement qu'il ne se montre que le matin ou

par intervalles dans la journée. La douleur est moins violente pendant la miction et les érections ne sont presque plus douloureuses.

Variétés. — Les symptômes que nous venons de décrire s'observent généralement, surtout quand c'est une première blennorragie. Cependant il est des cas où la douleur est tout à fait nulle, et d'autres où elle est très tolérable. En outre, le pus est plus ou moins verdâtre, plus ou moins abondant. En somme l'intensité des symptômes diffère suivant que la blennorragie est légère, moyenne ou intense.

La période d'*incubation* dure, nous l'avons dit, de 4 à 8 jours : la *période d'augment,* 7 à 12 ; la *période d'état,* de 2 semaines à un mois ; celle de *déclin* peut être fort longue. La durée de la maladie est donc variable : de 21 jours à plusieurs mois. « On sait quand la chaudepisse commence, a dit Ricord, Dieu sait quand elle finit. »

Elle se termine par la guérison complète, rapide ou lente, ou par la *blennorrhée,* dénommée encore *goutte militaire,* parce que les soldats en sont particulièrement atteints. Celle-ci se caractérise par la présence d'une goutte de pus, ou de muco-pus, à l'extrémité de l'urèthre et que l'on constate surtout le matin quand on se lève. Souvent même le pus se dessèche à l'ouverture du méat et forme un obstacle à la sortie de l'urine pendant une ou deux secondes.

DIAGNOSTIC. — Il est généralement facile. Dès que l'on voit, après avoir découvert le gland, un écoulement purulent sortir du canal de l'urèthre, il n'y a pas à se tromper, surtout si la miction et les érections sont douloureuses.

Mais la blennorragie est-elle de nature vénérienne, ou bien a-t-on affaire à une uréthrite aiguë simple ? La présence du gonocoque découvert par Reisser (1879-1882) ne peut laisser aucun doute. Ce microbe a des caractères spéciaux qui permettent de le reconnaître facilement quand on emploie un grossissement de 700 diamètres.

Il peut arriver que l'écoulement provienne d'un chancre simple ; dans ce cas les douleurs sont beaucoup plus vives en ce point, et, du reste, le chancre du canal de l'urèthre, qui est fort rare, n'est jamais assez profond pour qu'on ne puisse pas le voir. Dans le chancre infectant, l'écoulement est séreux, peu abondant et il y a peu ou pas de douleur pendant la miction. Enfin dans le chancre simple et dans le chancre infectant, les ganglions inguinaux sont presque toujours enflammés (V. *Bubon*). — Quand le malade est atteint de phimosis, on reconnaît la blennorragie grâce aux symptômes généraux de cette affection. Dans la balano-posthite simple, ou symptomatique du chancre mou ou de plaques muqueuses, l'écoulement exhale une odeur repoussante, ce qui n'a pas lieu dans la blennorragie, ou avec le chancre infectant. Dans la balano-posthite *seule* le canal de l'urèthre n'est pas douloureux, et, dans le chancre syphilitique, il y a à tenir compte de l'incubation des accidents, la blennorragie apparaissant toujours beaucoup plus tôt que le chancre.

PRONOSTIC. COMPLICATIONS. — La blennorragie n'est pas grave ; elle guérit complètement, sans laisser de traces. La gravité dépend des complications qui peuvent survenir pendant son évolution, ou qui apparaissent après la guérison. Celles-ci, plus ou moins graves, sont : la *blennorragie chronique* ou *blennorrhée*, la *cystite* (V. tome III, p. 588), l'*orchite*, la *prostatite*, l'*inflammation des glandes de Cowper*, la *balanite*, la *balano-posthite* (V. pages 75, 84 et 90), l'*hémorragie de l'urèthre*, les *phlegmons péri-uréthraux*, le *rhumatisme blennorragique*, la *conjonctivite purulente*.

L'*hémorragie de l'urèthre* provient de la déchirure de la muqueuse pendant le coït pratiqué malgré l'écoulement, ou à la suite d'une forte érection, ou encore par le redressement brusque fait par certains malades imprudents dans le cas de *chaudepisse cordée*. Elle est généralement peu abondante, et quelques injections froides dans le canal suffisent pour l'arrêter. Dans les cas plus graves, on ajoute quelques gouttes d'une solution de perchlorure de fer.

Les *phlegmons péri-uréthraux* se développent presque toujours aux deux extrémités du corps spongieux, au niveau du bulbe ou de la fosse naviculaire. Ils présentent tous les symptômes des abcès : tuméfaction, rougeur, douleur vive. Dès que le pus est formé, il faut ouvrir.

Le *rhumatisme blennorragique* frappe surtout l'articulation du genou. Tantôt, il n'y a qu'un peu d'hydarthrose, tantôt une véritable arthrite, et tantôt des douleurs articulaires. On le traite par la compression, l'immobilité absolue de la jointure, des vésicatoires. Le *massage,* les *douches sulfureuses* combattent la raideur persistante ; les courants continus remédient à l'atrophie. — A l'intérieur, il est inutile de donner du salicylate de soude, ou de l'antipyrine ; l'iodure de potassium seul, à la dose quotidienne de 0,50 centigr. à 1 gr., peut être utilisé avec avantage, au déclin de la phase aiguë.

La *conjonctivite blennorragique* est une complication redoutable, heureusement facile à éviter, puisqu'il faut, pour qu'elle se déclare, que du muco-pus blennorragique soit déposé sur la muqueuse conjonctivale. Tout malade atteint d'un écoulement doit donc être averti du danger auquel il s'expose s'il ne prend les plus grandes précautions.

Une jeune fille était atteinte, dit Langlebert, d'une uréthro-vaginite, et, malheureusement, souffrait en même temps d'une très légère conjonctivite. Elle alla chez une commère du voisinage quémander une recette pour guérir son œil, et celle-ci lui conseilla, comme un remède souverain, de se laver les paupières avec son urine. Ce qui fut dit fut fait, et, le lendemain, une ophtalmie blennorragique des plus violentes se déclarait. L'œil fut perdu.

Un riche Brésilien, atteint de blennorragie, se lotionna dans sa cuvette l'organe malade, puis sortit, oubliant de jeter l'eau qui lui avait servi. Eprouvant, à son retour, le besoin de se laver le visage, il employa, par mégarde, cette même eau ; quelques heures après, une double ophtalmie purulente se déclarait. Cet homme est aujourd'hui aveugle.

On combat cette conjonctivite purulente par des irrigations fréquentes faites avec des solutions faibles d'acides borique, salicylique, phénique ; par des compresses d'eau glacée renouvelées souvent. Si cela ne suffit pas, on a recours à la cautérisation avec le crayon au nitrate d'argent et aux scarifications pratiquées sur le kémosis (V. ce mot, 3ᵉ vol.) ; après chaque cautérisation, on passe un pinceau trempé dans de l'eau salée. Diète absolue pendant 48 heures ; laxatifs ; chambre fraîche, aérée, et demi-obscurité.

TRAITEMENT PROPHYLACTIQUE. — On peut éviter de prendre la blennorragie en faisant le contraire de ce que dit Ricord, en employant un *condom* ou *préservatif,* ou de la vaseline boriquée quand on craindra un rapport suspect ; en faisant faire des lotions et prendre une injection à la femme immédiatement avant l'introduction de l'organe, en ne s'attardant pas dans l'acte et en urinant aussitôt après.

TRAITEMENT HYGIÉNIQUE. — Il est très important. Dès que l'écoulement paraît, le malade met un suspensoir à sous-cuisses et ne le quitte que la nuit. Il se prive d'une manière absolue de rapports sexuels. Il s'abstient de mets épicés, acidulés, d'huîtres, de poissons de mer, de truffes, d'asperges, de liqueurs alcooliques, de bière; il peut boire sans aucun inconvénient du vin rouge étendu d'eau et, mieux, de tisane froide de chiendent, d'orge ou de queues de cerises ; le café ne lui est pas non plus interdit. Il évite les fatigues, la marche, l'équitation, la bicyclette, la danse, la constipation. Il se lave fréquemment les mains dans de l'eau boriquée ou au sublimé, et prend garde de ne pas les porter aux yeux lorsqu'elles peuvent être souillées. Un grand bain tiède tous les deux jours est nécessaire. Enfin, il absorbe quotidiennement 2 gr. de bromure de potassium et il met de la poudre de camphre dans son lit pour combattre les érections.

TRAITEMENT ABORTIF. — Il ne peut être efficace qu'à la condition d'y recourir pendant les deux premiers jours de la maladie. Et même, dans les cas simples, lorsqu'il n'y a aucune raison de famille ou autre faisant désirer une guérison immédiate, il vaut mieux donner la préférence au traitement ordinaire.

Quand on veut l'employer, on prend une injection avec une solution de 1 gr. de nitrate d'argent pour 30 gr. d'eau distillée. Diday et Ricord ne mettaient que 30 à 50 centigr. pour 30 gr. d'eau. Douze heures après la première injection, on en donne une seconde, puis une troisième, et même une quatrième. Ces injections déterminent une douleur très vive occupant la verge, le périnée, irradiant vers les aines, les cordons, dans les lombes, et un écoulement séro-sanguinolent, puis séro-purulent, durant 24 à 36 heures. Au bout de ce temps, il diminue et se supprime en laissant une sécrétion légère d'un mucus filant, sécrétion qui disparaît au bout de quelques jours. Dans ce cas, le traitement a été employé avec succès. Mais il arrive assez souvent que, lorsque l'inflammation provoquée par l'injection s'est apaisée, l'écoulement persiste et la blennorragie suit son cours normal. Il faut alors s'estimer heureux s'il n'a pas amené des accidents graves, comme une orchite, une rétention d'urine, etc.

Le malade ne doit pas, bien entendu, prendre ces injections lui-même, mais se les faire donner par son médecin.

TRAITEMENT PROPREMENT DIT. — A l'intérieur : boissons émollientes, sirop d'orgeat, tisane de chiendent, queues de cerises, orge perlé, graine de lin, pariétaire, avec 5 gr. de bi-carbonate de soude par litre de tisane, ou 4 gr. de salol, de salicylate de soude. Contre les érections nocturnes : 2 à 4 gr. de bromure de potassium ; 2 à 3 gr. de bromure de camphre ; 1 à 3 gr. d'antipyrine ; 2 à 4 gr. de lupulin ; suppositoires opiacés, compresses froides, lavements laudanisés. — Lorsque les symptômes aigus se sont apaisés, que la douleur a disparu et que l'écoulement est devenu moins abondant, plus blanchâtre, c'est-à-dire environ 3 semaines après, on commence à prendre les balsamiques : 8 à 12 capsules de copahu et cubèbe, ou tout autant de santal, au commencement des repas. L'opiat composé du codex est excellent : copahu, 100 gr., cubèbe, 150 gr., cachou, 3 gr. On en prend de 10 à 30 gr. par jour, en 3 bols du volume d'une noisette ou d'une noix, dans du pain à chanter. On donne encore le *baume gurjum*, le *matico*, la *térébenthine*, le *buchu*, le *kava-kava*.

TRAITEMENT LOCAL. — Il comprend les injections et les lavages au siphon. Les instillations, la dilatation ne sont employées que dans la blennorrhée.

Injections. — Les injections, à moins qu'on ne recoure au traitement abortif, ne doivent être employées qu'au déclin de la blennorragie. Nous recommandons le *permanganate de potasse* à la dose de 2 à 10 centigr. pour 100 [1] ; le *bichlorure de mercure*, 1 à 2 centigr. pour 100 ; le *nitrate d'argent*, 2 à 15 centigr. pour 100 ; le *sulfate de zinc*, 10 à 50 centigr. pour 100. On prescrit encore l'alumnol, 1 à 2 gr.; la résorcine, même dose ; l'antipyrine 50 centigr.; l'iodoforme et l'airol, 2 à 5 gr. Voici la formule de l'*injection de Ricord* :

Sulfate de zinc..	1 gr.
Acétate de plomb...............	2
Laudanum de Sydenham.........	4
Teinture de cachou.............	4
Eau distillée....................	200

Prendre trois injections tous les jours.

---

1. Le permanganate tache en jaune-brun les mains et le linge; on fait disparaître les taches en lavant avec une solution concentrée de bisulfate de soude.

Lavages au siphon. — On peut les essayer pendant les premiers jours, comme traitement abortif, et, dans ce cas, on n'a besoin que de laver l'urèthre antérieur. Ils sont encore utiles après la première semaine, si la maladie n'est pas trop aiguë, mais ils réussissent surtout à la dernière période.

D'après Audry, le *permanganate de potasse,* employé suivant la *méthode de Janet,* est le spécifique de la blennorragie aiguë. Cette méthode consiste à faire passer à travers l'urèthre, et jusque dans la vessie, une très grande quantité d'une solution de permanganate de potasse d'un titre variable (1/4000, 1/2000, 1/500).

Voici comment on doit s'y prendre, suivant Audry. On se sert d'un récipient en verre gradué, d'une contenance de 2 litres, muni d'un tube en caoutchouc de 2 mètres environ, qui présente un robinet sur son parcours. A l'extrémité libre du tube, on adapte une canule en verre d'un calibre assez petit pour pénétrer de 1 centimètre dans l'urèthre. On doit pouvoir élever le réservoir à volonté, car c'est la pression seule qui fait pénétrer le liquide dans la vessie. La hauteur varie entre 60 centimètres et 1^m50, suivant qu'on veut laver l'urèthre antérieur ou aussi l'urèthre postérieur. Une pression de 0^m80 est d'ordinaire plus que suffisante.

On fait d'abord uriner le malade ; puis, autant que possible, on le fait coucher. Alors, avec la solution tiède, on lave l'urèthre antérieur à méat ouvert. Enfin, on ferme le méat sur la canule, et on distend l'urèthre antérieur, par saccades, en interrompant de temps en temps le courant, et on attend, en surveillant, la descente du liquide dans le récipient. Après un temps qui varie, suivant les sujets, de quelques secondes à 4 ou 5 minutes, la colonne passe et le liquide pénètre jusque dans la vessie. — C'est un excellent artifice, que de conseiller au malade de faire des efforts d'urination, pour favoriser le relâchement musculaire. — On laisse entrer le liquide dans la vessie jusqu'à ce que le patient accuse le besoin d'uriner ; on arrête le lavage ; on lui dit de rejeter le liquide, en lui apprenant à fermer de temps en temps le méat, de telle sorte que le liquide, brusquement arrêté dans son expulsion, dilate l'urèthre. Habituellement, la quantité de liquide injecté ne dépasse pas 200 gr. On refait un second lavage semblable ; on lave le méat et on le couvre d'une lame de coton. Le plus souvent, on peut débuter par la solution à 1/3000, et l'on augmente ou l'on diminue le titre, selon le degré de sensibilité et l'intensité de la réaction. M. Audry n'emploie plus de solution supérieure à 1/800.

En règle générale, il ne faut pas que les lavages soient séparés par un intervalle de plus de 24 heures. Ordinairement, six ou sept lavages suffisent. En tout cas, on les continue jusqu'à ce que les gonocoques aient disparu.

Le bock, ou douche, dont nous avons donné la figure page 60, peut servir pour ces lavages; on n'a besoin que de se procurer une canule spéciale.

Si le malade ne tolère pas le permanganate, on a recours à l'acide borique ou à l'ichthyol. Le sublimé ne doit être employé qu'à la dose de 1/30000, 1/15000, 1/8000, en solution sans alcool.

On peut se servir encore d'une solution d'acide picrique de 2 à 5 pour 1000 que l'on a soin de filtrer afin d'empêcher la pénétration dans le canal de cristaux d'acide picrique. Il faut donner trois injections par jour et on fait passer chaque fois dans l'urèthre un demi-litre de liquide sous une pression variant d'un mètre à un mètre et demi.

« Les lavages vésicaux, dit Balzer, représentent un progrès réel dans le traitement de la blennorragie. Ils peuvent être employés, pour ainsi dire, dans tous les cas. »

Blennorragie chronique. — Les balsamiques et les injections sont absolument inutiles. On a recours aux grands lavages au permanganate (1/4000 à 1/800) et au sublimé (1/20000 à 1/15000) alternés.

Lorsque l'inflammation est localisée, il faut employer les *instillations*. Pour cela, on introduit une sonde jusqu'au siège du mal, et, tout en la retirant, on injecte goutte à goutte, au moyen d'une seringue de Pravaz, le liquide modificateur. Il faut prévenir le malade que cette opération produit une recrudescence momentanée de la maladie. On instille généralement 10 à 20 gouttes d'une solution de nitrate d'argent à 1/100-1/20. On peut utiliser aussi les solutions d'acétate de plomb. — Lorsqu'il existe une infiltration profonde, on *instille* de la vaseline salicylée à 2/100, ou de lanoline contenant 0,25 de nitrate d'argent pour 50, ou 5 à 10 pour 100 de sulfate de cuivre, ou de l'alun, ou de l'iodoforme.

On peut introduire aussi, à l'aide de sondes porte-caustiques, des *crayons médicamenteux* renfermant 3 à 5 centigr. de nitrate

d'argent, 20 centigr. de sulfate de cuivre, pour 2 à 5 gr. de
beurre de cacao; — ou encore des *bougies* au sublimé, à l'ichthyol,
à la résorcine, etc.

La *dilatation* favorise la résorption de l'infiltration et combat
les rétrécissements. On se sert des sondes Béniqué, de Casper,
des dilatateurs d'Oberlander.

CHAUDEPISSE CORDÉE. — « C'était autrefois, dit Langlebert, un
usage assez répandu de *briser la corde* et de mettre ainsi un
terme aux douleurs. Pour obtenir ce résultat, le malade, généralement un militaire, posait sur une table la verge en état d'érection et, par conséquent, courbée, puis se donnait ou se faisait
donner sur l'organe un vigoureux coup de poing. Aussitôt une
hémorragie se déclarait, et cette perte de sang, agissant comme
antiphlogistique, amenait la cessation des douleurs. » Il y a de
grands dangers à agir ainsi, la rupture de l'urèthre pouvant produire une infiltration urineuse et entraînant toujours plus tard
un rétrécissement cicatriciel difficile à guérir. On se contentera
donc, dans la chaudepisse cordée, de maintenir des compresses
imbibées d'eau blanche froide ; on administrera des lavements
laudanisés, des grands bains ; on fera des frictions avec de la
pommade belladonée, et on prendra à l'intérieur les médicaments
que nous avons indiqués (p. 108) pour combattre les érections.

Rétrécissements de l'urèthre. — Comme son nom l'indique, le rétrécissement est une diminution du calibre du canal
de l'urèthre.

Le calibre peut être rétréci par suite de la turgescence de la
muqueuse uréthrale enflammée, c'est le *rétrécissement inflammatoire ;* ou par suite de la contraction spasmodique convulsive du
sphincter de l'urèthre, *rétrécissement spasmodique ;* ou enfin, par
suite d'une lésion organique empêchant le canal de se dilater
librement pendant la miction, *rétrécissement organique.* Cette
dernière variété, qui a pour caractère d'être permanente et
d'augmenter progressivement, est la seule dont nous ayons à
nous occuper, parce qu'elle seule constitue un véritable rétrécissement.

ÉTIOLOGIE. — La cause la plus fréquente est la blennorragie,
surtout la blennorrhée ou goutte militaire. Viennent ensuite les
traumatismes accidentels, comme les chocs ou chute sur le pé-

rinée, les blessures chirurgicales, une cautérisation trop profonde de la muqueuse. — Le rétrécissement ne se montre que quelques mois et souvent plusieurs années après la guérison de la blennorragie. On n'en rencontre généralement qu'un seul, occupant presque toujours la partie terminale de la portion spongieuse du canal; mais il peut y en avoir deux, rarement trois.

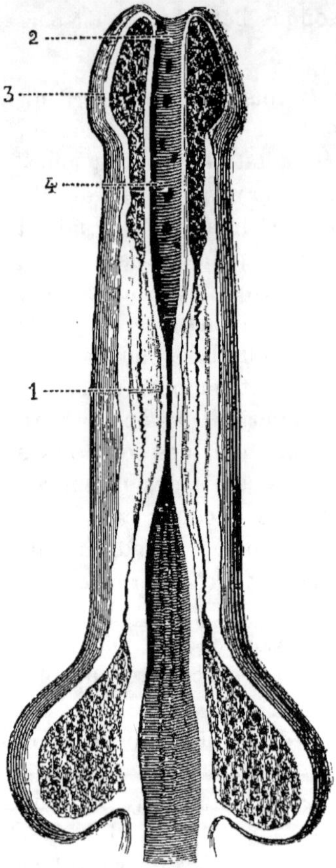

Il est *induré* quand il résiste à la dilatation lente; *irritable*, lorsqu'il survient des complications à la suite de tentatives de dilatation; *élastique,* quand, se laissant facilement dilater, il se reforme très vite; *mou,* lorsqu'on peut bien faire la dilatation lente. La forme varie beaucoup; tantôt il est rectiligne, tantôt sinueux, tantôt circulaire.

SYMPTÔMES. — Le premier symptôme est une *modification dans le jet de l'urine;* ce liquide sort, en effet, sous forme de vrille, de tire-bouchon, ou bien bifurqué, ou encore en arrosoir, et cela pendant tout le temps de la miction. On constate ensuite une *dilatation du canal de l'urèthre* en arrière du point rétréci; cette dilatation constitue une espèce de réservoir, aussi le malade doit contracter fortement les muscles du périnée et bien secouer sa verge, pour ne pas *mouiller* ses vêtements, quand il a fini d'uriner. A mesure que le rétrécissement augmente, le col de la vessie peut perdre sa force et amener l'*incontinence d'urine.* Quelquefois la miction se fait difficilement goutte à goutte (*ischurie*), ou bien la difficulté d'uriner (*dysurie*) est si grande que l'urine ne peut plus sortir (*strangurie*).

Fig. 42. — RÉTRÉCISSEMENT DE LA PORTION PÉNIENNE DE L'URÈTHRE. — 1. Tissu fibreux formant le rétrécissement. — 2. Méat urinaire. — 3. Gland. — 4. Urèthre.

Pour avoir la certitude de l'existence d'un rétrécissement, il *faut faire l'exploration directe*. On prend une bougie de gomme élastique terminée par une petite olive. Celle-ci permet de connaître la dimension, la forme, la longueur, le siège du rétrécissement et même le nombre.

Le rétrécissement progresse toujours si on ne le soigne pas, et le malade n'est pas seulement exposé à la rétention d'urine, mais encore à l'infiltration urineuse, aux tumeurs urinaires, aux phlegmons, aux abcès, à la cystite, etc.; le pronostic est donc sérieux.

Il ne faut pas le confondre avec l'hypertrophie de la prostate, les contractions spasmodiques, les calculs de la vessie, la rétention d'urine.

TRAITEMENT. — Il consiste dans la *dilatation graduelle* au moyen de sondes, de bougies ou d'instruments dits *dilatateurs*. On introduit successivement plusieurs bougies, dont le calibre augmente graduellement. La dilatation est *temporaire*, lorsqu'après avoir introduit de suite plusieurs bougies, on s'arrête dès qu'on arrive à une qui ne peut plus pénétrer. Le lendemain, on recommence la séance, et tous les jours on parvient à introduire des bougies d'un calibre supérieur. La dilatation est *permanente* quand on laisse la bougie en place pendant cinq ou six jours, au bout desquels on la remplace par une autre plus grosse, et ainsi de suite.

La cautérisation au moyen d'instruments dits *porte-caustiques* est, dans certains cas, un excellent auxiliaire de la dilatation.

Lorsque le rétrécissement ne peut être guéri par les moyens précédents, il faut recourir à l'*uréthrotomie* qui est dite *interne*, si on divise l'urèthre de dedans en dehors, ou *externe*, si c'est de dehors en dedans. Cette opération expose à des accidents souvent graves ; on ne doit donc la pratiquer que lorsque la dilatation n'a pas réussi. Et encore il vaut mieux alors employer l'*électrolyse linéaire*, inventée par le Dr J.-A. Fort, qui agit aussi rapidement et qui n'expose pas aux mêmes dangers.

Névralgie uréthrale. — Elle est caractérisée par de la chaleur le long du canal, une douleur se propageant au sacrum, au pubis, à la région lombaire, et se renouvelant par crises plus ou moins périodiques.

On la *traite* par des injections avec quelques gouttes de laudanum, des quarts de lavement laudanisés, des grands bains, des bougies enduites de pommade belladonée, ou chloroformée.

Corps étrangers de l'urèthre. — Les corps étrangers de l'urèthre peuvent y avoir pénétré d'arrière en avant, de la vessie vers le méat; ce sont presque toujours des fragments de calcul. Mais, le plus souvent, ils ont été engagés en avant par des sujets qui ont cherché à satisfaire des habitudes honteuses. Ce sont des aiguilles, des épingles, des plumes, des crayons, des porte-plume, des morceaux de bois, des tuyaux de pipe, des morceaux de linge, des étuis, des cailloux, des graines, etc. Quelquefois, les corps étrangers ont une origine thérapeutique, surtout chez l'homme, et ce sont alors des débris de sondes, de bougies, des fragments de brise-pierre. Chez la femme, l'introduction a lieu surtout dans un but lubrique. Les efforts que l'on fait pour les retirer, quand ils ont échappé des doigts, les font cheminer plus vite dans les parties profondes et tomber dans la vessie.

Un corps étranger dans l'urèthre détermine des douleurs très vives, principalement dans l'érection, et, lorsque le corps est pointu, il provoque une dysurie d'autant plus pénible que le besoin d'uriner est très fréquent. L'urine est sanguinolente et un suintement sanguin peu abondant a lieu par le méat. Le pénis augmente souvent de volume. Il survient quelquefois des douleurs vésicales, lombaires, très vives, et, dans certains cas très rares, de la rétention d'urine.

TRAITEMENT. — Il faut retirer le corps étranger aussi vite que possible. S'il n'est pas trop loin, on l'extrait à l'aide d'une pince ordinaire ou avec celle de Hunter. S'il est profond, on essaie la curette articulée de Leroy (d'Étiolles). Quand on ne réussit pas, on doit faire *l'incision de l'urèthre*. Dans tous les cas, il faut s'adresser à un médecin.

§ 6. — Fistules urinaires chez l'homme.

Fistules urinaires. — Épispadias. — Hypospadias.

Fistules urinaires. — Tout trajet anormal livrant passage à l'urine est une *fistule urinaire*.

On divise les fistules en *congénitales* et en *accidentelles*. Cinq variétés, peu fréquentes, sont communes aux deux sexes : 1° les *fistules ombilicales,* dues à la perméabilité de l'ouraque ; — 2° les *fistules hypogastriques,* consécutives à la ponction de la vessie, à une plaie, à un abcès qui s'est ouvert dans la vessie et à la région hypogastrique ; — 3° les *fistules inguinales,* provenant d'une hernie de la vessie qu'on a ponctionnée, parce qu'on croyait à l'existence d'un kyste ; — 4° les *fistules lombaires,* consécutives à une lésion des reins ou des uretères ; — 5° les *fistules intestinales,* qui s'ouvrent dans l'intestin grêle.

Dans ces fistules, l'urine s'écoule plus ou moins rapidement, sans cesse ou d'une manière intermittente.

Pour les guérir, on rétablit les voies naturelles d'excrétion, et, si elles sont obstruées, on met une sonde à demeure. Quelquefois il faut cautériser le trajet fistuleux, ou faire la compression, ou encore une opération autoplastique.

Cinq autres variétés sont particulières au sexe masculin. Ces fistules urinaires, accidentelles, sont : *vésico-rectales, uréthro-rectales, uréthro-périnéales, uréthro-scrotales* et *uréthro-péniennes.*

L'*orifice* qui se trouve sur la muqueuse des voies urinaires est généralement plus grand que l'*orifice cutané.* Cet orifice n'est pas toujours unique et ses bords sont saillants, indurés. Le *trajet* est quelquefois court, mais, quelquefois aussi, long, sinueux, irrégulier.

Les causes sont nombreuses. Une fistule vésico-rectale peut être la conséquence d'un calcul ulcérant la cloison vésico-rectale, d'un abcès de cette cloison s'ouvrant dans la vessie et le rectum, d'une ponction de la vessie par le rectum. — Une fistule uréthro-rectale peut être consécutive à une blessure du rectum. Toutes les plaies pénétrantes de la vessie et de l'urèthre sont susceptibles de déterminer des fistules. Une infiltration urineuse qui guérit en laisse presque toujours, etc.

Les *symptômes* sont simples ; ils consistent dans la présence d'un ou de plusieurs orifices anormaux par lesquels s'écoule l'urine. La fistule urinaire ne guérit pas spontanément, et elle constitue un inconvénient sérieux qui peut occasionner des accidents plus ou moins graves.

Le *diagnostic* est généralement facile. Il faut cependant y regarder de près pour les fistules *vésico-rectales* et *uréthro-rectales.*

On reconnaîtra, dit J.-A. Fort, une *fistule vésico-rectale* à l'écoulement de l'urine par l'anus et à la présence de gaz et de matières fécales dans l'urine. Le rectum est souvent enflammé à une certaine hauteur ; il y a de la diarrhée. La vessie s'enflamme aussi ; les urines sont fétides. Le doigt introduit dans le rectum peut sentir les bords de l'ouverture fistuleuse. Pour la distinguer d'une vésicule uréthro-rectale, on pratiquera le cathétérisme : si l'urine que l'on retire contient des matières fécales, il s'agit évidemment d'une fistule vésico-rectale. De plus, dans la fistule uréthro-rectale, il sort par l'urèthre, en dehors de la miction, un liquide fétide, d'odeur stercorale, et des gaz.

Les *fistules uréthro-rectales* sont reconnues à l'écoulement de l'urine par l'anus au moment de la miction seulement, et à la présence de matières fécales dans l'urine. On comprend que les dimensions de la fistule influent sur ce phénomène. En introduisant un doigt dans le rectum et une sonde dans l'urèthre, on peut sentir le contact de l'instrument au-dessous et en avant de la prostate. Par leur siège seul, on distingue les fistules du *périnée,* du *scrotum* et du *pénis.*

Traitement. — Il consiste dans la dilatation du rétrécissement, s'il y en a un. On place ensuite une sonde à demeure dans le canal et on cautérise la fistule. Quand le trajet n'est pas trop long, il faut essayer l'autoplastie de l'urèthre.

Épispadias. — L'épispadias, fistule congénitale, est un vice de conformation caractérisé par la présence du méat urinaire sur la face dorsale de la verge (ἐπὶ, sur, et σπάδιαν, espace).

L'ouverture uréthrale, circulaire, ovale ou longitudinale, peut occuper plusieurs points, même la racine de la verge. Il arrive quelquefois que l'urèthre n'existe pas ; on ne voit qu'une gouttière plus ou moins large, située entre les deux corps caverneux. Cette gouttière se prolonge souvent jusqu'au col de la vessie qui laisse écouler l'urine.

Traitement. — Les appareils n'empêchent pas généralement l'écoulement incessant du liquide urinaire ; aussi, lorsque l'épispadias n'est pas léger, lorsqu'il constitue une infirmité réelle, il faut recourir à une opération autoplastique.

Hypospadias. — Dans l'hypospadias, l'ouverture de l'urèthre se trouve située au-dessous de la verge (ὑπὸ, sous, σπάδιαν, espace), le plus souvent à la base du gland. Mais elle peut exister sur tous les points de l'étendue du canal, depuis le périnée jusqu'au gland.

Le pénis est court, souvent petit et recourbé en bas, à son extrémité. Le frein est très court aussi et tire le prépuce en arrière. Pendant l'érection, la verge est recourbée en bas, et cette disposition particulière, jointe à la situation rétrograde de l'orifice uréthral, fait que, presque toujours, l'hypospade est impropre à la fécondation. — Lorsque l'ouverture est située au niveau du scrotum, celui-ci est fendu sur la ligne médiane et peut, jusqu'à un certain point, simuler un cas d'hermaphrodisme.

TRAITEMENT. — Lorsque le gland est imperforé, on tente de rétablir, au moyen d'un trocart, le canal de l'urèthre, si le cul-de-sac est assez rapproché de l'emplacement habituel du méat, et on met une sonde à demeure. Pour oblitérer la fistule et remédier à la courbure anormale du pénis, on a recours à diverses méthodes que nous n'avons pas à décrire ici, l'opération devant être faite par un chirurgien.

CHAPITRE II

MALADIES DE L'APPAREIL GÉNITAL DE LA FEMME

Ce chapitre comprend sept paragraphes, dans lesquels nous étudions les *maladies de la vulve,* de l'*urèthre,* du *vagin,* de l'*utérus,* des *annexes,* les *fistules urinaires,* et les *maladies des femmes pendant la grossesse et après l'accouchement.*

§ 1. — **Maladies de la vulve.**

Occlusion complète de la vulve. — Occlusion incomplète. — Hypertrophie des petites lèvres. — Hypertrophie du clitoris. Hermaphrodisme. — Contusions. Plaies. — Vulvite simple. — Vulvite phlegmoneuse ou abcès des grandes lèvres. — Vulvite folliculeuse. — Vulvite pseudo-membraneuse. — Vulvite gangréneuse. — Vulvite eczémateuse. — Tumeur enkystée des lèvres. — Varices des lèvres. — Hypertrophie des grandes lèvres. Eléphantiasis. — Végétations de la vulve. — Chancres mous. — Ulcère rongeant ou esthiomène. — Cancer des grandes lèvres. — Œdème de la vulve. — Prurit vulvaire.

Occlusion complète de la vulve. — L'occlusion est complète lorsque la vulve fait complètement défaut. Si l'oblitération est accidentelle, on rétablit l'orifice normal. Si elle est congénitale, il faut rechercher s'il y a aussi absence de vagin, ou bien si ce dernier est simplement imperforé. Dans le premier cas, il n'y a rien à faire ; dans le second, on établit la continuité du conduit vaginal.

Occlusion incomplète. — Elle reconnaît souvent pour cause une espèce de valvule formée par le développement exagéré des grandes lèvres. On n'a qu'à inciser cette valvule.

Hypertrophie des petites lèvres. — Les petites lèvres sont normalement très longues dans certaines races, mais chez nous elles ne prennent que très rarement un développement exagéré. Tant que l'hypertrophie n'entraîne ni gêne, ni douleur, il ne faut rien faire ; mais si la femme en souffre, il est nécessaire d'enlever ce qui est en trop. L'opération est simple ; seulement il peut s'ensuivre un écoulement sanguin abondant, qu'il est facile d'arrêter.

Hypertrophie du clitoris. Hermaphrodisme. — Cette hypertrophie est très intéressante, car, assez souvent, elle a donné lieu à des méprises touchant le sexe des sujets présentant ce vice de conformation. En effet, de nombreux cas d'hermaphrodisme ne sont que des anomalies du développement du clitoris. Quand il s'agit des organes génitaux externes, il n'y a jamais hermaphrodisme réel ; en effet un seul et même sujet ne peut posséder à la fois des organes génitaux mâle et femelle et il n'est pas apte à féconder et à être fécondé. Si l'évolution selon le type mâle se fait d'une manière incomplète, si la verge, atteinte d'hypospadias, n'est pas accompagnée de la soudure du raphé des bourses, le mâle paraît avoir une verge et un orifice vaginal, mais c'est un mâle mal conformé et non un hermaphrodite. Si, au contraire, le clitoris prend un développement exagéré chez un sujet femelle, de manière à affecter l'aspect d'un pénis, ce sujet ne sera pas un hermaphrodite, mais bien une femelle mal conformée.

Il n'en est pas de même quand il s'agit des organes génitaux internes. Nous avons vu que la glande sexuelle est d'abord indifférente et que ce n'est qu'à une période assez avancée de la vie embryonnaire qu'elle devient réellement mâle ou femelle. Il est facile de concevoir qu'il soit possible qu'à ce moment le côté droit évolue suivant le type mâle et le côté gauche suivant le type femelle, où bien qu'une partie de chaque côté évolue selon un type et que l'autre évolue selon un autre, ce qui a lieu normalement chez le crapaud, où chaque testicule est surmonté d'un ovaire rudimentaire. Mais, dans tous ces cas, les organes sexuels n'arrivent jamais à leur évolution complète, et le sujet qui en est porteur n'est propre ni aux fonctions de mâle, ni aux fonctions de femelle ; c'est un être incomplet, ni homme, ni femme, ne pouvant remplir alternativement le rôle ni de l'un ni de l'autre.

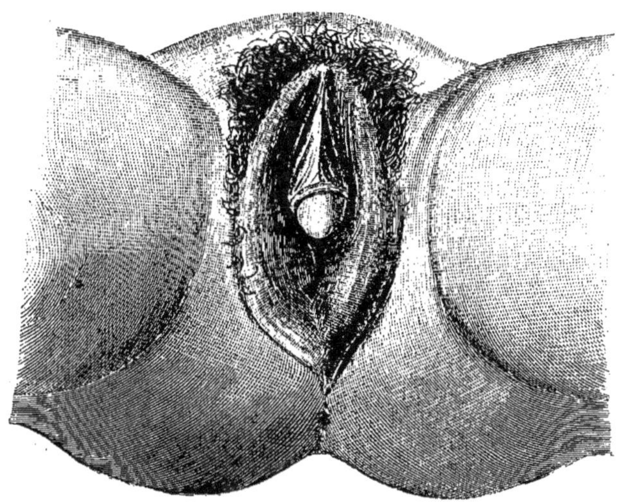

Fig. 43. — Développement exagéré du clitoris. — La grande lèvre droite, très saillante, renferme l'ovaire.

Aussi la conformation générale des individus qu'on a pu dire hermaphrodites présente un caractère tout particulier en rapport avec l'espèce d'hésitation qui a présidé à l'évolution de leurs organes génitaux ; ils présentent, par exemple, des seins de femme avec de la barbe ; leurs penchants sont intermédiaires entre ceux de l'homme et ceux de la femme.

La figure 43 montre les dimensions que le clitoris peut atteindre, et on comprend que si le vagin est en même temps imperforé, on prenne la femme pour un homme. C'est ce qui est arrivé pour Marie-Madeleine Lefort.

Née en 1799, morte à l'Hôtel-Dieu de Paris en 1864, elle fut examinée pour la première fois en 1815, à 16 ans. Elle avait alors 1^m,50 de hauteur, une barbe brune naissante ; ses seins étaient assez développés et sa voix était celle d'une femme. Sur le pubis, on voyait de nombreux poils, deux grandes lèvres et deux petites lèvres étroites, courtes, séparées par une fente vulvaire superficielle. Le clitoris, volumineux (7 centimètres à l'état de flacci-

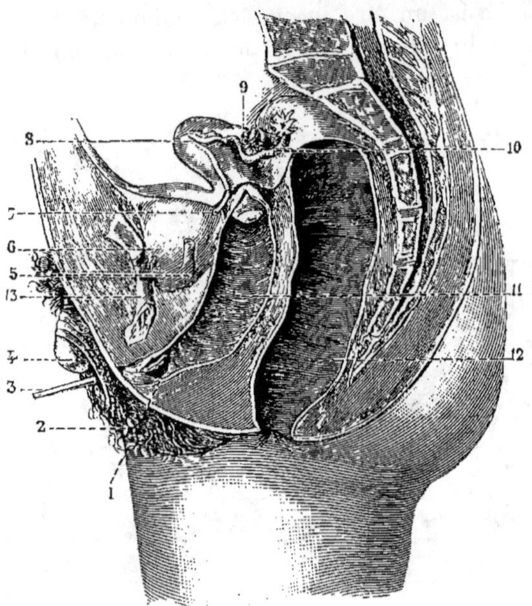

Fig. 41. — Coupe du bassin de Marie Lefort, montrant ses organes génitaux. 1. Orifice de l'urèthre. — 2. Grandes lèvres. — 3. Sonde passant par l'ouverture principale au-dessous du clitoris. — 4. Clitoris. — 5. Uretère. — 6. Vessie. — 7. Ligament rond. — 8. Utérus. — 9. Ovaire. — 10. Trompe. — 11. Vagin. — 12. Rectum. — 13. Os iliaque.

dité), susceptible de s'allonger un peu dans l'état d'érection, simulait un pénis surmonté d'un gland sans méat. L'urine sortait par une ouverture située à la racine du clitoris. Les règles s'étaient montrées à l'âge de 8 ans et persistèrent jusqu'à celui de 49. Elle a affirmé n'avoir jamais eu de véritables rapports sexuels. Lorsqu'elle était jeune, elle éprouvait du penchant pour les hommes ; elle s'est amusée avec un ouvrier cordonnier, mais ils se contentaient de simples attouchements. Elle est morte, en 1864, à l'Hôtel-Dieu, où elle était entrée pour une pleurésie chronique. L'autopsie, pratiquée le 12 novembre 1864, prouva que c'était réellement une femme ; on n'a, pour cela, qu'à regarder la coupe de son bassin (fig. 44).

Lorsqu'il n'y a qu'une hypertrophie du clitoris, sans aucune autre anomalie des organes génitaux, il faut laisser tout en l'état, cette hypertrophie n'offrant aucun inconvénient. S'il existe d'autres vices de conformation, on agit suivant le cas.

Contusions. Plaies. — La *contusion* peut donner lieu à un épanchement sanguin, connu sous le nom de *thrombus de la vulve*. On observe encore celui-ci pendant la grossesse ou après l'accouchement. Il consiste en une tumeur occupant les grandes, les petites lèvres et l'entrée du vagin ; elle est molle, fluctuante, violacée ; l'ecchymose s'étend souvent très loin. Cet épanchement produit de vives douleurs.

Tantôt le sang se résorbe, mais le plus souvent, il survient de la suppuration ; dans ce cas, il faut ouvrir. Le traitement de la contusion simple est le même que celui que nous avons indiqué dans le 3° volume.

Les *plaies* ne présentent rien de particulier. (V. tome III, pages 259 et suiv.)

Vulvite simple. — L'inflammation simple de la vulve est caractérisée par de la chaleur, de la cuisson, de la rougeur et de la tuméfaction, par un écoulement, d'abord liquide, puis épais, blanc ou jaunâtre. Le contact de l'urine augmente souvent la douleur et la marche est pénible.

Les causes sont nombreuses. En première ligne, il faut placer la contagion, surtout quand il y a une uréthrite blennorragique ; puis viennent les excès de coït, la masturbation, les violences, la malpropreté, l'application de pommades irritantes, et, chez les enfants, la dentition, la présence d'oxyures vermiculaires, le froid, le dépérissement, une constitution mauvaise.

Dans le peuple, on attribue cet accident à des tentatives criminelles toutes les fois qu'il s'agit d'une petite fille, et nous avons été consulté bien souvent pour cela. Le diagnostic et la nature de la cause de cet écoulement vulvaire survenant chez les jeunes enfants n'est pas toujours facile. « Ici se présente, dit Tardieu, une grande difficulté, dont je dois indiquer toute la portée en, essayant de donner les moyens de la résoudre. Cette inflammation de la vulve, fréquente chez les jeunes filles, soulève, .en effet, dans les cas d'attentat à la pudeur, une double question relative à son origine et à sa nature. Les médecins qui ont pratiqué ou observé dans les hôpitaux consacrés à l'enfance sont très disposés, je le sais, à considérer comme très ordinaire et très naturelle l'affection dont j'ai esquissé les caractères; mais je suis très convaincu, pour l'avoir souvent vérifié moi-même à l'occasion de missions de justice que j'avais à accomplir dans les hôpitaux, que ces faits d'inflammation vulvaire, réputés spontanés, sont souvent, en réalité, consécutifs à des violences criminelles. » L'auteur rapporte les écoulements de la vulve à quatre ordres de causes distinctes : 1° à une leucorrhée constitutionnelle ; 2° à une simple inflammation catarrhale ; 3° à une irritation locale due à des violences directes ; 4° à une inflammation spécifique ou blennorragique, c'est-à-dire à une cause vénérienne. Il faut savoir que des attouchements, des pressions ou des frottements exercés sur les parties sexuelles d'une petite fille par l'homme le plus parfaitement sain peuvent produire une inflammation tout aussi aiguë et tout aussi violente, un écoulement tout aussi abondant et tout aussi épais que l'approche d'un individu atteint d'un écoulement blennorragique ou de toute autre maladie contagieuse.

La marche et la forme de l'inflammation vulvaire fournissent des signes diagnostiques importants et souvent même décisifs entre l'inflammation catarrhale pure et simple et l'inflammation traumatique par cause directe.

En général, la vulvite qui dépend des deux premières causes indiquées par Tardieu, état constitutionnel et simple inflammation catarrhale, a une marche lente et graduelle; son début est insidieux, il ne semble pas que les phénomènes d'irritation locale puissent atteindre l'intensité que déterminent les traumatismes criminels ou non et l'infection blennorragique. Mais il n'y a là rien d'absolu, et il n'est pas rare que les petites filles soient affectées d'écoulements vulvaires absolument spontanés et non pas de simples écoulements catarrhaux, mais d'écoulements jaunes, franchement purulents, blennorragiques d'aspect, aussi blennorragiques que la vulvo-vaginite de contagion vénérienne.

Il est cependant très important de pouvoir déterminer la nature blennorragique d'un écoulement, car sa présence chez

une enfant a une valeur sérieuse pour établir l'origine crimi-
nelle de l'inflammation vulvaire. Il n'y a qu'un signe ayant une
très grande valeur pour prouver qu'un écoulement a été transmis, c'est lorsqu'il existe une uréthrite, car, dans ce cas, l'écoulement est presque toujours vénérien. Il n'est pas toujours facile
de savoir s'il y a uréthrite, surtout chez la petite fille; le meilleur
moyen à employer est le suivant : L'enfant étant couchée sur le
dos, on presse sur le périnée : si la matière de l'écoulement sort
plus ou moins abondamment par l'orifice du vagin et non par
l'urèthre, il n'y a pas d'uréthrite et l'inflammation n'est pas blennorragique ; c'est le contraire si le pus s'écoule à la fois par
l'urèthre et le vagin.

Enfin, il faut savoir que la leucorrhée infantile peut régner
épidémiquement ; il est donc nécessaire de s'enquérir si, à un
moment indiqué, l'épidémie ne sévissait pas.

Traitement. — On applique des cataplasmes émollients, on
fait des lotions avec de l'eau blanche, de l'eau de fleurs de sureau
boriquée ; plus la vulve est maintenue très propre, mieux ça
vaut. Après chaque lavage ou un grand bain d'amidon qu'on renouvelle tous les deux ou trois jours, on saupoudre avec du sous-
nitrate de bismuth. Il faut traiter le lymphatisme, quand il existe.
Chez la femme on fait des insufflations de sulfate de zinc et
d'amidon; des cautérisations avec le nitrate d'argent et on donne
des laxatifs.

Vulvite phlegmoneuse ou abcès des grandes lèvres. —
L'inflammation des grandes lèvres a pour cause un coup, une
chute, une violence quelconque, les premiers rapports sexuels,
les excès de coït, la disproportion entre le volume du pénis et
les dimensions de l'ouverture vaginale.

La malade commence par éprouver une sensation de malaise
en marchant ou en s'asseyant. Bientôt elle voit une tuméfaction
se produire vers la moitié inférieure de la grande lèvre et former
une tumeur chaude, rouge, pouvant atteindre le volume d'un
œuf (fig. 45). En même temps, elle ressent des douleurs vives,
lancinantes, retentissant jusque dans l'aine et la cuisse. Si on
introduit le doigt dans le vagin, on sent une masse dure qui
proémine dans la cavité vaginale. Le pus se forme ordinairement
très vite, la tumeur se ramollit et l'abcès s'ouvre spontanément,
s'il est abandonné à lui-même.

Cet abcès se distingue : d'une *hernie*, en ce que la tumeur est plus dure, plus circonscrite, qu'elle n'augmente pas par les efforts de la toux et qu'elle est irréductible ; — de *l'œdème des lèvres*, en ce que la vulvite phlegmoneuse est plus limitée et qu'elle s'accompagne de douleurs vives et rougeur à la peau, ce qui n'a pas lieu dans l'œdème ; — d'une *tumeur enkystée des grandes lèvres*, en ce que celle-ci ne présente pas les symptômes caractéristiques de l'inflammation, douleur, chaleur et rougeur.

Traitement. — Dès le début, des cataplasmes émollients, une

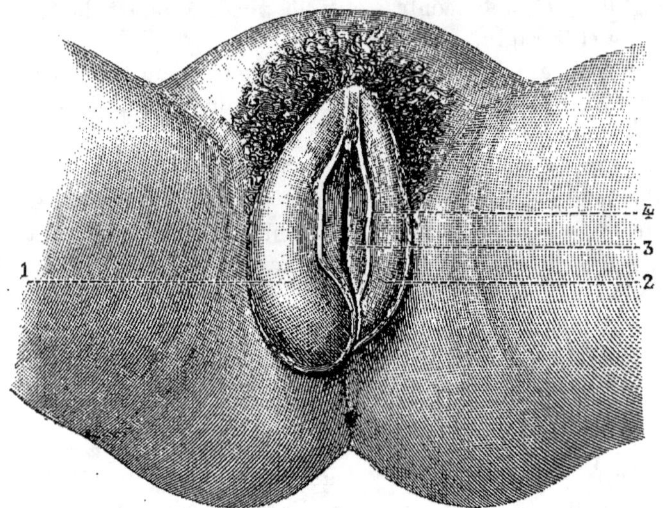

Fig. 45. — Vulvite phlegmoneuse. — 1. Grande lèvre tuméfiée. — 2. Grande lèvre saine. — 3. Orifice du vagin. — 4. Petite lèvre normale.

application de sangsues et un purgatif énergique peuvent arrêter les progrès de l'inflammation. Quand le pus s'est formé, il faut ouvrir l'abcès du côté de la peau, et non du côté de la muqueuse, parce qu'alors il y a à craindre qu'il reste une ouverture fistuleuse entretenue par les liquides irritants qui s'écoulent de la cavité vaginale. On maintient des cataplasmes pendant quelques jours après l'ouverture de l'abcès. Nous recommandons de les faire toujours avec de l'eau boriquée.

Vulvite folliculeuse. — C'est l'inflammation des petites glandes muqueuses disséminées dans la vulve (fig. 46).

On la rencontre généralement chez les femmes adultes, surtout chez les femmes mariées et nouvellement mariées. Les causes principales sont : le défaut de propreté, l'aménorrhée, l'abus du coït, le froid.

La maladie commence par une éruption de petites saillies rouges, occasionnant un prurit violent et des élancements douloureux pendant la marche. Leur siège de prédilection est les grandes lèvres, mais elles peuvent atteindre aussi les petites et même les cuisses, le périnée. Ces élevures finissent par sup-

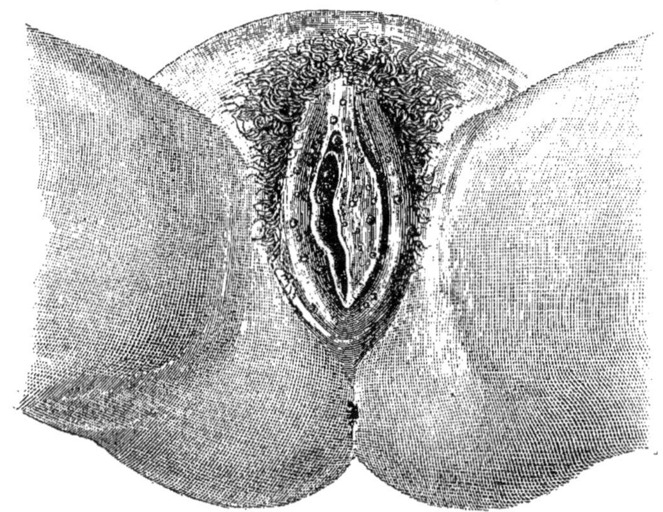

Fig. 16. — VULVITE FOLLICULEUSE.

purer, puis la période de dessiccation arrive et les follicules reprennent leur volume normal ; certains, cependant, ne suppurent pas et s'indurent.

TRAITEMENT. — Les bains, les lotions émollientes, des soins minutieux de propreté suffisent généralement pour faire disparaître cette vulvite. Dans certains cas, il faut cautériser les excoriations avec le crayon au nitrate d'argent.

Vulvite pseudo-membraneuse. — On la rencontre en même temps que l'angine diphtéritique, le croup, et elle se caractérise par la présence de fausses membranes s'étendant rapidement sur les bords de la vulve, une légère douleur et de la tuméfaction.

TRAITEMENT. — Cautériser avec de la poudre d'alun, le nitrate d'argent. Injections avec du sérum antidiphtéritique.

Vulvite gangréneuse. — Ici la douleur est brûlante. On voit d'abord une tache d'un rouge pâle qui ne tarde pas à prendre une teinte grise, puis cendrée, noirâtre avec un cercle inflammatoire. La malade a de la fièvre, des nausées, de l'anorexie, du mal de tête.

TRAITEMENT. — Toucher les parties gangrénées avec de l'acide

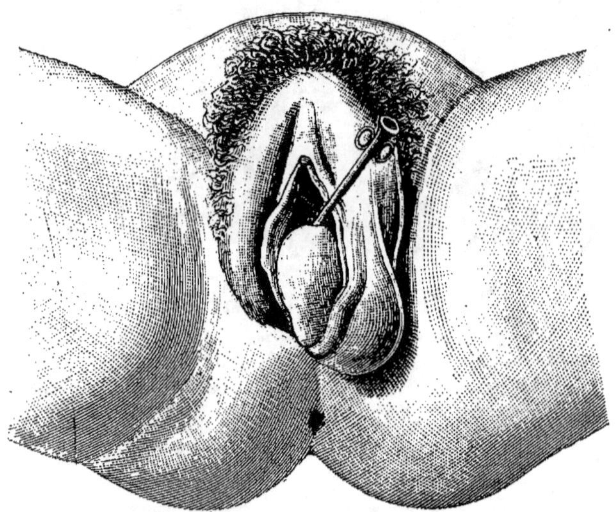

Fig. 47. — TUMEUR ENKYSTÉE DES LÈVRES.

chlorhydrique, le jus de citron, et, à la chute des eschares, cautériser avec le thermo-cautère, appliquer du chlorure de chaux sec.

Vulvite eczémateuse. — Voir tome III, p. 174.

Tumeur enkystée des lèvres. — Le kyste des lèvres, dont les causes sont inconnues, détermine une sensation de gêne augmentant généralement par le mouvement dès que la tumeur a acquis un certain volume, et souvent une difficulté de s'asseoir. La tumeur se trouve dans l'épaisseur de la lèvre; elle est assez dure, mobile, ne change pas de volume par les efforts, les quintes de toux. La peau a sa couleur normale. Elle peut persister pendant plusieurs années, s'accroître lentement et gêner peu; dans d'autres cas elle se développe rapidement (fig. 47).

Il ne faut pas confondre cette maladie avec l'*abcès des lèvres*, l'*œdème*, une *hernie*.

TRAITEMENT. — On peut commencer par faire la ponction simple. S'il y a récidive, on incise largement et on fait suppurer la cavité. Lorsque le kyste est tout petit, il est préférable de l'exciser.

Varices des lèvres. — On les rencontre sur une seule lèvre, ou sur les deux, surtout chez les personnes qui ont eu beaucoup d'enfants, et pendant la grossesse. Elles coïncident avec les varices des jambes.

Le *traitement* consiste à appliquer des compresses froides, astringentes, éviter la constipation et garder la position horizontale le plus longtemps possible.

Hypertrophie des grandes lèvres. Eléphantiasis. — Il arrive quelquefois, mais rarement, que les grandes lèvres s'hypertrophient comme les petites; c'est l'*éléphantiasis*, analogue à celui du scrotum chez l'homme. La peau des grandes lèvres, assez souvent celle aussi des petites et de toutes les parties internes de la vulve devient épaisse, rude, prend un volume plus ou moins considérable et se recouvre çà et là de saillies, de mamelons.

Cette affection est très grave, et il faut exciser les parties malades avant qu'elles aient pris un développement excessif.

Végétations de la vulve. — Les végétations dont nous avons parlé page 95, occupent chez les femmes les grandes et les petites lèvres (fig. 48), la fourchette, la marge de l'anus. Elles ont pour cause la grossesse, les maladies vénériennes et surtout l'irritation produite par les écoulements vaginaux.

TRAITEMENT. — Voyez page 95.

Chancres mous. — On les rencontre sur la partie cutanée des grandes lèvres, sur la fourchette, les petites lèvres. Ils sont presque toujours assez nombreux, parce qu'ils se reproduisent sur plusieurs points voisins par auto-inoculation. Ils présentent une excavation à bords irréguliers, taillés à pic.

Traitement. — V. page 98.

Ulcère rongeant de la vulve. Esthiomène. — Cette affection, analogue au lupus de la face, nommée *esthiomène*, par Hugnier (de ἐσθίειν, ronger), est assez rare. Elle s'observe seulement chez les femmes du peuple qui ne prennent pas des soins suffisants de propreté et qui sont scrofuleuses, de 20 à 50 ans.

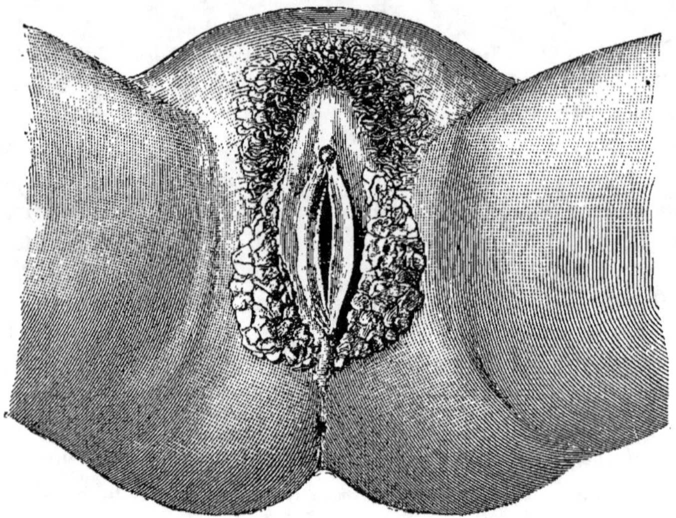

Fig. 48. — Végétations occupant les grandes lèvres.

On en distingue trois espèces : l'*esthiomène superficiel* ou *ambulant*, caractérisé par des plaques rouges disparaissant sous la pression, occasionnant de la cuisson, de la brûlure, et ne devenant grave que par son étendue et sa dureté ; — l'*esthiomène perforant*, présentant des ulcérations qui s'étendent en profondeur et finissent par perforer l'urèthre, le vagin, le rectum ; — l'*esthiomène hypertrophique* ou *éléphantiasique*, caractérisé par des tumeurs rouges, violacées, élastiques, peu douloureuses.

Traitement. — On combat la diathèse scrofuleuse ; on exige les plus grands soins de propreté et on agit localement à l'aide de lotions astringentes, ou même de cautérisations. Il ne faut recourir à l'opération que lorsque tous ces moyens ont échoué.

Cancer des grandes lèvres ou de la vulve. — Ce cancer est très grave. On n'en connaît que quelques cas. Il n'y a pas de remède (V. tome III, p. 288, 419, 604, etc.).

Œdème de la vulve. — L'œdème de la vulve consiste dans l'infiltration surtout des grandes lèvres. Tantôt l'infiltration œdémateuse est molle, tantôt elle est dure, ne gardant pas l'empreinte du doigt. La première variété est assez fréquente et accompagne les maladies inflammatoires qui atteignent les grandes lèvres. On la rencontre aussi quand il y a infiltration générale, dans les lésions du cœur ou des gros vaisseaux, dans l'albuminurie, pendant la grossesse.

L'œdème dur coïncide toujours avec des accidents syphilitiques.

Le *traitement* de la première variété diffère suivant la cause, suivant la maladie générale. Celui de la seconde doit être spécifique : pilules mercurielles, et frictions pratiquées méthodiquement avec l'onguent mercuriel (V. plus loin, *Syphilis*).

Prurit vulvaire. — C'est une affection assez commune qui peut, dans certains cas, prendre des proportions très graves. On le rencontre chez les femmes à tous les âges de la vie, mais moins cependant avant le mariage qu'après.

Les causes sont variables. Souvent la démangeaison est consécutive à une légère éruption d'eczéma, de lichen, de prurigo, à une vulvite, à la présence d'oxyures, à la leucorrhée, au diabète. à la grossesse. Mais la plupart du temps, le prurit existe sans qu'on aperçoive la plus petite lésion; on ne voit guère que les traces de coups d'ongle sur les lèvres.

La malade éprouve des démangeaisons excessivement vives à ses parties génitales cutanées et principalement aux grandes et aux petites lèvres. Quelquefois la souffrance est extrême et la patiente ne peut résister au désir de se gratter partout où elle se trouve, même devant le monde, malgré tout sentiment de pudeur. Dans les cas graves, les parties sont si douloureuses que le grattage n'entraîne pas d'irritations génésiques, mais, dans les cas légers, il amène des sensations voluptueuses qui sont très souvent le point de départ de mauvaises habitudes qu'il est parfois difficile de réprimer dans la suite.

Le prurit vulvaire est très tenace et ne cède souvent qu'avec difficulté au traitement.

TRAITEMENT. — Il faut d'abord combattre la cause : maladies des organes génitaux, diabète, grossesse, oxyures vermiculaires, etc.; puis on fait faire des lotions avec de l'eau très chaude, à 50°, après lesquelles on applique entre les lèvres une compresse imbibée d'une solution de sublimé à 1 pour mille. Meigs employait la préparation suivante :

Biborate de soude.	15 gr.
Eau de roses	120
Sulfate de morphine.	0 30

et recommandait plusieurs lotions par jour.

On peut encore lotionner avec : eau de roses, 250 gr., hydrate de chloral, 8 gr., puis on applique de la poudre d'amidon par dessus.

Ménière indique le mélange suivant :

Talc pulvérisé	15 gr.
Bichlorure de mercure	0 50
Extrait de valériane.	2

Appliquer 2 ou 3 fois par jour sur les parties génitales avec un pinceau à poils de blaireau.

La pommade à l'ichthyol belladonée et bromurée réussit souvent.

Ichthyol	20 gr.
Extrait de belladone	1
Bromure de potassium	1

§ 11. — **Maladies de l'urèthre.**

Tumeurs vasculaires ou érectiles de l'urèthre. — Urèthrite.
Rétrécissement de l'urèthre.

Tumeurs vasculaires de l'urèthre. — Ces tumeurs, dont les causes sont fort obscures, déterminent des douleurs qui augmentent au fur et à mesure que leur volume s'accroît, ainsi que par la pression et la marche. Les envies d'uriner sont fréquentes et presque toujours la miction est douloureuse. Le coït est pénible, quelquefois impossible ; il se produit un écoulement assez abondant de mucus. — La dimension de chaque tumeur varie depuis celle d'une tête d'épingle jusqu'à celle d'une noix (fig. 49). Elle est sujette aux récidives.

TRAITEMENT. — Il consiste à enlever la tumeur avec des ciseaux courbes, puis on cautérise avec le perchlorure de fer au 30°, le nitrate d'argent, l'acide nitrique.

Uréthrite. — L'uréthrite s'accompagne presque toujours de vaginite ou de vulvite, mais elle peut exister seule.

En dehors de son origine vénérienne (*blennorragie*), elle peut paraître à la suite de chagrins, d'une dépression morale.

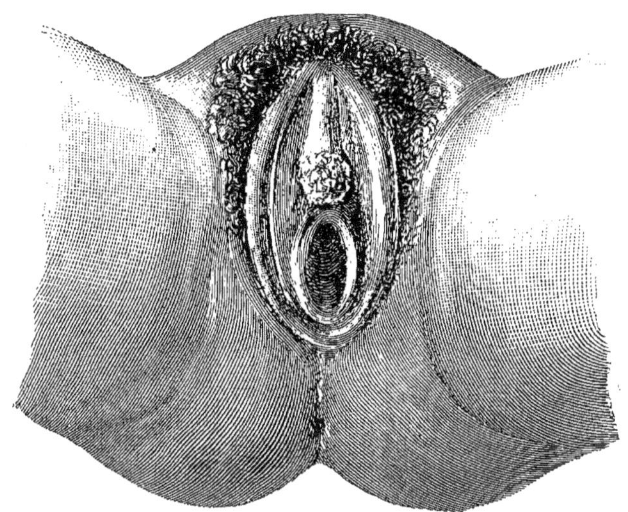

Fig. 49. — TUMEUR VOLUMINEUSE DE L'ORIFICE DE L'URÉTHRE.

Le symptôme principal est une sensation de brûlure vive, constante, ou par accès, se faisant même sentir en dehors de la miction qui cependant l'augmente d'une manière notable, quand l'uréthrite est aiguë. Les envies d'uriner sont fréquentes, mais les urines peuvent n'avoir subi aucun changement. Enfin, il y a une sécrétion muco-purulente des parois du canal donnant lieu à un écoulement plus ou moins abondant.

Lorsque la malade est atteinte en même temps de vulvite et de vaginite, il n'est pas très facile de savoir s'il y a uréthrite. La chose est cependant importante à connaître, car, presque toujours, dans le cas d'*uréthro-vulvo-vaginite,* la maladie est d'origine vénérienne. Voici le moyen à employer pour s'en assurer. Après avoir bien écarté les cuisses de la femme et les grandes lèvres, bien abstergé toutes les parties, particulièrement le méat urinaire, on introduit l'index dans le vagin, puis on le ramène lentement d'arrière en avant, la pulpe tournée en haut. Si on voit sourdre du méat une ou plusieurs gouttes de muco-pus, la femme est atteinte d'uréthrite. La vulvite et la vaginite ont donc alors une origine contagieuse.

Cette maladie dure 2 à 3 semaines. Elle peut passer à l'état chronique, mais c'est rare.

TRAITEMENT. — On fait des injections au permanganate (1 pour 1000); à l'ichthyol (1 à 3 pour 100), et on administre à l'intérieur du copahu, du cubèbe, du santal (V. p. 108). On peut introduire aussi dans le canal des crayons à l'iodoforme, au sublimé, au nitrate d'argent (V. plus loin le traitement de la vaginite).

Rétrécissement de l'urèthre. — Il est bien rare qu'on rencontre chez la femme un véritable rétrécissement. C'est toujours à des rétrécissements spasmodiques qu'on a affaire (V. page 111).

§ III. — Maladies du vagin.

Imperforation de l'hymen. — Imperforation du vagin. — Absence du vagin. — Cloisonnement du vagin. — Rétrécissement. — Vaginisme. — Vaginite. — Leucorrhée vaginale ou vaginite chronique. — Kyste du vagin. — Polypes. — Chute du vagin. — Cystocèle. — Rectocèle.

Imperforation de l'hymen. — Il arrive assez souvent que la membrane hymen n'est pas perforée. Alors, au moment de la formation, lorsque les phénomènes qui annoncent l'établissement des règles apparaissent, la jeune fille est prise de malaises, de douleurs violentes, de céphalée et en même temps elle ressent une pesanteur à la vulve. Au bout de quelques jours tous ces symptômes disparaissent, mais se reproduisent le mois suivant, et jamais aucune issue de sang ne s'effectue à l'extérieur. Ces douleurs altèrent peu à peu la santé. La palpation au-dessus du pubis fait percevoir une tumeur formée par l'accumulation du sang des règles.

Si on écarte les lèvres avec les doigts, on voit une poche membraneuse qu'il suffit d'inciser pour obtenir la guérison.

Après l'opération on fait des injections vaginales d'eau boriquée tiède et on panse avec une grosse mèche enduite de vaseline boriquée.

Imperforation du vagin. — Quand le vagin existe et que son orifice est oblitéré, si l'oblitération est complète, on constate, au moment des règles, les mêmes symptômes que nous venons de décrire. Si l'oblitération est incomplète, s'il y a une petite ouverture qui laisse sortir le sang menstruel, on ne découvre guère ce vice de conformation qu'après le mariage. Le mari ne peut, en effet, introduire complètement son pénis, à cause de l'obstacle qu'il rencontre à *quelque distance de la vulve,* ce qui distingue cette imperforation de celle de l'hymen.

TRAITEMENT. — Il faut opérer ; mais auparavant il est bon de s'assurer que le vagin, la matrice et les ovaires existent, et ce n'est pas toujours facile.

Absence du vagin. — Lorsque l'absence du vagin s'accompagne de celle de l'utérus (cas excessivement rare), il n'y a rien à faire, à moins qu'on ne soit en présence d'une femme mariée ; il peut alors être nécessaire de créer un pied à terre pour la copulation, et, comme le dit Le Fort, ce n'est pas une opération de complaisance, mais une opération de nécessité.

Quand, au contraire, la matrice existe, ce qu'il est facile de constater par tous les malaises qui reviennent tous les mois, on peut procéder à deux sortes d'opérations : chercher à obtenir un vagin artificiel (incision, enfoncement et refoulement, décollement, électrolyse), ou opérer de manière à évacuer simplement le sang des règles (ponction par le rectum, ou par le vagin).

Cloisonnement du vagin. — La cloison peut affecter la forme *transversale* et diviser le vagin en deux loges, une utérine au-dessus de la cloison, l'autre au-dessous. C'est un véritable diaphragme placé sur un point plus ou moins élevé du vagin. Il peut se faire que la cloison soit *verticale.* Dans ce cas elle coïncide avec la bifidité de l'utérus, et divise le vagin en deux conduits, un droit, un gauche. La première forme est très rare ; la seconde l'est aussi, mais moins. On rencontre quelquefois, en effet, des femmes ayant deux vagins.

TRAITEMENT. — On opère en faisant une incision soit avec l'écraseur, soit avec le thermo ou le galvano-cautère.

Rétrécissement du vagin. — Le rétrécissement du vagin, consécutif à des lésions inflammatoires, est assez fréquent; le rétrécissement congénital est, au contraire, très rare.

On le traite par la dilatation progressive au moyen de l'éponge préparée.

Vaginisme. — Le vaginisme est un état particulier des organes sexuels de la femme, caractérisé surtout par la contraction involontaire et douloureuse du sphincter vaginal, de tout le vagin souvent, et parfois de plusieurs plans musculaires du périnée.

ÉTIOLOGIE. — Il commence avec la vie génitale, entre 18 et 40 ans. Quand on le rencontre chez une vierge, il est dû à un examen direct ou à l'introduction d'un instrument. Le tempérament nerveux y prédispose beaucoup, surtout lorsque la membrane hymen offre une grande résistance. — Les causes occasionnelles sont nombreuses et presque toujours locales. L'inflammation des muqueuses vaginale et vulvaire joue un grand rôle, ainsi que l'herpès, l'eczéma, les fissures, les gerçures. Mais il est surtout fréquent chez les femmes nouvellement mariées. Quand il y a de la faiblesse du côté du mari, ou, au contraire, une rigidité excessive, les rapports sexuels ne peuvent s'accomplir complètement, si la femme est très étroite. Alors, plus on fait des efforts pour y arriver, plus il se produit de l'irritation; des ulcérations de la vulve apparaissent et l'obstacle augmente toujours, de sorte que les tentatives deviennent de plus en plus infructueuses et que la femme ne veut plus d'un acte qui lui occasionne une souffrance extrême, intolérable.

SYMPTÔMES. — La personne atteinte de cette affection éprouve une douleur subite, intolérable dès qu'on tente le plus léger attouchement sur sa vulve. L'introduction d'une sonde, d'un stylet lui fait pousser des cris de souffrance, à plus forte raison, l'essai d'introduction du pénis. C'est pour cela que la copulation devient généralement pour elle un objet d'épouvante, de répugnance invincible. Malheureusement, quelquefois, ses désirs non satisfaits deviennent très intenses et produisent une irritation nerveuse excessive qui peut occasionner de grands troubles nerveux. La malade se plaint, en outre, de pesanteur dans les lombes, de ténesme vésical, de sensation d'un corps étranger dans le rectum. Si les souffrances se prolongent, l'état physique et moral s'aggrave ; il survient de l'amaigrissement, de la leucorrhée et une irritabilité extrême.

Le *diagnostic* est ordinairement facile. En effet, la douleur et le spasme survenant au moment de l'acte conjugal et empêchant de l'accomplir, indiquent qu'il y a vaginisme. Il faut toujours s'assurer s'il n'existe pas une atrésie (occlusion) du vagin, ou une imperforation de l'hymen.

Abandonné à lui-même, le vaginisme ne guérit jamais spontanément, mais si on le traite bien, il s'améliore et peut disparaître.

TRAITEMENT. — Le *traitement local* est le plus important. On recherche d'abord l'existence d'une lésion locale, car c'est presque toujours l'altération d'un point des organes génitaux qui est l'origine de la maladie, et on fait des applications de poudre d'iodoforme, après avoir bien nettoyé avec de l'eau bouillie tiède ou légèrement boriquée. Au commencement, on met une couche légère de la poudre à l'orifice vulvaire et sur les petites lèvres, puis, lorsque les douleurs s'atténuent, on place des tampons d'ouate recouverts de la même poudre entre les lèvres. On peut se servir aussi de la pommade à l'iodoforme (1 pour 30). Lorsque ce traitement ne réussit pas, on essaie la dilatation graduelle et progressive au moyen de mèches de charpie enduites de pommade belladonée, de l'éponge préparée, de dilatateurs en caoutchouc dont on augmente le volume par des liquides ou par l'insufflation. Si la guérison tarde trop et si la malade se décourage, il faut recourir à la dilatation forcée.

Le *traitement général* n'est qu'un adjuvant ; on donne 2 à 4 gr. de bromure de potassium dans la journée, en solution dans de l'eau, ou dans du sirop d'écorces d'oranges amères. Tout rapport doit être, bien entendu, supprimé.

Vaginite. — La vaginite, ou inflammation de la muqueuse du vagin, est *aiguë* ou *chronique*.

La VAGINITE AIGUE est *simple* ou *blennorragique ;* mais ce n'est là qu'une division étiologique, car les deux présentent les mêmes symptômes et la même évolution.

ÉTIOLOGIE. — Les causes sont nombreuses. Il faut placer en première ligne toutes les excitations génésiques, l'abus du coït, le viol, la masturbation avec des corps trop durs ou trop volumineux. Puis viennent le séjour prolongé d'un corps étranger dans le vagin, comme des éponges, des pessaires, etc., les injections irritantes, l'extension d'une inflammation primitive d'un organe voisin, la rougeole, la scarlatine, la variole, la fièvre typhoïde, la grossesse, etc. La vaginite blennorragique ne reconnaît que la contagion et se déclare toujours à la suite d'un coït impur.

SYMPTÔMES. — Dès que la maladie se manifeste, la femme éprouve un sentiment de prurit, de cuisson, de chaleur pouvant arriver graduellement à une douleur qui s'exaspère par la marche, la miction, la défécation ; puis elle ressent une pesanteur dans les parties et la douleur peut s'étendre jusqu'aux cuisses. Bientôt alors elle voit apparaître l'écoulement d'un liquide plus ou moins abondant, clair, incolore, mais qui ne tarde pas à devenir blanchâtre, jaunâtre et même verdâtre. Cet écoulement étant très âcre, la vulve s'enflamme et devient très sensible. A partir de ce moment, il ne se produit aucun changement jusqu'à ce que l'inflammation diminue.

Quand on examine le vagin avec un spéculum grillagé, ou à valves, on voit que la muqueuse est uniformément rose ou rouge ; mais quelquefois elle est parsemée de points rougeâtres. Cette dernière variété, qui est très souvent sous la dépendance de la grossesse, est connue sous le nom de *vaginite granuleuse ;* en dehors de la grossesse, elle paraît se rattacher à l'herpétisme.

La marche est irrégulière. La maladie arrive quelquefois très vite à son maximum d'intensité, puis elle décroît graduellement. Elle passe souvent à l'état chronique. La vaginite simple peut ne durer que 30 et quelques jours ; mais la vaginite blennorragique résiste davantage et peut persister pendant plusieurs mois.

La *guérison* est la règle toutes les fois que la malade se soigne bien.

Les *complications* sont assez nombreuses, surtout lorsqu'il s'agit de la vaginite blennorragique. Ainsi on rencontre fréquemment l'*adénite inguinale* qui cependant ne suppure presque jamais ; — l'*ophtalmie* qui est moins fréquente que chez l'homme ; — les *inflammations vulvaires,* l'*uréthrite,* l'inflammation du col de l'utérus.

Le *diagnostic* différentiel entre la vaginite simple et la vaginite blennorragique est d'une difficulté très grande. Lorsqu'il y a en même temps uréthrite (voir, page 132, de quelle manière on peut s'en assurer), il est *très probable* que l'affection est d'origine contagieuse. Dans tous les autres cas, le diagnostic est à peu près impossible, à moins qu'on ne sache que la femme est devenue malade après avoir eu des rapports avec un homme atteint de blennorragie.

TRAITEMENT. — Il consiste en grands bains ou bains de siège, en lavages et tampons avec une solution de sublimé (de 1 pour 4000 à 1 pour 1000). Dès que les injections sont possibles, on y a recours (solution de chloral 10 à 30 pour 1000; de permanganate de potasse 1 à 4 pour 1000, de coaltar, de sulfate de cuivre, 10 à 15 pour 1000, de résorcine). On fait suivre ces injections de pansements avec une des poudres suivantes : sous-nitrate de bismuth, iodoforme, alun, benzoate de soude. Les tampons d'ouate hydrophile ou de gaze iodoformée, salolée sont très utiles, car ils ont l'avantage d'isoler les surfaces malades ; le tamponnement, d'après A. Fournier, suffirait seul parfois à guérir la vaginite.

Vaginite chronique ou **Leucorrhée vaginale.** — La leucorrhée vaginale étant intimement liée à la leucorrhée utérine, nous renvoyons le lecteur à l'étude de cette dernière maladie.

Kystes du vagin. — Les kystes du vagin sont rares. Ils peuvent être *superficiels* ou *profonds*. Les premiers varient de la grosseur d'une lentille à celle d'une noisette. Leur surface est lisse, transparente, et ils ne sont presque jamais pédiculés. Les kystes profonds, qui peuvent devenir plus gros, sont situés au-dessous de la muqueuse.

Quand les kystes ont un petit volume, ils passent souvent inaperçus, n'occasionnant qu'un peu de gêne dans les rapprochements sexuels. Les profonds déterminent une sensation de pesanteur et de tiraillement. Lorsqu'ils ont acquis un certain volume, ils font saillie à la vulve (fig. 50); ils sont mous, indolents et fluctuants.

Le toucher permet de reconnaître leur présence quand ils sont dans le vagin. Leur marche est très lente. Ils s'enflamment quelquefois, suppurent et guérissent comme de simples abcès.

TRAITEMENT. — Le meilleur est l'*incision*, avec ou sans excision de la paroi, à condition que l'on cautérise aussitôt toute la surface interne de la poche. La ponction simple est inefficace. L'ablation est dangereuse parce qu'on s'expose à blesser le rectum ou la vessie.

Polypes du vagin. — Ces tumeurs peuvent n'atteindre que le volume d'une noix, mais assez souvent elles acquièrent un

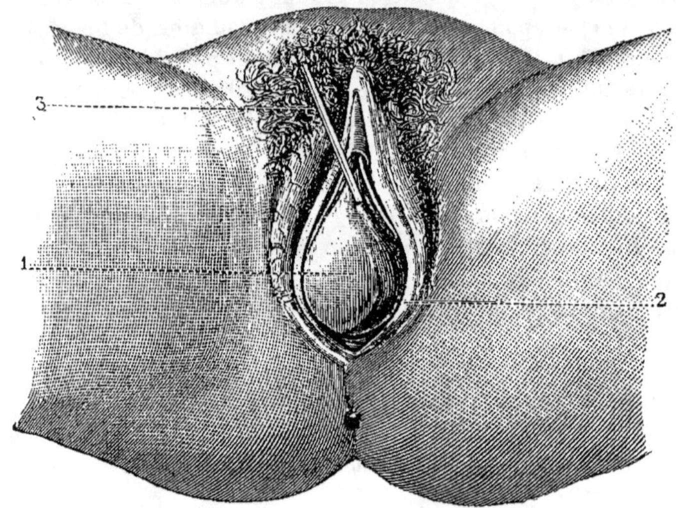

Fig. 50. — KYSTE MUQUEUX DES PAROIS DU VAGIN.
1. Kyste. — 2. Vagin. — 3. Sonde introduite dans l'urèthre.

volume considérable ; elles se pédiculisent et font saillie hors de la vulve.

Les malades éprouvent des douleurs dans le vagin, une sensation de pesanteur au périnée, des envies fréquentes d'uriner, ou de la difficulté dans la miction. Tant que la tumeur est dans le vagin, la défécation est pénible, difficile. Il s'établit un écoulement vaginal, variable en quantité, couleur et odeur ; les rapprochements sexuels sont d'ordinaire impossibles. On doit s'assurer avec le toucher si le polype ne vient pas de l'utérus.

TRAITEMENT. — Si la tumeur est sessile, il faut l'enlever au bistouri, tout en prenant les plus grandes précautions pour ne pas blesser les organes voisins. Lorsqu'elle est pédiculée, on la traite par la ligature, ou bien on l'enlève avec l'écraseur ou le galvano-cautère.

Chute du vagin. Cystocèle. Rectocèle. — Le prolapsus du vagin, qui est très rare chez les jeunes femmes et chez celles qui n'ont jamais eu d'enfants, assez fréquent, au contraire, chez les

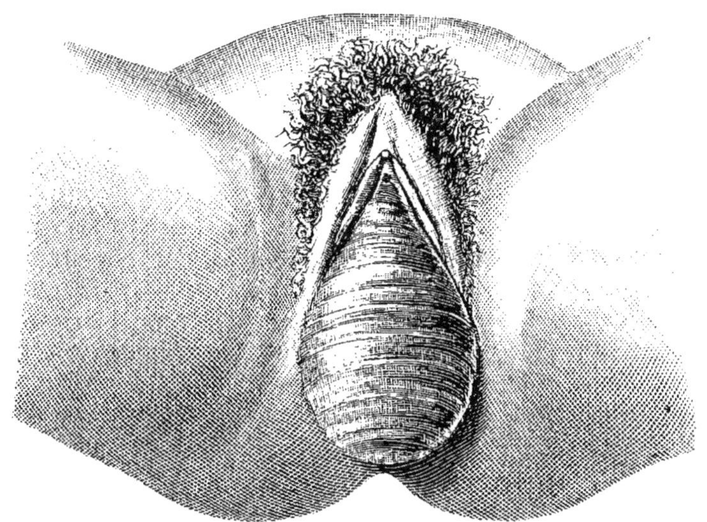

Fig. 51. - - PROLAPSUS DU VAGIN.

femmes âgées et qui ont eu de nombreuses grossesses, peut ne porter que sur la paroi antérieure, *cystocèle,* ou sur la paroi postérieure, *rectocèle,* ou sur tout le vagin. Cette dernière forme est bien moins fréquente que les deux autres.

La *cystocèle vaginale* nommée ainsi parce que la vessie (χύστις) est souvent entraînée dans la chute de la paroi antérieure, se présente sous l'aspect d'une tumeur arrondie, recouverte d'une muqueuse rouge. Elle fait saillie à l'orifice de la vulve dans les efforts, dès le début, mais elle ne tarde pas à pendre entre les jambes par suite de son accroissement (fig. 51). La muqueuse est alors souple au toucher, fluctuante, lisse quand la vessie est pleine, ridée et terne après la miction. Celle-ci se fait avec difficulté ; il reste toujours une certaine quantité d'urine qui se trouble, devient ammoniacale et détermine des symptômes pénibles de cystite.

Il ne faut pas confondre la cystocèle avec la *chute de l'utérus.* Dans celle-ci la tumeur est ferme, résistante, piriforme, et à la partie inférieure on voit l'ouverture du col.

Cette maladie est très rebelle, difficile à guérir, à moins qu'on ne la traite au début.

TRAITEMENT. — Après avoir fait rentrer la tumeur, on la contient au moyen de tampons volumineux, ou de pessaires de différentes formes (V. plus loin, aux maladies de l'utérus), et l'on fait des injections astringentes dans le vagin, la vessie. Mais ces moyens ne réussissent qu'au début. Plus tard la contention ne peut être obtenue qu'au moyen d'un appareil. Le plus simple consiste dans un coussin périnéal maintenu très serré par un bandage en T ; on peut ajouter à ce coussin l'emploi d'un tampon de coton placé dans le vagin. Dans certains cas il faut recourir au traitement chirurgical.

La *rectocèle vaginale* est souvent la conséquence d'une constipation habituelle et prolongée. Elle détermine une sensation de pesanteur à l'orifice du vagin, une gêne et des douleurs en marchant. Si on écarte les lèvres, on voit une tumeur plus ou moins volumineuse (elle peut atteindre la grosseur d'une tête d'enfant), compressible, mais non fluctuante, ce qui la distingue de la cystocèle. Le doigt passe facilement en avant de la tumeur et arrive jusque sur le col qui est situé dans le bassin, ce qui la distingue du *prolapsus utérin.* Chez certaines malades il ne se développe aucun accident ; chez d'autres il survient une constipation opiniâtre qui oblige à vider mécaniquement la poche.

Une opération chirurgicale seule donne de bons résultats.

Le *prolapsus simple,* sans rectocèle ni cystocèle, est rarement complet ; il est plus souvent partiel, c'est-à-dire qu'une petite partie de la muqueuse fait saillie. Lorsque celle-ci dépasse les lèvres, elle prend l'aspect cutané et peut s'ulcérer, s'excorier.

Cette affection détermine une sensation de tiraillement et des douleurs lombaires.

On essaie la contention au moyen d'un pessaire ; si on ne réussit pas, on enlève la partie de la muqueuse faisant saillie.

§ 4. — **Maladies de l'utérus.**

Occlusion congénitale. — Occlusion acquise. — Déchirures, rupture de l'utérus.
— Aménorrhée. — Dysménorrhée. — Métrorragie. — Congestion utérine. —
Leucorrhée ou pertes blanches. — Métrites : puerpérale ; blennorragique ; catarrhale aiguë ou endométrite ; chronique ; parenchymateuse aiguë et chronique. — Ulcérations du col de l'utérus. — Névralgie utérine. — Hypertrophie
de la matrice ; sous-vaginale ; sus-vaginale. — Corps fibreux de l'utérus. —
Polypes. — Kystes. — Cancer de l'utérus. — Diagnostic des tumeurs de
l'utérus. — Antéversion. — Rétroversion. — Latéroversion. — Antéflexion.
— Rétroflexion. — Latéroflexion. — Abaissement, prolapsus ou chute de
la matrice. — Inversion ou renversement de l'utérus.

Occlusion congénitale. — Il y a occlusion congénitale lorsque
l'orifice utérin est imperforé au moment de la naissance.

Les symptômes dépendent de l'existence des règles. Si la
sécrétion sanguine se fait, la femme éprouve tous les mois des
malaises, des douleurs dans les reins, une sensation de poids
dans le bas-ventre. Puis, une tumeur se forme au-dessus du
pubis, et, si l'accumulation prend une certaine importance, on
peut croire à une grossesse. Seulement, comme la femme n'a jamais eu ses règles, il n'est guère possible de se tromper. Du
reste, l'examen au spéculum ne peut laisser aucun doute sur ce
vice organique quand il existe.

Lorsqu'il n'y a pas de sécrétion menstruelle, on ne constate
naturellement ni tumeur, ni les symptômes que nous venons
d'indiquer et la femme jouit en général d'une bonne santé.

Traitement. — Si le sang s'accumule en trop grande quantité, il est nécessaire de débrider l'orifice. Quand il n'y a pas
d'accumulation, l'opération est discutable et ne doit être faite
que sur la demande de la patiente elle-même qui voudrait ainsi
parer au seul inconvénient qui existe dans ce cas, la stérilité.

Occlusion acquise. — Elle peut être *partielle* à la suite d'une
lésion organique du col ou d'une inflammation. Cet état ne détermine aucun accident sérieux, à moins que, au moment de l'accouchement, la dilatation ne puisse pas se faire, ce qui peut
entraîner une déchirure de l'utérus. Il est donc prudent d'agir
préventivement, de pratiquer la dilatation artificielle, et même
d'inciser le col, si le premier moyen ne réussit pas.

L'occlusion *complète* est souvent le résultat d'une intervention
chirurgicale, et quelquefois d'une inflammation de la matrice.

— Il faut opérer si la femme souffre trop au moment de ses époques.

Déchirures, rupture de l'utérus. — Les *déchirures* sont le résultat d'une intervention chirurgicale faite dans un but curatif, ou d'un séjour trop prolongé d'un pessaire, d'un corps étranger, ou d'un accident, comme une plaie par instrument tranchant, perforant, un coup de feu.

La *rupture* se produit surtout pendant la grossesse ou l'accouchement, dans les cas de rétrécissement du bassin, lorsque les parois de l'utérus sont anémiées ou ramollies, quand il y a une résistance exagérée du col, dans les tumeurs utérines, dans les présentations vicieuses, quand c'est un garçon, surtout s'il est hydrocéphale, etc. — Le pronostic de la rupture est très grave, puisque la mère et l'enfant meurent presque toujours.

TRAITEMENT. — Toutes les fois que c'est possible, il faut recourir à l'extraction du fœtus par les voies naturelles. Aussitôt après la délivrance, si on craint qu'il ne soit resté quelques germes d'infection dans les voies génitales, on pratique avec la plus grande douceur, mais autant que possible jusque dans le foyer de la rupture, une injection antiseptique sérieuse. On combat ensuite le collapsus dans lequel se trouve généralement l'accouchée, par l'emploi des stimulants, éther, alcool, etc.; on oppose aux phénomènes réactionnels ou inflammatoires, les préparations opiacées, les applications de glace, le sulfate de quinine ; on facilite l'écoulement des produits épanchés par la compression abdominale continue ; on fait des injections vaginales et utérines répétées avec un liquide désinfectant et on protège les parties génitales avec un pansement antiseptique. Il faut, en outre, alimenter convenablement la malade en lui permettant dès les premiers jours le bouillon, les potages, le lait, et un peu plus tard, les viandes rôties, le poisson, les œufs ; enfin, on se tient constamment sur ses gardes, et au moindre signe d'infection, on redouble de précautions antiseptiques.

Aménorrhée. — L'*aménorrhée* (de ἀ privatif, μὴν, μηνὸς, mois, et ῥέω, je coule) est l'absence du flux menstruel, ou bien sa suppression momentanée.

On distingue *l'aménorrhée par rétention* et *l'aménorrhée par suite d'un défaut de sécrétion*, ou *aménorrhée proprement dite*.

Dans l'*aménorrhée par rétention*, le sang menstruel est sécrété, mais il ne peut pas sortir parce qu'il y a oblitération ou imperforation congénitale du col de l'utérus, du vagin, de l'hymen ou de la vulve (voir plus haut, *vices de conformation*) ; parce qu'il y a rétention accidentelle à cause d'une cicatrice vicieuse, ou d'une lésion traumatique qui a fait adhérer les parois du vagin entre elles ou au col de l'utérus, à cause d'un rétrécissement, d'un trouble fonctionnel produit par des ablutions froides des organes génitaux, des cautérisations du col utérin, l'introduction d'un corps étranger dans le vagin, les rapports sexuels pendant les règles, la peur, la colère, les contrariétés, les chutes, les boissons glacées, l'immersion totale du corps dans l'eau froide.

L'*aménorrhée proprement dite,* c'est-à-dire l'absence extérieure, complète ou incomplète des règles par défaut de sécrétion, a pour causes externes les dernières que nous venons d'indiquer, et pour causes internes, un état cachectique ou une débilité générale, ou encore une affection aiguë ou chronique des organes génitaux. Le plus souvent, l'aménorrhée, chez les jeunes filles, ou la suppression des règles lorsqu'elles se sont déjà montrées, tient à la chlorose, à la tuberculose pulmonaire, à l'inanition, au changement de vie ou de régime, aux chagrins prolongés, etc. Dans ces cas, la malade a des bouffées de chaleur, de la céphalalgie, des vertiges, des bourdonnements d'oreilles, quelquefois des épistaxis, des hémoptysies, des hématémèses. Elle se plaint encore de malaises de l'estomac, de nausées, de douleurs lombaires.

Quand l'aménorrhée dépend d'un état particulier des organes de la génération, il faut rechercher avant tout s'il n'y a pas grossesse, car, dans le doute, on ne doit rien faire pour ramener l'écoulement menstruel. Dans le cas contraire, il est indispensable d'examiner les organes afin de reconnaître l'affection aiguë ou chronique qui supprime les règles.

TRAITEMENT. — En premier lieu, on remédie à l'indication causale : imperforation de l'utérus ou du vagin, lésion des ovaires, vie trop sédentaire, refroidissement, chloro-anémie, diabète, influence morale, hémorragies. Puis, quelques jours avant l'époque présumée des règles, on donne une potion à l'acétate d'ammoniaque, des pilules d'aloès ; on fait appliquer des sinapismes à la face interne des cuisses et des cataplasmes bien chauds sur le bas ventre et on recommande les injections vaginales tièdes.

L'électricité galvanique (appliquer le pôle négatif dans la cavité cervicale) est utile quand il s'agit d'aménorrhée nerveuse. Dans les cas graves, lorsqu'il y a des phénomènes très prononcés de congestion, il faut poser quatre à six sangsues sur le périnée et le col utérin ou faire des scarifications sur ce dernier. — La rue, la sabine, le safran, l'armoise, l'apiol (deux à six capsules) sont peu efficaces.

Dysménorrhée. — La dysménorrhée est une affection caractérisée par la difficulté (δύς, difficilement) permanente et l'irrégularité douloureuse de la menstruation.

Symptômes. — Plusieurs jours ou plusieurs heures avant l'écoulement du sang, la femme éprouve une sensation pénible de chaleur et de pesanteur dans le bas-ventre. Elle accuse des douleurs de reins, augmentant progressivement d'intensité, et elle ressent quelquefois des coliques, sourdes d'abord, mais qui deviennent de plus en plus aiguës. L'abdomen enfle et il est sensible ; la douleur, qui s'exagère par la palpation, siège surtout au-dessus des aines, au niveau des ovaires, et plus souvent à gauche. — La vulve est quelquefois tuméfiée ; le vagin, chaud, humide ; le col de l'utérus, augmenté de volume. La malade est tourmentée par des démangeaisons vulvaires, de fréquents besoins d'uriner. La miction n'est pas abondante et s'accompagne de cuisson. Souvent les selles sont diarrhéiques. Sur la physionomie, on voit l'expression de la souffrance. Les yeux, cernés d'un cercle bleuâtre, semblent enfoncés dans l'orbite. Le regard est languissant, abattu ; la face, pâle ou colorée, suivant qu'il existe ou non des tranchées. La sensibilité morale et affective est modifiée. On constate de la langueur, de l'ennui, de la tristesse et fréquemment des pleurs sans motifs. Certaines malades recherchent la solitude ; d'autres sont irascibles, emportées et deviennent d'une exigence ou d'une susceptibilité qui les rend insupportables. L'appétit est perverti, diminué le plus souvent ; les boissons froides, acides, sont recherchées. Il n'est pas rare d'observer de la fétidité de l'haleine, des nausées et quelquefois des vomissements. Le pouls est calme ; c'est là un fait à noter, parce qu'il permet d'éloigner aussitôt l'idée d'une inflammation de l'utérus ou de ses annexes. La respiration devient saccadée, anxieuse, irrégulière, au moment des crises.

Cependant, la congestion utérine s'accroît de plus en plus.

La souffrance est très vive dans les reins, aux aines, à l'hypogastre. Les tranchées utérines se renouvellent plus souvent et prennent une grande acuité. La malade pleure, pousse des cris, s'asseoit, se plie en deux et reste immobile jusqu'à ce que la douleur soit passée ; quelquefois, elle est même obligée de garder le lit. Les symptômes ont, à ce moment, atteint leur apogée, et le sang se décide enfin à paraître. Presque toujours, c'est le signal d'une détente générale. Souvent, les douleurs cessent comme par enchantement, mais quelquefois aussi il n'y a qu'un amendement dans la souffrance. Le sang est tantôt pâle, décoloré, mêlé à des mucosités plus ou moins abondantes ; tantôt il est foncé en couleur, noirâtre, mêlé de caillots et abondant. L'écoulement ne se fait pas d'une manière régulière et uniforme ; le sang s'écoule goutte à goutte après des coliques violentes, ou bien abondamment et sans trop de douleurs.

On distingue une *dysménorrhée nerveuse,* une *congestive,* une *mécanique* et une *pseudo-membraneuse.*

La *dysménorrhée nerveuse* s'observe surtout chez les femmes nerveuses ou hystériques. Les douleurs sont très vives jusqu'au moment où se montrent les règles. Le calme survient alors ; mais il arrive souvent que le sang s'arrête tout d'un coup et les douleurs reparaissent. Dans ce cas, le mariage et surtout un accouchement normal amènent fréquemment la guérison.

Dans la *dysménorrhée congestive* l'écoulement est d'une abondance extrême et les douleurs cessent dès qu'il se produit. On le rencontre surtout chez les femmes ardentes qui ne peuvent satisfaire leurs désirs, ou bien chez celles qui ont leur appareil génital trop irrité.

Dans la *dysménorrhée mécanique* les douleurs ne se montrent qu'au moment de l'écoulement menstruel qui est lent, très difficile, mais elles sont atroces.

Dans la *dysménorrhée pseudo-membraneuse,* on voit, au milieu du sang, une plus ou moins grande partie de la muqueuse utérine qui a été rejetée. La douleur est très violente et souvent continue.

Traitement. — On prescrit les emménagogues, rue, sabine, safran, armoise, apiol, le bromure de potassium, le chloral, le valérianate d'ammoniaque. On fait mettre des suppositoires belladonés. On donne des lavements avec deux grammes d'antipyrine, dix à vingt gouttes de laudanum. Quand les douleurs sont intolérables, il ne faut pas hésiter à recourir aux injections de morphine. La suggestion doit être essayée. Huchard prescrit quatre ou cinq fois par jour, vingt gouttes du mélange suivant :

> Teinture de piscidia erythrina.. . . . .   10 gr.
> Teinture de viburnum prunifolium . . . .   10 gr.

On fait suivre en même temps à la malade le traitement du nervosisme : hydrothérapie, bains sulfureux, douches à 35° d'une minute, douches froides, quinquina, kola, amers, phosphates et glycérophosphates de soude, de potasse, arsenic.

Le massage de l'utérus et de ses annexes réussit quelquefois ; il en est de même de l'électricité faradique ou galvanique en appliquant un pôle dans l'utérus.

La maladie disparaît souvent avec l'âge, le mariage, la grossesse.

Métrorragie. — La métrorragie (de μήτρα, matrice, et ῥηγνύειν, sortir avec violence) est l'hémorragie de l'utérus survenant à des époques indéterminées et n'offrant jamais la même régularité ni dans la marche ni dans la quantité de sang écoulé.

Quand cette hémorragie se produit pendant les règles, qui ne sont plus, dans ce cas, normales par leur durée et leur abondance, elle prend le nom de *ménorragie* (μήν, mois).

ÉTIOLOGIE. — On l'observe surtout au moment de la puberté et de la ménopause. Une constitution nerveuse, un tempérament sanguin, la pléthore y prédisposent; les femmes lymphatiques y sont sujettes aussi. L'hérédité exerce une influence manifeste; il en est de même de l'altitude. On a invoqué encore l'abus des bains trop chauds, des injections à une température assez élevée, les boissons excitantes, l'équitation, la compression du corset, les émotions vives, la colère, les excitations vénériennes, les premiers rapports sexuels, le coït immodéré surtout pendant les règles, les grossesses répétées.

Parmi les causes générales, il faut citer la chloro-anémie, les fièvres éruptives, la variole, la rougeole, la fièvre typhoïde, l'hémophilie, le scorbut, l'albuminurie, la syphilis, les affections des poumons, de la rate, du foie, du cœur. Mais, le plus souvent, elle est déterminée par une affection de l'utérus et des annexes, par la congestion surtout; puis, par les affections inflammatoires de la matrice, les ulcérations du col, le phlegmon des ligaments larges, la pelvi-péritonite, les corps fibreux, les polypes, le cancer, les kystes de l'ovaire. La métrite chronique interne fournit la moitié des métrorragies.

Symptômes. — La perte de sang est considérable. La femme éprouve une sensation de pesanteur, de plénitude dans le bas-ventre, une chaleur inaccoutumée, une douleur irradiant vers les lombes, l'abdomen, les cuisses, et des coliques utérines avec des contractions expulsives. Elle ressent un grand malaise, de la lassitude, de la céphalalgie, des tintements d'oreilles, des vertiges, des troubles digestifs; son pouls est petit, accéléré; ses extrémités sont refroidies.

Dans un premier degré, le sang s'échappe en abondance, sans caillots, avec ses qualités normales.

Dans un second, il y a des caillots; le col de la matrice est entr'ouvert et il existe de la leucorrhée.

Dans un troisième, l'écoulement est très abondant; le col est entr'ouvert aussi, mais tuméfié; l'utérus lourd, abaissé, dévié, et les symptômes généraux sont très prononcés.

Diagnostic. — Il ne faut pas confondre cette affection avec la métrite, la chloro-anémie, l'hémorragie utérine déterminée par un polype, un cancer utérin, etc.

Pronostic. — Il dépend de l'abondance de la perte du sang ou de sa durée, de la fréquence et de la facilité qu'ont à reparaître les hémorragies et des effets qu'elles déterminent. La métrorragie est très grave chez les femmes déjà affaiblies ou épuisées par une maladie antérieure.

Traitement. — Il faut traiter la cause : anémie, scrofule, syphilis, fièvre typhoïde, métrite, polypes, cancer, fibro-myomes, etc.; recommander le repos horizontal; faire prendre des boissons fraîches et acidulées (limonade sulfurique, 3 ou 4 tasses à café dans la journée).

Traitement interne. — La potion suivante, une cuillerée à bouche d'heure en heure, réussit souvent :

Ergotine	4 grammes
Eau de tilleul	120 —
Extrait thébaïque	0,10 centigr.
Sirop de ratanhia	30 grammes.

Quand on veut obtenir un résultat plus rapide, on injecte, avec une seringue de Pravaz, 1 ou 2 grammes de la solution :

Ergotine . . . . 2 grammes
Glycérine 10   —
Eau de laurier cerise 15   —

L'*ergotinine* agit encore plus vite :

Chlorhydrate d'ergotinine . . . . 0,01 centigr.
Eau distillée. . . . . 10 grammes

une demi-seringue en injection hypodermique toutes les deux heures jusqu'à cessation de l'hémorragie. — On donne encore 10 gouttes d'heure en heure, dans un petit verre d'eau, de l'extrait fluide d'*hamamelis virginica* ou d'*hydrastis canadensis*. La *quinine* à haute dose et la digitale réussissent quelquefois. Les astringents comme le tannin, le perchlorure de fer, le ratanhia et les balsamiques n'ont pas une action bien certaine. Enfin, on donne des injections hypodermiques de sérum artificiel et des lavements d'eau salée pour combattre la syncope et la faiblesse consécutives aux hémorragies.

Traitement externe. — Il consiste à appliquer des vessies de glace, des compresses froides sur l'hypogastre, les cuisses, et cela pendant longtemps ; à donner des injections très chaudes (48 à 50°) pendant 20, 30 minutes et les renouveler toutes les deux ou trois heures. C'est là un excellent moyen, mais il faut avoir bien soin de veiller à ce que l'eau ait la température indiquée, car, s'il n'en est pas ainsi, les injections font perdre davantage. On emploie, en outre, les manuluves chauds, les sinapismes sur les reins, les ventouses sur le dos et les épaules. Dans le cas de danger imminent, il faut recourir au tamponnement : on remplit complètement le vagin avec une bande de 5 mètres de gaze iodoformée, en retirant peu à peu le spéculum, et on la laisse en place pendant 12 ou 24 heures, après avoir eu soin de faire uriner la malade. Si ce tamponnement ne suffisait pas encore, il faudrait faire le tamponnement intra-utérin. On a préconisé aussi des topiques hémostatiques dans la cavité de la matrice (perchlorure de fer en solution faible, antipyrine en solution concentrée, mélange fondu de salol et d'antipyrine, etc.). Apostoli recommande l'électricité sous forme de courants fara-

diques, ou continus. Enfin, dans les cas tenaces, graves, on doit
recourir au traitement radical véritable : le curetage.

Congestion utérine. — La congestion utérine est l'accumulation du sang dans les vaisseaux de l'utérus.

Elle est *active* quand elle se produit sous l'influence d'une
excitation déterminant par action réflexe une dilatation des capillaires ; *passive,* quand la dilatation de ces derniers vaisseaux
se produit sous l'influence de la pression sanguine, soit qu'un
peu d'atonie diminue la contractilité des fibres musculaires vasculaires, soit qu'il existe un obstacle au flux du sang.

Étiologie. — Les causes *prédisposantes* sont : la situation
penchée de la matrice, sa grande vascularité, l'âge (pendant tout
le temps que la femme a ses règles), la chlorose, le lymphatisme,
le séjour dans les grandes villes à cause des excitations continuelles, l'usage de vêtements trop serrés, la constipation, la fatigue, la marche exagérée. — Les causes *déterminantes* sont : les
affections de la matrice, les métrites, les corps fibreux, les polypes, les maladies des organes voisins, l'introduction dans la
matrice de corps étrangers ; les émotions morales vives, la variole, la scarlatine, la fièvre typhoïde, etc.

Symptômes. — La femme ressent d'abord pendant quelque
temps des douleurs passagères dans les reins et a un petit écoulement muqueux. Puis les souffrances deviennent plus vives surtout au niveau des ovaires, et elles s'accompagnent d'un sentiment de pesanteur dans le bassin qui s'étend jusque dans les
cuisses. L'écoulement, blanc comme du lait, ou épais, gluant,
coloré, fétide, augmente en quantité. Il y a presque toujours des
nausées. Le coït est très douloureux. Le prurit vulvaire est souvent très intense.

Dans la congestion *passive,* les symptômes sont les mêmes,
mais les douleurs n'ont pas la même intensité.

La congestion ne dure pas longtemps lorsqu'elle est consécutive à une émotion, ou à une maladie fébrile. Sa durée est plus
longue lorsqu'elle dépend d'une maladie de l'utérus ou des
annexes.

Traitement. — Il faut d'abord traiter la maladie générale
quand elle existe. On a conseillé la saignée, mais elle ne doit
être pratiquée que chez des femmes robustes. Il est préférable

d'appliquer 5 ou 6 sangsues sur le col utérin. Les manuluves sinapisés sont indiqués aussi. Pas de sangsues à la vulve, pas de bains de pieds sinapisés, parce qu'ils augmentent souvent la congestion au lieu de la diminuer. Nous recommandons les injections vaginales tièdes, les grands bains, les lavements et les pilules laxatifs, les lavements laudanisés (15 gouttes de laudanum dans un verre d'eau tiède) quand la douleur est trop forte. Enfin la femme doit garder le lit et éviter toutes les excitations intérieures, le café, l'alcool, le vin. — Dans la congestion passive, il faut relever les forces à l'aide des toniques, du fer, du quinquina ; l'hydrothérapie, les bains de mer, les bains sulfureux sont très utiles.

Leucorrhée utérine. — La leucorrhée (λευκὸς, blanc, et ῥεῖν, couler) appelée encore *flueurs blanches, pertes blanches, écoulement blanc,* est une maladie caractérisée par la sécrétion d'un liquide plus ou moins coloré qui s'écoule avec plus ou moins d'abondance des parties génitales de la femme.

La leucorrhée peut être simplement *vaginale,* c'est alors une *vaginite* chronique ; mais elle dépend le plus souvent d'un état d'irritation chronique de la muqueuse utérine (*catarrhe*).

Ces deux variétés se reconnaissent facilement à la nature bien différente de l'écoulement. Le liquide vaginal est assez fluide, opalescent ou jaune-verdâtre et sa réaction est acide ; il produit sur le linge de larges taches blanchâtres ou jaunâtres l'empesant très peu. Le liquide utérin est très épais, visqueux, adhérent, tantôt limpide, en tout semblable à l'albumine de l'œuf, tantôt blanchâtre ou grisâtre. Si on examine la femme au spéculum, on le voit sortir par l'ouverture du col. Sa réaction est alcaline, et il empèse fortement le linge.

ÉTIOLOGIE. — On observe la leucorrhée à tous les âges, chez les petites filles au moment de la dentition (elle est alors vaginale), mais surtout chez les femmes pendant toute la période sexuelle ; il est, en effet, bien peu de femmes qui n'aient jamais eu de pertes blanches en plus ou moins grande quantité, surtout parmi celles qui habitent les villes. Les blondes, ayant un tempérament lymphatique, y sont particulièrement exposées. La leucorrhée est plus abondante avant et après les règles, pendant la grossesse. Le froid humide est une cause très fréquente. Beaucoup de jeunes filles et de femmes ont été atteintes de cette affection pour être restées assises sur un gazon mouillé, pour être sorties par un temps pluvieux sans être suffisamment couvertes. L'herpétisme, la scrofule, le lymphatisme, une mauvaise hygiène, une alimentation insuffisante, un travail excessif, une habitation malsaine, les excès de coït sont des causes habituelles de la leucorrhée.

Symptômes. — Quand la maladie est à l'état aigu, la femme se plaint de douleurs dans le bas-ventre, de pesanteur, de faux besoins. Elle a en même temps de la fièvre, de l'embarras gastrique, sa langue est saburrale. L'écoulement présente les caractères que nous avons indiqués plus haut. — Dans la forme chronique, qui est la plus fréquente, il n'y a ni fièvre, ni douleurs ou à peu près ; l'écoulement constitue seul toute la maladie, et il est quelquefois si abondant qu'il ne tarde pas à déterminer une anémie profonde (Voir *Métrite chronique*, p. 155).

Traitement. — Lorsque la leucorrhée est vaginale, on cautérise la muqueuse avec une solution de nitrate d'argent au dixième ou au quinzième, et on laisse dans le vagin pendant quelques heures un tampon d'ouate hydrophile bien enduit de vaseline ; la cautérisation est renouvelée tous les quatre ou cinq jours.

Lorsqu'il s'agit du catarrhe utérin, on se sert d'un crayon au nitrate d'argent large de trois centimètres et on l'enfonce complètement dans la cavité du col où on le laisse pendant quelques secondes, puis on le retire lentement. Nous nous servons très souvent, lorsque la femme a eu des enfants, lorsque, par conséquent, l'ouverture du col est assez grande, d'un pinceau trempé dans de la teinture d'iode et nous l'introduisons jusqu'au fond de la matrice. La guérison est obtenue ainsi plus rapidement qu'avec les cautérisations au nitrate d'argent. Les injections intra-utérines ne sont pas recommandables. Les injections ordinaires au sublimé, au coaltar, aux feuilles de noyer, à l'écorce de chêne sont indispensables contre la leucorrhée vaginale. Si la sécrétion présente une odeur très âcre, on ajoute un peu d'eau de Cologne, de thymol, de la teinture de romarin. Les injections lentes et prolongées, comme celles que la malade se donne dans un bain, produisent d'excellents résultats ; ce procédé est surtout employé dans les stations thermales. Lorsque le catarrhe a, au début, une forme aiguë, on fait suivre un traitement antiphlogistique : bains, diète modérée, cataplasmes émollients sur le ventre, laxatifs tous les deux jours.

Le *traitement interne* est tout aussi important que le précédent. En première ligne, il faut placer le fer et l'arsenic. Nous recommandons les dragées de la Reine du fer (2 ou 3 après chaque repas), les pilules de Blaud, les gouttes au peptonate de fer, l'eau de la Reine du fer, l'eau d'Orezza, l'eau de Bussang. L'arsenic se donne sous forme de pilules, ou en solution : arséniate de soude 0, 10 centigr., eau distillée 250 gr.; une cuillerée à bouche au repas de midi; ou en gouttes, de Fowler, de Pearson; ou encore en eau minérale, comme l'eau de la Bourboule. On combat la constipation en prenant le soir avec la première cuillerée de potage 1 à 3 grains purgatifs de Vals.

Quand il y a en même temps de la dyspepsie, on fait boire la Perle de Vals n° 1 ou 3, les eaux de Saint-Alban, de Condillac. L'alimentation doit être très substantielle : viandes grillées, lait, œufs. Pas de gibier, pas de homard, ni café, ni bière, ni boissons alcooliques. Très peu de légumes et pas de crudités. Le changement d'air est très utile, mais pas indispensable.

L'hydrothérapie donne des résultats merveilleux chez les jeunes filles qui ne peuvent guère suivre que le traitement interne. Lorsque la leucorrhée a déterminé une anémie profonde, il faut faire deux saisons au moins à Spa, à Forges, à Renlaignes, à Vittel (Source des demoiselles), à Bagnères de Bigorre. Lorsqu'elle est d'origine lymphatique, il sera préférable d'aller aux bords de la mer, ou à la Bourboule, à Salins, à Néris, à Challes, à Luchon, à Saint-Laurent, à Cauterets, à Uriage, etc.

Métrites. — La métrite est l'inflammation de la matrice.

Si on se place au point de vue des idées modernes touchant la nature de l'inflammation, ce mot doit être entendu dans le sens d'*infection*. La métrite est donc le résultat de l'infection de la matrice. En conséquence tous les états pseudo-inflammatoires caractérisés par la simple congestion de l'utérus, ou par un écoulement banal, comme on l'observe lors de la ménopause, ou dans certaines formes de dysménorrhée, ou à la suite d'une leucorrhée, d'une fausse couche, doivent être regardés comme de *fausses métrites*.

L'infection de la matrice ne peut être réalisée que par les microbes de la *septicémie puerpérale* (streptocoque seul ou associé au staphylocoque, au vibrion septique); par ceux de l'*infection blennorragique* (gonocoque seul ou accompagné de staphylocoques, de diplocoques ou de microcoques); et par ceux de l'*infection banale* (staphylocoque ou coccus de nature variable, la plupart vivant normalement dans le vagin, mais pouvant sous des influences diverses devenir virulents). Il est donc logique de diviser les métrites en : *métrite puerpérale, métrite blennorragique,* et *métrite banale simple.* Cette dernière comprend la classification ancienne de *métrite interne* ou *muqueuse* et de *métrite parenchymateuse.*

Métrite puerpérale. — Elle se déclare 3 ou 4 jours après les couches et débute par des frissons suivis d'une grande chaleur, de soif, de céphalalgie. Le pouls s'élève à 100 et même 110 ; la langue est sèche ; la physionomie exprime la douleur, mais non l'anxiété que l'on constate dans la péritonite ; en outre, les traits ne sont ni tirés, ni pincés. L'utérus est volumineux ; l'abdomen se tympanise ; les lochies se suppriment et sont remplacées par un écoulement liquide, sanieux, purulent, fétide. Très souvent il y a complication de péritonite, de phlegmon péri-utérin.

Dans la forme bénigne la guérison est de règle ; mais dans la forme grave, la malade succombe presque toujours au milieu des symptômes de la fièvre puerpérale.

TRAITEMENT. — Pour tâcher de prévenir cette maladie on fera faire des injections de sublimé avant l'accouchement, et l'accoucheur ou l'accoucheuse prendra toutes les précautions nécessaires pour que tous les objets soient bien antiseptisés. On continuera les injections au sublimé après l'accouchement. Si la fièvre apparaît, on fait encore des injections vaginales désinfectantes, et à la moindre alerte on a recours au curetage. On peut pratiquer le tamponnement antiseptique de l'utérus avec de la gaze imprégnée d'iodoforme ou de sublimé, ou de glycérine à l'ichthyol. A l'intérieur, quinine et toniques généreux.

Métrite blennorragique. — La blennorragie peut atteindre non seulement l'urèthre, le vagin, mais encore le col de l'utérus. Cette métrite est caractérisée par une rougeur plus ou moins vive de la muqueuse qui tapisse le col ; par une sécrétion grisâtre ou verdâtre, visqueuse, véritable morve utérine ; par une ulcération entourant l'orifice du col et par un peu d'hypertrophie de la muqueuse intra vaginale de cette dernière partie de la matrice. Elle a une grande tendance à passer à l'état chronique.

TRAITEMENT. — A la période aiguë, le traitement doit être antiphlogistique : bains, cataplasmes sur le ventre, injections vaginales chaudes, lavements très chauds. On met des suppositoires d'ichthyol et on fait un tamponnement glycériné. — Lorsque les phénomènes généraux se sont amendés, on pratique, 2 fois par jour, des lavages de la cavité utérine avec la solution de permanganate de potasse à 1 pour mille ; on se sert d'une sonde à double courant.

La forme chronique doit être traitée par la dilatation progressive au moyen de laminaires, d'éponges préparées, et on fait l'application dans la cavité de l'utérus de topiques à l'iodoforme, à l'ichthyol, au sublimé, à l'alumnol ; on emploie aussi les crayons médicamenteux.

Métrite ordinaire, simple, aiguë. — Cette métrite, nommée encore *endométrite, métrite catarrhale,* affecte d'une manière prédominante la muqueuse de l'organe, tandis que c'est le parenchyme lui-même, la couche musculeuse, qui est malade dans la métrite parenchymateuse.

ETIOLOGIE. — Les femmes faibles, délicates, lymphatiques y sont très sujettes, et chez elles il se produit quelquefois un tel écoulement de pertes blanches qu'il remplace l'écoulement sanguin de tous les mois. Les fièvres éruptives y prédisposent. Parmi les causes occasionnelles, citons le froid pendant les règles ou aussitôt après, l'abus du coït, les fatigues excessives, la propagation de la vaginite aiguë, les corps étrangers du vagin.

SYMPTÔMES. — La malade éprouve dans le bassin une sensation de chaleur et de plénitude. Le bas-ventre est tendu, douloureux ; la miction, pénible, fréquente ; l'urine, rouge, laisse déposer un sédiment muqueux. Les douleurs, locales d'abord, ne tardent pas à gagner le voisinage. Entre le quatrième et le sixième jour, un écoulement plus ou moins abondant se produit. Il est continu, ou bien il procède par redoublements précédés de douleurs expulsives. Au début, le liquide est limpide, muqueux, empesant le linge sans y laisser de traces ; mais, bientôt, il devient très abondant et puriforme. Assez souvent, il y a des stries de sang. La métrorragie s'observe aussi assez fréquemment (*métrite hémorragique*). L'examen au spéculum montre l'orifice du col, plus ou moins ulcéré, entr'ouvert et laissan sourdre un liquide variant suivant la période de la maladie.

Tous ces symptômes durent deux à trois semaines, puis l'écoulement diminue et les sensations désagréables, douloureuses du début disparaissent. Souvent, cependant, l'arrivée des règles retarde la guérison. La maladie tend beaucoup à passer à l'état chronique.

Diagnostic. — Il faut distinguer cette affection de la métrite parenchymateuse, des tumeurs fibreuses, des inflammations péri-utérines, de l'hématocèle, du cancer, de la vaginite. — Dans la métrite parenchymateuse, l'écoulement sanguin mensuel est d'ordinaire moins abondant, retardé et même quelquefois absent ; du reste, il est bien rare que cette espèce de métrite n'existe pas en même temps que la métrite interne. — Les tumeurs fibreuses donnent lieu à des hémorragies et se reconnaissent par la présence d'une tumeur faisant corps avec l'utérus. — Les inflammations péri-utérines se caractérisent par une tumeur douloureuse, résistante, et par l'existence de symptômes généraux plus marqués. — Le cancer se reconnaît à l'écoulement qui a une odeur caractéristique et par le toucher vaginal qui révèle sur le col des bosselures.

Traitement. — Il faut en premier lieu traiter l'état général et combattre les causes qui ont fait paraître la maladie. Ensuite on s'adresse à la lésion locale ; les injections au sublimé, au coaltar et les cautérisations indiquées plus haut suffisent pour amener la guérison. Mais il est nécessaire de continuer les injections pendant assez longtemps, la maladie ayant une grande tendance à passer à l'état chronique.

Métrite chronique. — Cette affection est très commune. Elle reconnaît les mêmes causes que la précédente et se rattache souvent à des accouchements antérieurs. Elle frappe de préférence les femmes anémiques, lymphatiques, scrofuleuses. Les rapprochements sexuels n'en sont pas une cause essentielle puisqu'on la rencontre chez des femmes vierges. Elle est entretenue fréquemment par la dysménorrhée, l'ovarite, les fibromes, les polypes, etc.

Symptômes. — Les pertes blanches constituent le premier

symptôme. Plus ou moins abondantes, elles ont un aspect puriforme laissant sur le linge des taches jaune verdâtre. « Les caractères, lisons-nous dans le dictionnaire de Jaccoud, sont en général insuffisants quand on examine l'écoulement à la vulve pour établir sa provenance, car il est dû au mélange de trois sécrétions : celle du col, celle du corps et celle du vagin. L'écoulement lié à la métrite cervicale a seul des caractères tranchés. On le reconnaît à la consistance glaireuse du mucus transparent ou puriforme qui le constitue ; mais les sécrétions du vagin et de la cavité utérine ne sauraient être distinguées l'une de l'autre d'après leur apparence ; et, pour décider si un liquide non glaireux qui sort de la vulve vient de la matrice ou du vagin, le spéculum est nécessaire. » Dans la forme légère, il n'y a souvent pas d'autres symptômes que l'écoulement ; mais il est tout de même assez fréquent de voir les règles retarder, devenir moins abondantes, se suspendre même, ou, au contraire, paraître en grande quantité, se prolonger, avancer et reparaître à intervalles inégaux.

Tous ces symptômes influencent l'état général. La malade ne mange guère, a des crampes, des tiraillements d'estomac, du dégoût pour la viande. Elle digère mal et est constipée. La miction est pénible. Il survient du prurit vulvaire qui détermine un état d'énervement d'autant plus fâcheux qu'outre les habitudes de masturbation auxquelles il pousse, ce symptôme est difficile à guérir comme nous l'avons déjà vu. La chloro-anémie est très souvent la conséquence de tout cela, et elle se complique, chez les prédisposées, de manifestations nerveuses se rapprochant de l'hystérie. Le spéculum montre un col tuméfié, rouge, entr'ouvert, et presque toujours ulcéré (fig. 52) ; de sa cavité, on voit s'échapper la sécrétion utérine plus ou moins consistante et jaune suivant le degré de la maladie.

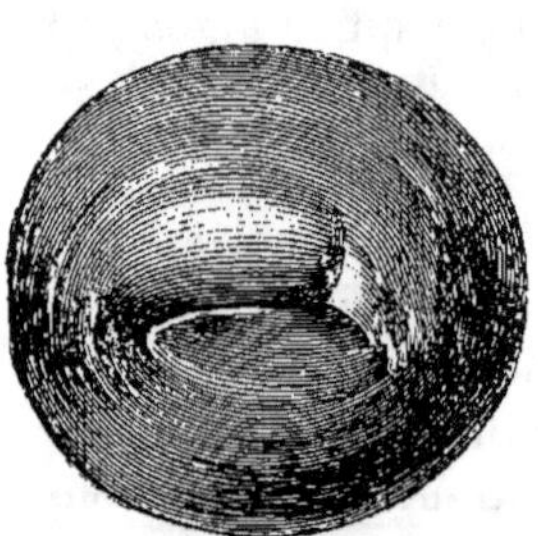

Fig. 52. — ASPECT DU COL DE L'UTÉRUS DANS LA MÉTRITE CHRONIQUE.

Cette métrite dure des mois et des années, d'autant plus que les malades ne commencent généralement à se soigner que longtemps après le début.

TRAITEMENT. — Il doit être local pour modifier les sécrétions, général pour relever les forces. Toutes les préparations ferrugineuses sont indiquées. Voici une formule excellente :

Carbonate de fer.	6 gr.
Poudre de rhubarbe.	3 gr.
Poudre de colombo	2 gr.
Poudre de noix vomique.	1 gr.

Pour vingt-quatre paquets ou cachets. — Un au commencement de chaque repas. Les dragées de la Reine du fer et le quinquina sont aussi indiqués. L'hydrothérapie sous forme d'ablutions froides le matin, ou mieux de douches, doit être employée toutes les fois que c'est possible. On maintient le corps libre au moyen des grains purgatifs de Vals, des comprimés de rhubarbe.

Les injections matin et soir, ou au moins une fois par jour, sont indispensables. On se sert d'eau à peine dégourdie de racine de ratanhia, d'écorce de chêne, de feuilles de noyer, de myrte, de rose. On cautérise l'intérieur de la matrice avec le crayon au nitrate d'argent, avec un pinceau imbibé de teinture d'iode. Quand le catarrhe est total et intense, il faut employer les caustiques solides ou les injections caustiques. Un repos au lit de vingt-quatre heures est nécessaire après chaque cautérisation. Si la maladie résiste, il n'y a plus qu'à faire faire le curetage.

Métrite parenchymateuse aiguë. — C'est l'inflammation du parenchyme utérin. Elle est assez rare. L'altération intéresse tout l'utérus qui est augmenté dans toutes ses dimensions.

La cause principale est la suppression brusque des règles sous l'influence du froid ou d'une émotion violente pénible. Elle se développe aussi dans les cas de congestion utérine intense n'aboutissant pas à l'hémorragie. La blennorragie, les excès du coït, l'irritation produite par les pessaires, les emménagogues (rue, sabine) pris à doses exagérées peuvent la provoquer aussi.

SYMPTÔMES. — La malade commence par éprouver les symptômes de la congestion (Voir p. 149). Une douleur assez aiguë existe à l'hypogastre ou au sacrum et irradie dans les lombes, les aines, le rectum, la vessie. Il y a souvent de la dysurie, les urines brûlent. Bientôt, la fièvre s'allume, la température s'élève. Au palper, on constate un peu de météorisme et on provoque une douleur sous-ombilicale. Au toucher, on sent le vagin chaud, quelquefois sec ; le col tuméfié et douloureux livre passage à un écoulement transparent parfois rougi de sang. La période aiguë ne dure que quelques jours au bout desquels les symptômes s'amendent, la fièvre tombe, les douleurs s'apaisent. L'écoulement muco-purulent persiste toujours, ainsi que la sensation de plénitude dans le bassin, et il suffit d'une imprudence, d'un léger écart de régime pour amener une recrudescence et faire passer la maladie à l'état chronique.

Traitement. — Dans les cas simples, les bains tièdes, les cataplasmes émollients, les irrigations vaginales chaudes suffisent, avec le repos au lit, pour amener la guérison. Si les douleurs sont trop vives, on fait prendre des lavements laudanisés et une potion avec 0,05 à 0,10 centigr. d'extrait thébaïque; enfin on maintient le corps libre en prenant de l'huile de ricin à doses laxatives ou de l'eau minérale purgative. — Dans les cas très aigus, il faut faire appliquer des sangsues sur le col ou à la face interne des grandes lèvres quand il s'agit de jeunes filles.

Métrite parenchymateuse chronique. — Le plus souvent elle est consécutive à la précédente. Les autres causes principales sont la grossesse et les fausses couches, surtout si on commet des imprudences ou s'il survient un accident pendant les quelques jours qui suivent. Les congestions répétées consécutives à la dysménorrhée y prédisposent aussi.

Symptômes. — Lorsque la maladie succède à la forme aiguë, on constate la persistance des mêmes symptômes, mais atténués. La douleur est moins intense, quoiqu'elle puisse devenir lancinante au moment des règles, à la suite de fatigues, d'efforts, du coït. On constate encore de la constipation, de la dysurie, des ulcérations sur le col, du prurit vulvaire. L'écoulement est très variable, comme cela a lieu dans la métrite muqueuse. Du reste, répétons-le ici, la division de la métrite en muqueuse et en parenchymateuse est artificielle, car presque toujours dans cette dernière la muqueuse est également intéressée.

La marche de la maladie est très lente, entrecoupée d'accalmies provoquées par le traitement et de poussées aiguës déterminées par la congestion menstruelle.

Traitement. — On calme les douleurs, quand elles sont trop intenses, au moyen du chloral, de l'opium, et on n'oublie pas que ces médicaments constipent. Si la congestion utérine est très forte, on met des sangsues sur le col, des cataplasmes laudanisés sur le ventre, on prend des injections émollientes et on garde le lit pendant la poussée. Les ulcérations du col sont combattues par les pointes de feu, la teinture d'iode, l'acide chromique, l'iodoforme, etc.

Ulcérations du col de l'utérus. — On appelle ulcérations du col des solutions de continuité de surface de la muqueuse dépendant de causes variées. Elles ne constituent pas une entité morbide, elles ne sont qu'un *symptôme* de la métrite chronique et d'autres maladies, puisqu'on peut les rencontrer dans l'aménorrhée, la dysménorrhée, la leucorrhée, la vaginite, les kystes du col, les polypes, les fibromes utérins, la grossesse, la pelvi-péritonite, les lésions vénérien-

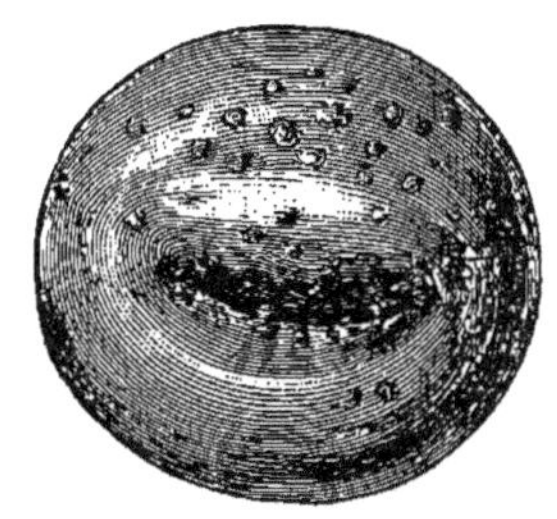

Fig. 53.
PLAQUES GRANULEUSES DU COL.

nes, les diathèses herpétique, scrofuleuse, syphilitique, après les fausses couches.

Généralement, quand une femme a beaucoup de pertes blanches et qu'elle souffre dans le bas-ventre après avoir marché pendant quelque temps, elle a des ulcérations sur le col de la matrice. En effet, les symptômes locaux sont une douleur en arrière du pubis et une leucorrhée plus ou moins abondante. L'examen au spéculum permet de voir sur le col une ou plusieurs plaques granuleuses (fig. 53), occupant une seule ou les deux lèvres. Tantôt les ulcérations présentent une surface plane, rouge, légèrement ulcérée; tantôt elles

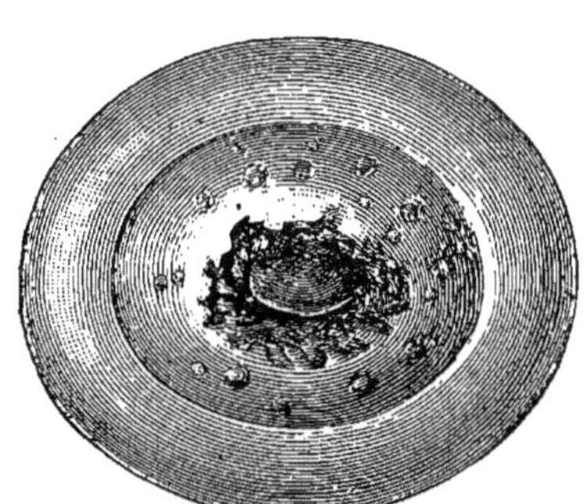

Fig. 54. — ULCÉRATIONS SUPERFICIELLES ET PROFONDES DU COL.

sont plus profondes (fig. 54), avec altération du tissu de la muqueuse; d'autres fois, les bords sont décollés, baveux, avec une sécrétion purulente *(ulcères scrofuleux)*; ou bien les ulcérations sont recouvertes de vésicules, de phlyctènes *(ulcères herpétiques)*;

ou bien elles ont un fond jaune grisâtre, à bords taillés à pic, ir-réguliers *(ulcères syphilitiques)*; ou à bords saignants, creux *(ulcères cancéreux)*.

Les ulcérations du col ne présentent généralement pas de gravité, mais elles durent longtemps.

Traitement. — Il faut tout d'abord soigner la maladie qui les a fait paraître, et surtout la métrite. Localement, on a recours aux *injections vaginales* quotidiennes : feuilles de noyer, écorce de chêne, eau blanche, etc. Comme cautérisation, nous n'employons que la teinture d'iode, et il est bien rare que si la femme ne se néglige pas et vient régulièrement se faire cautériser une ou deux fois par semaine, les ulcérations ne soient pas guéries au bout de deux ou trois mois. Le crayon au nitrate d'argent cauté-rise trop superficiellement. Le nitrate acide de mercure est in-diqué dans les cas d'ulcérations fongueuses, seulement il faut bien veiller à ce que le pinceau ne contienne pas un excès de liquide. On peut employer aussi les acides sulfurique, azotique, acétique, chromique, la cautérisation ponctuée. Quand les ulcéra-tions sont saignantes, on se trouve bien du perchlorure de fer. On applique quelquefois de la poudre d'iodoforme, de salol, d'aristol, etc.

Névralgie utérine ou **hystéralgie**. — Cette maladie consiste dans l'état douloureux de l'utérus sans apparence de lésions.

Elle reconnaît pour causes l'exercice immodéré, les excès de danse, de veilles, de longs voyages, de coït, ou l'usage d'injec-tions trop astringentes prises mal à propos.

Le symptôme principal est une douleur profonde dans le bas-ventre, le dos, les reins, douleur continue, augmentant par la marche, la station debout. Il existe quelquefois des paroxysmes. Elle est plus vive quelques jours avant les règles et pendant leur durée. L'estomac devient capricieux ; l'appétit disparaît et la ma-lade maigrit. L'utérus est souvent très sensible à la pression.

Diagnostic. — La douleur du dos se rencontre dans presque toutes les maladies de la matrice ; mais ici elle persiste pendant l'intervalle des époques et s'accroît un peu avant. L'absence d'écoulements morbides, l'aggravation du mal pendant la marche, la station debout, tout cela éclaire le diagnostic. On distingue l'*hystéralgie* de la *dysménorrhée névralgique* par la persistance des douleurs en dehors des règles ; de toutes les *affections organiques,* par l'absence d'écoulement. — Elle est très rebelle, difficile à guérir.

Traitement. — On prescrit d'abord le repos au lit ou sur une chaise-longue pendant la journée. On applique des vésicatoires volants sur le bas-ventre, ou des ventouses sèches. A l'intérieur, on fait prendre des pilules d'opium, de belladone. Ces médicaments peuvent être donnés aussi en lavements. Les ovules Chaumel à l'extrait thébaïque, à la belladone, à la jusquiame, etc., placés, le soir, au fond du vagin, sont très utiles. Quand la douleur résiste, il faut faire des insufflations de vapeurs de chloroforme avec l'appareil de Scanzoni (fig. 55) dans le vagin, et pen-

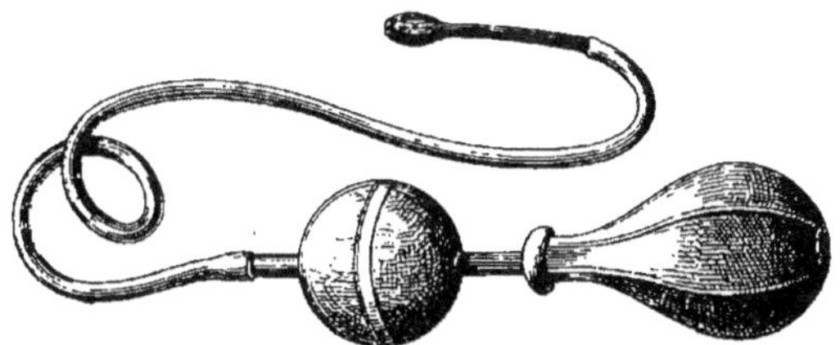

Fig. 55. — Appareil de Scanzoni pour l'application locale des vapeurs de chloroforme.

dant 5 à 10 minutes. — Les toniques et les reconstituants sont indiqués.

Hypertrophie de la matrice. — L'hypertrophie de la matrice, c'est-à-dire son augmentation de volume sans modifications dans sa structure, est très rare. Tout le monde admet naturellement l'hypertrophie secondaire, celle qui résulte de la grossesse, de la présence de fibromes, de polypes dans la matrice, de la rétention du flux menstruel. Mais il n'en est pas de même de l'hypertrophie générale primitive essentielle, qui est si rare que beaucoup d'auteurs nient son existence. On ne constate guère que l'*hypertrophie sous* et *sus-vaginale.*

Hypertrophie sous-vaginale. — Cette hypertrophie, connue encore sous le nom d'*allongement hypertrophique de la portion sous-vaginale du col,* est la conséquence d'accouchements laborieux, de chutes pendant les règles, de secousses produites par le saut à la corde. La cause est souvent inconnue.

SYMPTÔMES. — Elle se révèle ordinairement pendant les rapports sexuels à cause de la douleur qu'ils déterminent au col, et, en dehors de ces rapports, par une sensation de pesanteur au périnée, de tiraillements dans les lombes. Quelquefois, le col vient faire saillie à la vulve. Par le toucher vaginal, on reconnaît facilement la déformation, qui est en massue, conique ou cylindrique.

Le *diagnostic* est sans difficulté, car avec le doigt on se rend bien compte que les culs-de-sac du vagin ne sont pas déplacés, ce qui fait mettre de côté un prolapsus ou une hypertrophie sus-vaginale. — Cette affection n'offre pas de gravité.

TRAITEMENT. — Quand l'hypertrophie n'est pas trop gênante, des injections vaginales astringentes et quelques cautérisations au nitrate d'argent, à la teinture d'iode sont suffisantes. Lorsque la malade est trop incommodée, on fait l'amputation du col avec l'écraseur linéaire.

Hypertrophie sus-vaginale. — Elle est caractérisée par l'augmentation de volume et l'allongement de la partie du col située au-dessus du vagin. L'*étiologie* est très obscure.

Les *symptômes* ne diffèrent pas de ceux causés par le prolapsus de la matrice. Tant que la tumeur est renfermée dans le vagin, on ne constate qu'un abaissement des culs-de-sac vaginaux. Plus tard, la tumeur se présente à l'extérieur, globuleuse, arrondie, renflée à son extrémité inférieure, au sommet de laquelle est le museau de tanche ; par l'orifice du col, on voit s'écouler des mucosités glaireuses ou purulentes.

DIAGNOSTIC. — Cet allongement hypertrophique se distingue de la chute de matrice en ce que l'hystéromètre[1] pénètre à 9, 12, 15 et 20 centimètres, au lieu de 6 ou 7 ; en ce que la réduction de la tumeur est d'abord facile, mais très difficile quand le museau de tanche est remonté au niveau de l'orifice vulvaire ; c'est le contraire dans le prolapsus.

Cette maladie n'est pas grave ; elle ne fait courir aucun danger pour la vie ; mais elle empêche la femme de se livrer à des occupations sérieuses.

---

1. L'hystéromètre (de ὑστέρα, matrice, et μέτρον, mesure) est un instrument composé d'une tige métallique graduée, fléchie à son extrémité suivant l'axe de l'utérus normal et permettant de mesurer la profondeur de cet organe.

TRAITEMENT. — On ne peut se contenter de rentrer la tumeur et de la maintenir réduite au moyen d'un pessaire. Le seul traitement efficace est l'*amputation conoïde du col,* opération imaginée par Huguier.

Corps fibreux de l'utérus. — Ces corps, appelés encore *fibroïdes, fibromes, myomes, hystéromes,* sont constitués par des *fibres* enroulées plus ou moins irrégulièrement autour d'un ou de plusieurs centres et formant une tumeur qui peut atteindre depuis le volume d'une amande jusqu'à celui d'une tête d'adulte. On trouve assez souvent une agglomération de petites tumeurs ayant chacune sa capsule propre, mais qui, réunies, semblent former une seule masse.

Les *causes* de la production des corps fibreux sont complètement obscures; on ne sait à quelle influence attribuer leur origine. On les rencontre surtout chez les personnes lymphatiques et chez celles qui ont dépassé la moitié de la vie, de trente à quarante ans. Les femmes qui n'ont jamais eu d'enfants y paraissent aussi disposées que les autres.

Ils peuvent se développer très près du péritoine et ils sont dits *sous-péritonéaux;* ou sous la muqueuse utérine, ce sont les corps fibreux *sous-muqueux;* ou bien ils occupent l'épaisseur même des parois de l'utérus, et on les appelle *interstitiels.*

SYMPTÔMES. — Ils sont à peu près nuls dès le début, ce qui fait qu'il est très difficile de reconnaître à ce moment leur existence. Mais au fur et à mesure qu'ils grossissent, les symptômes deviennent de plus en plus sensibles. La tumeur comprimant les divers organes avoisinants, on constate des envies fréquentes d'uriner, quelquefois même la miction devient impossible; ou bien, si le rectum est comprimé, il y a une constipation opiniâtre. Dans ce dernier cas, la tumeur presse les veines iliaques et détermine l'enflure des membres inférieurs.

On observe, en outre, des troubles de la menstruation. Il survient des hémorragies qui se renouvellent à des époques plus ou moins rapprochées. D'abord, elles apparaissent au moment des règles, seulement elles sont plus abondantes et durent plus longtemps; ensuite, elles se montrent à des époques variables et finissent par épuiser la malade, qui ne tarde pas à devenir anémique.

La présence des corps fibreux n'empêche pas la conception;

mais généralement la grossesse est interrompue vers le troisième ou le quatrième mois. Cependant, si la tumeur n'est pas trop volumineuse, la grossesse peut suivre son cours normal.

La *marche* des corps fibreux est lente, mais continue.

La *terminaison* est variable. S'ils peuvent amener la mort par épuisement, à cause des hémorragies, ou occasionner une péritonite de voisinage, ils peuvent aussi guérir spontanément, ou bien rester stationnaires, ce qui arrive surtout au moment de la ménopause; ils sont susceptibles enfin de guérir par une opération.

TRAITEMENT. — Si la santé n'est pas altérée, si la tumeur n'est pas considérable, il suffit de surveiller la menstruation et d'agir contre les hémorragies en employant à chaque période et alternativement tous les remèdes pouvant arrêter ou modérer la perte de sang. « Si l'on peut ainsi amener, dit Churchill, la malade jusqu'à l'époque de la ménopause, il y a tout lieu d'espérer pour les années suivantes une très notable amélioration. »

On combattra chaque symptôme à mesure qu'il se présentera et on veillera surtout à assurer la libre évacuation du rectum et de la vessie. S'il faut recourir à l'usage de la sonde, il est préférable de se servir d'une sonde d'homme, de gomme élastique.

Les corps fibreux disparaissent quelquefois spontanément par résorption; on doit donc aider la nature et employer tous les médicaments qui activent d'une manière notable les facultés résorbantes de l'économie. Les moyens principaux sont les mercuriaux à petites doses, avec frictions sur l'abdomen, et les vésicatoires volants avec usage à l'intérieur d'iode ou de brome.

Mais, dans certains cas, il faut recourir à l'opération.

« Quelquefois, dit Churchill, la nature elle-même fait un effort pour produire une guérison radicale. Ainsi, la membrane d'enveloppe devient de plus en plus mince, jusqu'à ce qu'elle soit à la fin en partie résorbée ou tout à fait détruite : un léger effort de contraction de l'utérus suffit alors pour faire sortir la tumeur de la loge qu'elle occupait dans l'épaisseur des parois : elle tombe dans l'intérieur de la cavité, d'où elle est peu à peu repoussée comme le serait un corps étranger. »

Se basant sur ce procédé de la nature, on peut essayer d'énucléer le corps fibreux en le divisant au moyen de l'ongle, du bistouri ou d'un caustique; puis, à l'aide de manipulations doucement pratiquées avec les doigts, on fait saillir le corps et on l'amène au dehors.

On peut encore, si le corps fibreux est volumineux, sous-muqueux et surtout un peu pédiculé, faire une ligature métallique au niveau du pédicule qu'on broie au moyen de l'écraseur linéaire ; on cautérise ensuite le point qui a été sectionné afin d'éviter l'hémorragie.

Enfin, on a recours, pour enlever ces tumeurs, à l'hystérectomie. Cette opération, qui paraît devoir entrer de plus en plus dans la pratique chirurgicale, est grave ; elle ne doit donc être employée que lorsqu'il faut agir absolument et qu'aucune autre opération n'est possible. Or, il faut agir toutes les fois qu'il survient des accidents sérieux, des hémorragies très abondantes, capables d'entraîner fatalement la mort dans un délai plus ou moins rapproché.

Polypes. — Les polypes (fig. 56) que l'on rencontre dans l'utérus sont *mous (vésiculaires, vasculaires blancs)* ou *durs (fibreux, fibro-cartilagineux, sarcomateux).*

Les *premiers* semblent se produire sous l'influence d'une irritation de la muqueuse utérine, c'est pour cela qu'ils existent assez souvent en même temps que la métrite interne.

Ils révèlent leur présence par des hémorragies et une leucorrhée abondante. Les hémorragies résistent aux médicaments appropriés, ceux-ci ne détruisant pas la cause. La leucorrhée n'a pas d'odeur spéciale. Quand le polype, ayant franchi le col, est arrivé dans le vagin, les pertes blanches persistent, mais les hémorragies sont moins abondantes.

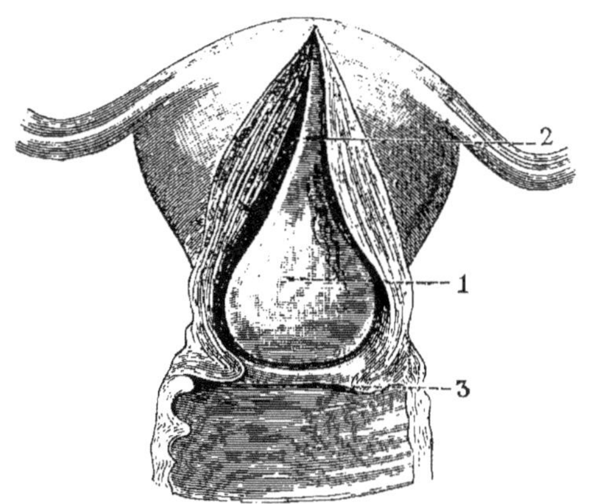

Fig. 56. — POLYPE A PÉDICULE TRÈS MINCE INSÉRÉ SUR LE FOND DE L'UTÉRUS. — 1. Polype. — 2. Pédicule. — 3. Bord de l'orifice intérieur de l'utérus.

Le *diagnostic* ne peut être porté d'une manière certaine qu'après un examen direct et lorsque le polype fait saillie ou pend dans le vagin.

Le *pronostic* n'est grave que par la violence des hémorragies ; mais ces cas sont rares.

TRAITEMENT. — Quelquefois, le polype s'élimine de lui-même, par suite de la rupture spontanée du pédicule. Quand il n'en est pas ainsi, on l'enlève en le tordant, en l'arrachant ou en le coupant avec une chaîne d'écraseur si le pédicule est trop large. L'opération est simple, sans danger, un repos au lit de quelques jours suffit.

Les *polypes durs* rendent la menstruation plus longue, plus rapprochée ; ils déterminent des pertes rouges et blanches après la ménopause, des douleurs dans la matrice, de l'hypertrophie de cet organe et une anémie très prononcée. Le toucher ne donne aucune indication quand le polype est dans la matrice ; mais on le

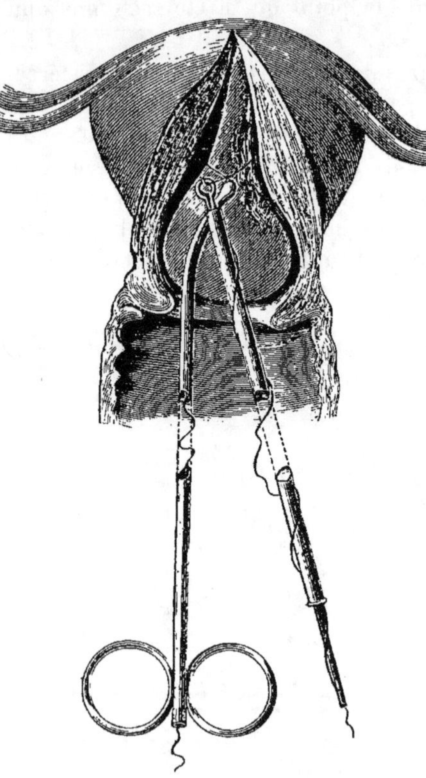

Fig. 57. — LIGATURE DU POLYPE. (Procédé Desault.)

sent facilement quand il est dans le vagin et on le voit avec le spéculum.

TRAITEMENT. — Si le pédicule est grêle, il suffit de tordre la tumeur pour l'enlever ; s'il est assez long, on l'excise au moyen de ciseaux courbes. Lorsque la tumeur est trop profonde dans l'utérus, il faut employer le procédé de Desault (fig. 57). La malade garde le lit, on la soutient autant que possible et on lui donne des injections antiseptiques.

Kystes. — Les kystes de l'utérus sont muqueux ou séreux.

Les premiers sont assez fréquents au niveau de l'orifice externe du col, sous forme de petites tumeurs analogues aux pustules d'acné. On les rencontre encore dans la cavité cervicale ou dans l'intérieur de la matrice.

Ils n'engendrent aucun symptôme bien marqué, aussi leur diagnostic est absolument impossible quand ils sont peu volumineux et contenus dans l'utérus. Lorsqu'ils sont au dehors, le toucher vaginal fait soupçonner leur existence et le spéculum permet de les reconnaître.

On doit les *inciser* ou les exciser toutes les fois qu'on peut les atteindre.

Les *kystes séreux* sont très rares. Ils se développent à la surface externe de l'utérus, tantôt en avant, tantôt en arrière, comprimant la vessie dans le premier cas, le rectum dans le second. Les symptômes sont très obscurs. Il faut ne les traiter que lorsqu'ils sont volumineux.

Cancer de l'utérus. — Ce cancer est le plus commun de ceux qu'on observe chez les femmes, le plus terrible et le plus constamment fatal. On en observe plusieurs espèces : encéphaloïde, squirrhe, colloïde et épithéliome ou cancroïde (v. tome III, pages 288, 292, 416). Il débute toujours par le col, puis il gagne le corps de la matrice et les organes voisins.

ÉTIOLOGIE. — Cette maladie, inconnue avant vingt ans, devient de plus en plus fréquente jusqu'à cinquante ; à partir de ce moment, elle diminue d'une manière graduelle. Le nombre maximum est entre quarante et cinquante ans. L'hérédité agit ici comme pour tous les cancers. La condition de la femme n'y est pour rien : riches, pauvres ; femmes mariées, filles ; vierges ou prostituées, toutes y sont exposées de la même manière. Les grossesses répétées semblent être une cause prédisposante.

SYMPTÔMES. — Le cancer de l'utérus se développe d'une manière insidieuse, sans occasionner des douleurs ou des troubles de la santé suffisants pour donner l'éveil à la malade. Aussi, souvent on ne reconnaît sa présence, que lorsqu'il a déterminé des lésions profondes sur le museau de tanche. Le retour apparent de la menstruation chez les femmes qui ne voient plus à cause de leur âge est chez elles le premier indice du cancer.

Les troubles fonctionnels qui se manifestent tout d'abord sont locaux et au nombre de trois : *hémorragies, douleur, leucorrhée.*

Les hémorragies se produisent quelquefois soudainement à la suite d'une émotion, du coït, d'une grande fatigue. Très souvent, elles constituent une ménorragie; les règles sont plus fortes, plus prolongées ou en avance.

La douleur n'apparaît qu'à une époque assez avancée. Parfois même, elle fait défaut, mais il arrive qu'elle acquiert une intensité très grande. Elle varie depuis une sensation de pesanteur, de fourmillement, jusqu'aux élancements les plus douloureux. Souvent, elle revient par accès et augmente avec la congestion utérine pour s'atténuer quand l'hémorragie a produit une détente.

L'écoulement vaginal est consécutif aux hémorragies. Ce sont des pertes blanches présentant des caractères particuliers; en effet, elles sont constituées par un liquide séreux, empesant à peine le linge, très abondant et prenant bientôt une teinte roussâtre. La leucorrhée devient alors muco-purulente, sanieuse, ichoreuse, âcre, et elle a une odeur fétide caractéristique, l'odeur repoussante des cancers.

En plus de ces trois symptômes dont l'importance est capitale, on constate des troubles de la miction qui est douloureuse, incomplète ; de la diarrhée alternant avec la constipation. Les symptômes généraux sont nuls souvent pendant les premiers mois de la maladie, et il n'est pas rare de trouver des femmes avec un cancer avancé, inopérable même, et avoir conservé leur embonpoint, la fraîcheur et presque toutes les apparences de la santé. Cependant, tôt ou tard, la pâleur de l'anémie arrive et la malade prend la teinte jaune paille de la cachexie cancéreuse. A ce moment, on constate souvent l'œdème des jambes. La mort arrive dans le marasme ou à la suite d'une complication : péritonite, hémorragies, lésion des voies urinaires.

L'examen au spéculum fait voir sur le *col* de nombreuses saillies irrégulières formant tantôt des excroissances en choux-fleurs, tantôt une ulcération inégale à bords indurés, à fond grisâtre, sanieux et saignant facilement au moindre contact. Le col est, en outre, hypertrophié, induré, inégal.

Le cancer de l'utérus a une marche incessante et extensive; il gagne toujours les parties voisines. La durée est variable : de quinze mois à plusieurs années. Il va plus vite chez les femmes jeunes que chez celles qui ont dépassé la cinquantaine.

DIAGNOSTIC. — Les trois symptômes caractéristiques que nous avons indiqués, joints au facies de la malade, font soupçonner le mal et l'examen avec le doigt certifie le diagnostic. Il faut cependant bien s'assurer qu'on n'a pas affaire à une métrite chronique, à une tumeur fibreuse, à des ulcérations simples, à un polype.

Cette affection est presque nécessairement mortelle. Ce n'est qu'en intervenant de très bonne heure qu'on peut quelquefois obtenir une guérison définitive ; le plus souvent, l'opération ne fait que reculer le terme fatal.

TRAITEMENT. — Il faut enlever le col quand celui-ci est encore seul atteint et quand il est possible de sectionner un peu des parties saines. Lorsque la maladie est trop avancée, il n'y a plus qu'à traiter les symptômes. On combat les hémorragies avec des injections froides astringentes et, au besoin, par le tamponnement ; la fétidité, avec des injections détersives et antiseptiques (acides phénique, salicylique, thymol, permanganate de potasse) ; les douleurs, avec des ovules opiacés, belladonés, des injections hypodermiques de morphine. Enfin, on soutient les forces au moyen des vins de quinquina, de kola, de coca, etc.

Diagnostic des tumeurs de l'utérus. — Quoique nous ayons dit un mot du diagnostic de ces tumeurs après l'étude de chacune d'elles, nous croyons utile d'indiquer, avec J.-A. Fort, comment on peut reconnaître une tumeur de l'utérus et de quelle manière on les distingue les unes des autres :

1° On peut être certain qu'il y a une tumeur lorsque, indépendamment de troubles fonctionnels (douleur, écoulement par le vagin, hémorragie), on constate une augmentation de volume considérable de l'utérus, soit par le palper abdominal, soit par le toucher rectal, ou bien par le toucher vaginal, ou encore par la combinaison de ces trois modes d'exploration. En outre, la tumeur utérine détermine des symptômes de compression sur la vessie, sur le rectum et, quelquefois, sur les veines iliaques ;

2° Les tumeurs dont l'utérus peut être le siège sont, les unes rares, les autres fréquentes.

Les tumeurs rares sont : les kystes, l'hypertrophie et la métrite chronique. Parmi les tumeurs fréquentes, nous trouvons : le cancer, la grossesse, les tumeurs fibreuses, les polypes muqueux.

Nous éliminerons d'abord les tumeurs rares. Les *kystes,* ne peuvent.être. reconnus qu'autant que le col· est entr'ouvert et que la tumeur. est ·visible.. L'*hypertrophie*, dont on a vu seulement quelques·cas, est caractérisée par l'augmentation de volume de l'organe et des hémorragies très abondantes ; on l'a presque toujours confondue avec une grossesse ou avec une tumeur fibreuse. La *métrite* chronique est d'un diagnostic très facile. L'utérus n'ac-

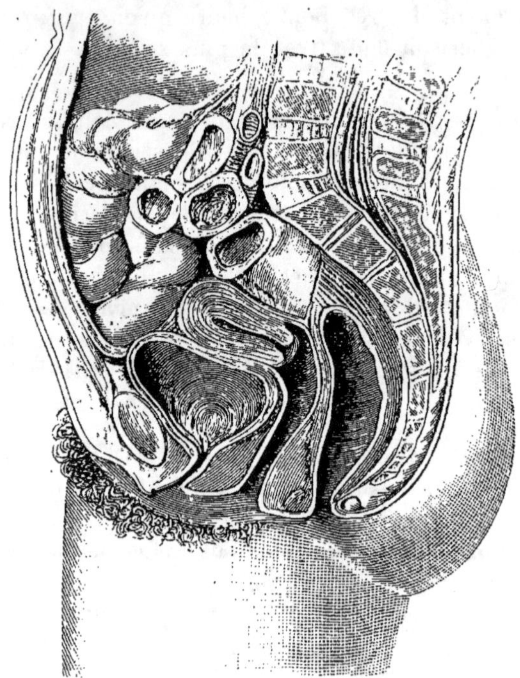

Fig. 58. — ANTEVERSION DE L'UTÉRUS.

quiert jamais un volume considérable ; il est douloureux au toucher ; par le rectum, on constate la régularité de l'organe augmenté de volume, et l'on détermine ainsi un peu de douleur à la pression ; il y a de la leucorrhée, sans hémorragie, les symptômes d'une légère cystite, des douleurs lombaires et inguinales.

Des tumeurs communes, la moins difficile à reconnaître est le *cancer*. Au début, on peut le prendre pour un corps fibreux ; on le distingue alors par les hémorragies, plus abondantes et plus fréquentes dans le cancer, et par les antécédents ; mais, il ne faut pas se dissimuler la difficulté du diagnostic, difficulté qui ne commence à cesser qu'avec l'apparition d'autres symptômes : douleurs lancinantes, écoulement fétide, cachexie cancéreuse.

Souvent, l'utérus est volumineux et l'on se demande si on a affaire à une *grossesse* commençante ou à une *tumeur fibreuse*. Il y a entre ces deux états une grande analogie. L'utérus est aug-

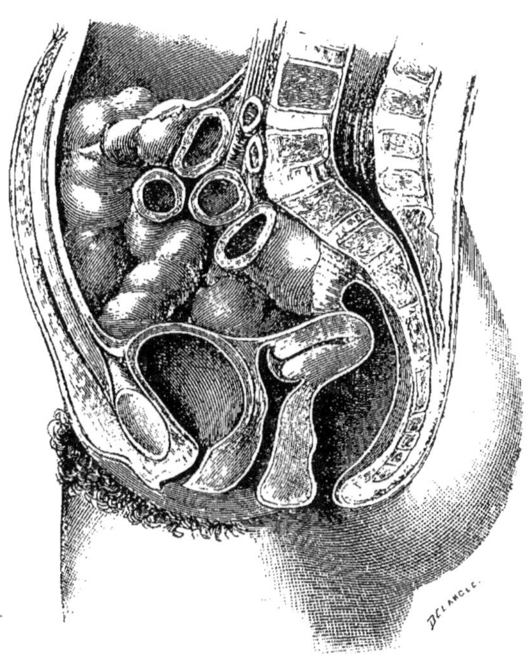

Fig. 59. — RÉTROVERSION DE L'UTÉRUS.

menté de volume dans les deux cas ; le col est ramolli, les symptômes de compression existent ; il n'y a pas d'hémorragie, du moins lorsque le corps fibreux est encore peu développé. Il faut alors recourir aux signes de la grossesse. Lorsque l'utérus est rempli par le produit de la conception, il détermine des symptômes sympathiques : gonflement et picotement des seins, tuméfaction de l'aréole, développement des tubercules de Montgomery sur l'aréole, formation d'une ligne noire entre l'ombilic et le pubis, nausées et vomissements, divers symptômes nerveux du côté des nerfs sensitifs et des centres nerveux ; pas d'hémorragies utérines, etc. Enfin, si la tumeur date de quatre à cinq mois, les bruits du cœur du fœtus peuvent être entendus.

Tous ces symptômes manquent dans le cas de tumeur fibreuse. Du reste, celle-ci s'accompagne fréquemment d'hémorragie ; elle distend souvent le col utérin, qui s'entr'ouvre ; elle forme quelquefois une tumeur à surface irrégulière.

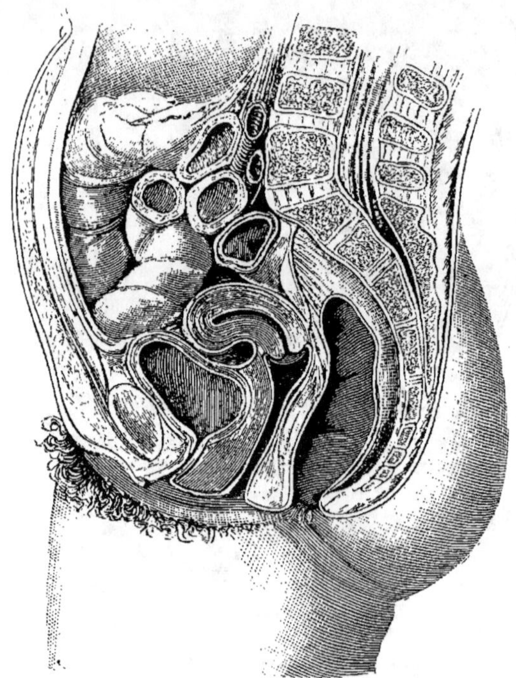

Fig. 60. — Antéflexion de l'utérus.

Quoique le diagnostic paraisse facile, il faut cependant reconnaître qu'il est des cas où il est bien difficile de se prononcer.

Antéversion de l'utérus. — Il y a antéversion *(ante,* en avant, *vertere,* tourner), lorsque la matrice est inclinée en avant (fig. 58). On la reconnaît facilement au toucher. Le corps de la matrice vient s'appliquer sur la face postérieure du pubis, tandis que le col se porte en arrière, ce qui fait qu'on le trouve quelquefois difficilement quand on examine la femme au spéculum. La matrice s'appuyant sur la vessie, celle-ci ne peut pas s'emplir complètement, d'où besoins fréquents d'uriner. La menstruation est ordinairement normale ; il y a des pertes blanches et souvent la stérilité est la conséquence de cette déviation.

Rétroversion. — Dans la rétroversion (de *retro*, en arrière),

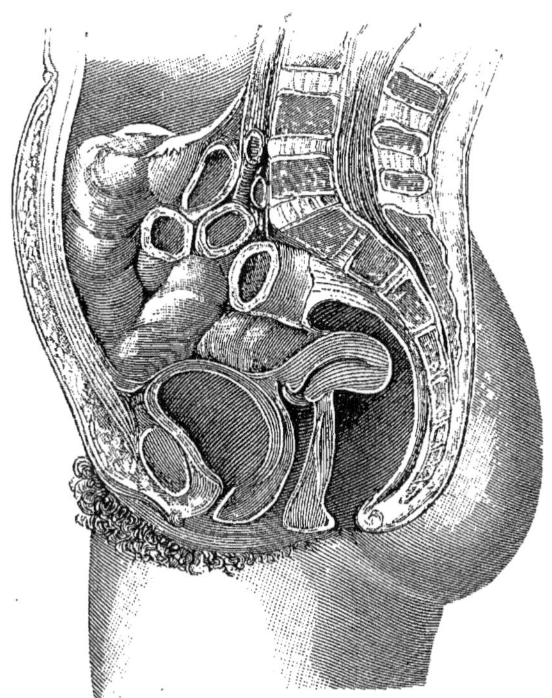

Fig. 61. — RÉTROFLEXION DE L'UTÉRUS.

la matrice est renversée en arrière. Le corps s'applique sur le rectum et détermine de la constipation. Le col vient en avant vers le pubis. La miction est facile, normale (fig. 59).

Latéroversion. — Cette déviation est plus rare que les précédentes. L'utérus est renversé soit à droite, soit à gauche. On la reconnaît par le toucher, le doigt devant chercher le col à droite si le corps de la matrice est à gauche et *vice versa*.

Antéflexion. — Dans l'antéflexion, la matrice est fléchie, pliée sur elle-même, de manière à présenter un angle entre le corps et le col (fig. 60); c'est ce qui la distingue de l'antéversion. Très souvent le col ne change pas de place, le corps seul subissant un déplacement. Ce dernier s'incline donc en avant vers le pubis, tandis que le col garde sa position normale. Cette flexion détermine de la dysménorrhée, quelques névralgies, un besoin fréquent d'uriner, des douleurs pendant la défécation, et la stérilité.

Rétroflexion. — La matrice est pliée de telle sorte que le corps se porte en arrière vers le sacrum (fig. 61). Les symptômes auxquels cette déviation donne lieu sont des douleurs lombaires, un peu de constipation et la stérilité.

Latéroflexion. — Le corps de l'utérus se fléchit vers les parties latérales. Les cas sont rares.

Causes. — Toutes ces déviations de la matrice sont surtout

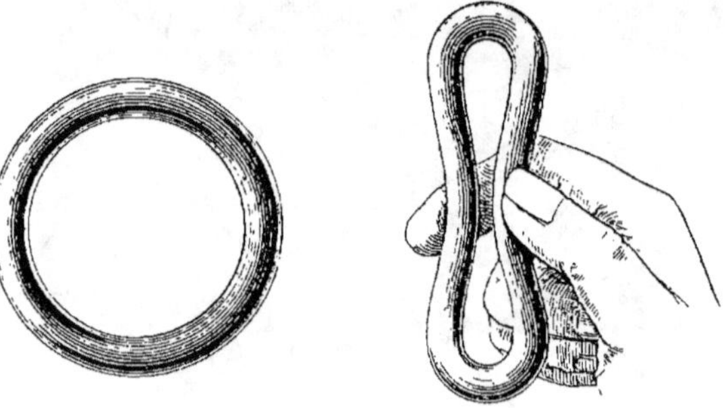

Fig. 62. — Anneau pessaire Dumontpallier (On montre avec les doigts. la forme qu'on doit lui faire prendre pour l'introduire dans le vagin.)

fréquentes chez les femmes qui ont eu des enfants et qui se lèvent trop tôt après les couches. Elles répondent quelquefois aussi à une disposition anatomique de l'utérus, à l'abus des rapports sexuels.

Traitement. — Il faut fortifier les tissus en faisant prendre des injections astringentes froides, des douches à 12°. On recommande à la femme de garder le repos horizontal le plus longtemps possible, de marcher très peu, de ne pas danser ni monter à cheval. Localement elle met des pessaires en caoutchouc vulcanisé (fig. 62), ou bien un pessaire à réservoir d'air (fig. 63, 64, 65 et 66). On ne doit pas oublier de traiter les métrites, les congestions, la dysménorrhée, etc., quand ces maladies existent.

Abaissement. Prolapsus ou **chute de la matrice.** — Il y a *abaissement* lorsque l'utérus est descendu dans le vagin (*descente de matrice*), *prolapsus* ou *chute* lorsque l'organe se montre à l'extérieur (fig. 67).

Les causes sont les accouchements répétés, les efforts, les tumeurs qui augmentent le volume de l'organe.

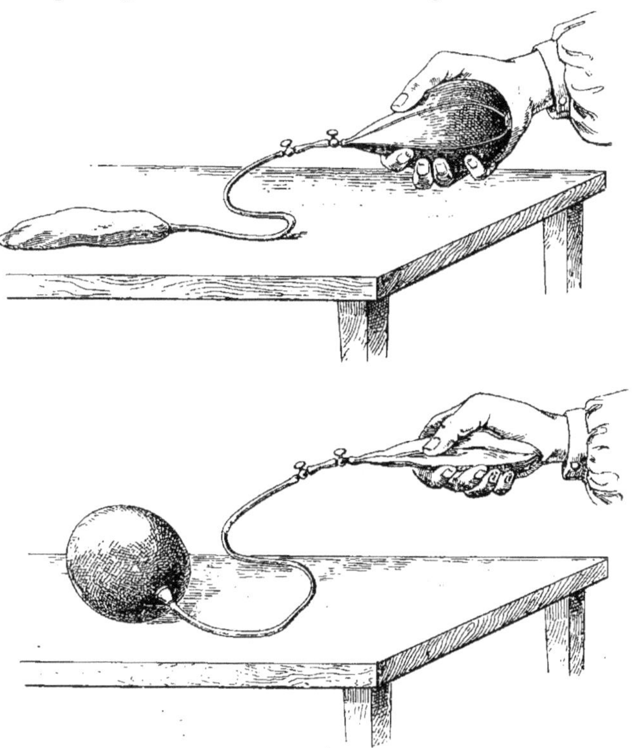

Fig. 63. — PESSAIRE A RÉSERVOIR D'AIR (vide). — Fig. 64. — Le même pessaire (plein).

Le toucher vaginal quand la matrice ne vient pas au dehors, la vue seule quand elle arrive entre les lèvres ou qu'elle pend entre les jambes, permettent de reconnaître ce déplacement sans difficulté. Les femmes qui en sont atteintes sont ordinairement stériles, se plaignent d'une pesanteur dans le bassin, de tiraillements dans les reins, de douleurs lombaires. Elles urinent avec peine, et sont affligées d'un écoulement muqueux ou muco-purulent.

DIAGNOSTIC. — La chute de la matrice se distingue des *polypes de l'utérus* par la présence de l'orifice du col à la partie inférieure de la tumeur, par la sensibilité de celle-ci et par la constatation de la vessie à sa partie antérieure ; — de l'*inversion*, par la présence de l'orifice cervical à la partie inférieure de la tumeur, par la surface lisse et l'absence de tout écoulement ; —

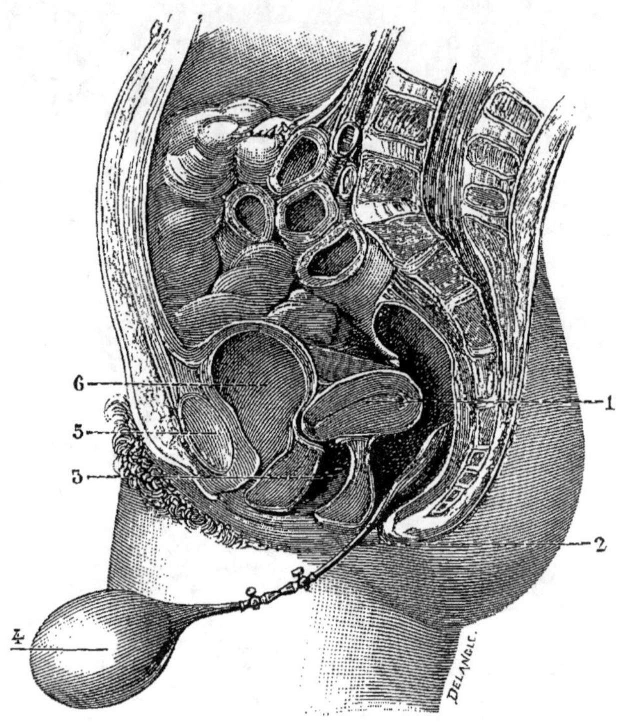

Fig. 65. — PESSAIRE A RÉSERVOIR D'AIR (avant la réduction). — 1. Utérus. — 2. Pessaire réducteur vide. — 3. Vagin. — 4. Insufflateur gonflé. — 5. Symphyse du pubis. — 6. Vessie.

des *tumeurs du bassin,* par l'orifice du col et le déplacement qu'elle produit dans le bassin, ce qui n'arrive généralement pas avec les tumeurs du bassin ; — de l'*allongement hypertrophique du col* dans lequel l'utérus est resté en place, ce que l'on constate par le toucher ; — de la *chute du vagin,* par la présence de l'orifice du col.

TRAITEMENT. — Quand la matrice est tombée entre les cuisses

il faut pratiquer la réduction et appliquer les pessaires dont nous avons déjà donné la figure, ou encore les pessaires en gimblette, en huit de chiffre (fig. 68 et 69). Mais dans les cas de prolapsus complet, il vaut mieux employer ceux que nous représentons dans les figures 70 et 71. Le pessaire 70 se compose d'une tige en caoutchouc, sorte de cylindre en boudin, long de

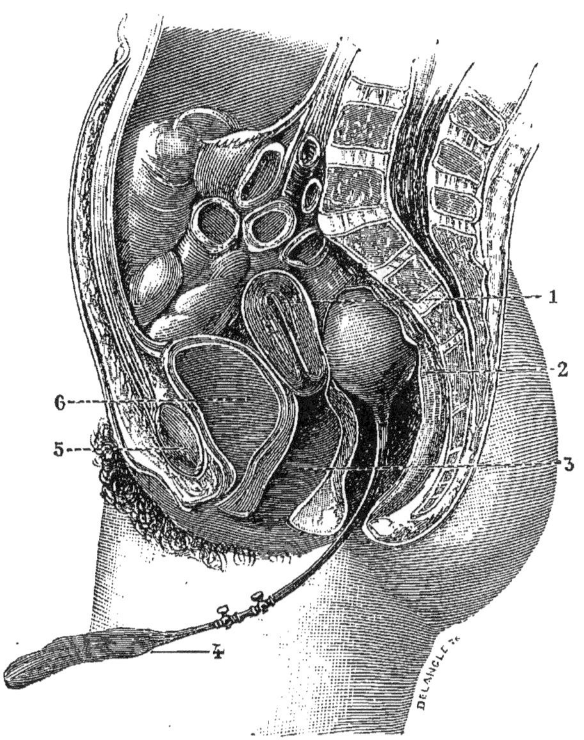

Fig. 66. — Pessaire a réservoir d'air (après la réduction). — 1. Utérus. — 2. Pessaire réducteur gonflé. — 3. Vagin. — 4. Insufflateur vide. — 5. Symphyse du pubis. — 6. Vessie.

2 à 3 centimètres, régulièrement excavé ou très fortement échancré à sa partie inférieure par une plaque creuse, laquelle se termine en arrière par des tubes en caoutchouc formant sous-cuisses, ceux-ci vont, par l'intermédiaire de lanières de cuir, s'attacher à une ceinture placée sur le bassin. — L'hystérophore 71 offre plus de résistance que les appareils en caoutchouc; il est composé d'une ceinture munie d'une tige d'acier (1) fixée à la partie

postérieure; cette tige est terminée par une pelote en ivoire ou en caoutchouc. La pression permanente est obtenue au moyen d'un ressort à l'extrémité duquel sont fixées deux courroies exerçant une pression continue. De quelque pessaire qu'on se serve, et il y en a bien une soixantaine de formes diverses, il faut le retirer tous les soirs et le bien laver avant de le remettre le len-

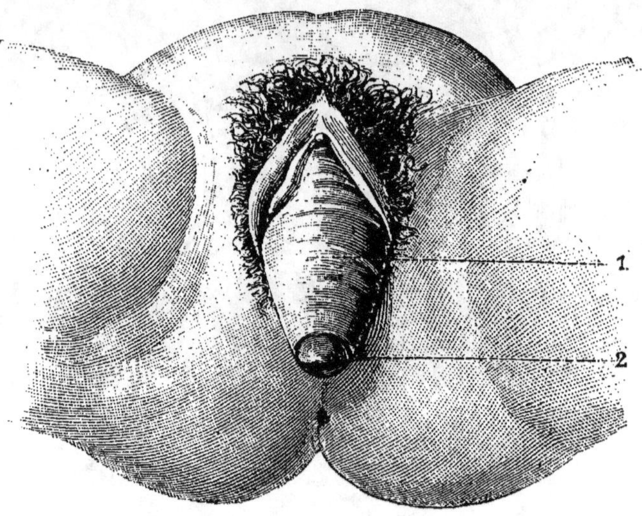

Fig. 67. — PROLAPSUS DE L'UTÉRUS A LA SUITE D'UNE CHUTE.
1. Vagin renversé. — 2. Museau de tanche avec l'ouverture du col.

demain matin après avoir eu soin de prendre une bonne injection astringente avec 15 à 30 gr. d'alun.

Quelques chirurgiens rétrécissent ou raccourcissent le vagin afin de maintenir l'utérus.

Inversion ou renversement de l'utérus. — L'inversion diffère complètement de la chute de la matrice. Cette dernière est, en effet, dans ce cas, retournée. Le fond traverse le col de l'utérus; celui-ci forme donc une cavité tapissée par le péritoine, ouverte du côté de l'abdomen, contenant les ovaires et les trompes de Fallope. Elle peut être partielle ou complète; dans ce dernier cas l'organe pend entre les cuisses.

ÉTIOLOGIE. — L'inversion se produit surtout aussitôt après

l'accouchement, ou quelques jours après, graduellement ou brusquement. Les corps fibreux peuvent la déterminer.

Le déplacement s'accompagne de vives douleurs lorsqu'il a lieu brusquement. Mais le symptôme le plus important est l'hémorragie ; il se produit même un suintement sanguin presque continuel. Le toucher vaginal fait reconnaître la tumeur si elle

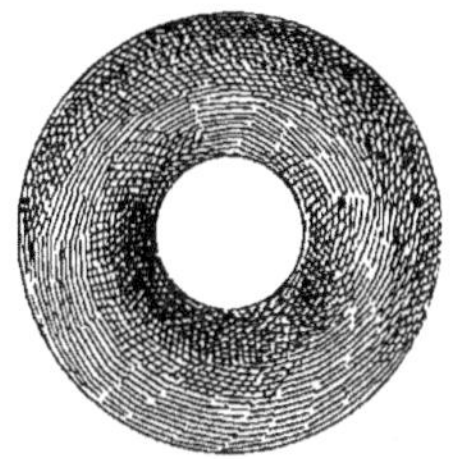

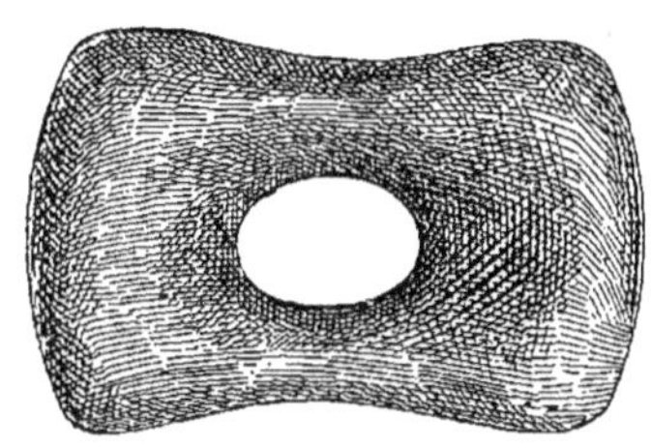

Fig. 68. — PESSAIRE EN GIMBLETTE.   Fig. 69. — PESSAIRE EN 8 DE CHIFFRE.

est encore dans le vagin ; plus tard on la voit entre les lèvres et les cuisses.

On distingue l'inversion de la chute par l'absence de l'ouverture du col à la partie inférieure de la tumeur. — On a vu des malades emportées par une hémorragie abondante.

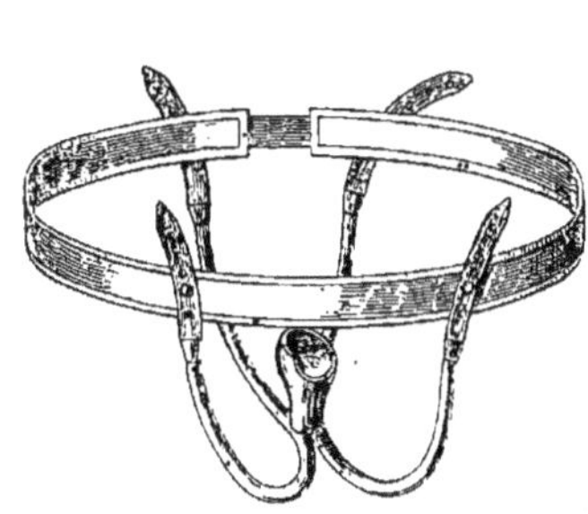

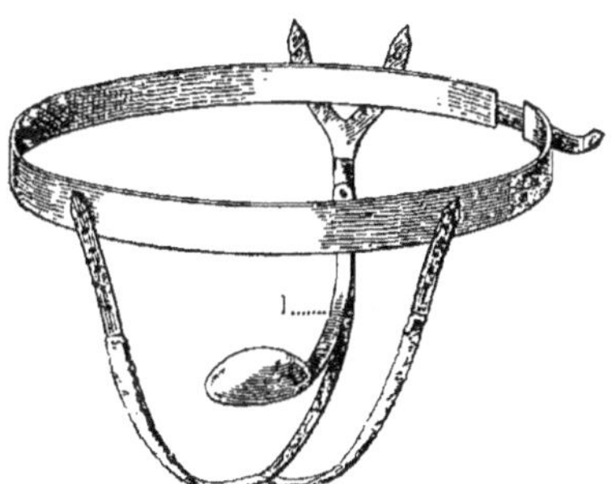

Fig. 70.
PESSAIRE RELEVEUR.

Fig. 71. — HYSTÉROPHORE.
1. Tige d'acier terminée par une pelote.

TRAITEMENT. — On cherche à réduire l'organe déplacé avec les doigts, et on le maintient en place au moyen d'un pessaire que le médecin indiquera.

§ 5. — **Maladies des annexes.**

Inflammation aiguë des trompes. Salpingite — Oblitération des trompes. — Rupture des trompes. — Périmétrite ou pelvipéritonite. — Névralgie de l'ovaire. — Ovarite aiguë et chronique. — Kystes de l'ovaire. — Phlegmon péri-utérin. — Hématocèle rétro-utérine.

Inflammation aiguë des trompes (Salpingite). — Les trompes de Fallope s'enflamment généralement par l'extension d'une phlegmasie de l'utérus ou du péritoine, à la suite de couches ou non, et quelquefois à cause de la présence d'agents infectieux, streptocoques, gonocoques, bacilles tuberculeux, etc.

Les symptômes consistent en des douleurs profondes, lancinantes dans l'hypogastre ou dans la région iliaque, irradiant vers les aines et les cuisses. Le ventre est très sensible; la langue, sèche; le pouls, fréquent et dur. On ne constate pas de gonflement, c'est ce qui distingue cette affection des maladies de l'ovaire. Elle peut se terminer par la mort après 4 ou 5 jours, par la guérison du 8ᵉ au 11ᵉ et par suppuration du 12ᵉ au 14ᵉ, quand il y pyosalpingite.

TRAITEMENT. — Le même que celui de la métrite.

Oblitération des trompes. — Les trompes peuvent être oblitérées par des productions morbides. Les causes de ces accumulations de liquides et des kystes de l'ovaire sont les mêmes ainsi que les symptômes. Cette affection est très rare et souvent fort difficile à diagnostiquer.

Rupture des trompes. — On ne rencontre pas fréquemment la rupture des trompes. Elle peut se produire à la suite de la distension extrême qu'amènent l'accumulation et la rétention des règles, de sérosité ou de pus, à la suite d'une ulcération. Au moment où la rupture a lieu, la femme éprouve une douleur très aiguë dans la matrice; elle tombe en syncope, ses extrémités se refroidissent et elle meurt au bout de quelques heures.

On n'a guère le temps d'instituer un *traitement* qui ne serait autre que celui de la péritonite subaiguë.

Pelvimétrite ou pelvipéritonite. — V. tome III, p. 586.

Névralgie de l'ovaire. — Cette maladie se caractérise par une douleur vive, soudaine, revenant sans cause connue à des intervalles réguliers, siégeant dans la région ovarique, plus souvent à gauche qu'à droite, et irradiant vers le psoas ou les plexus rénaux et hépatique. La palpation de l'ovaire, le toucher rectal et vaginal réveillent cette douleur qui peut être assez violente pour déterminer des nausées, des vomissements, une syncope et très souvent une crise d'hystérie ; du reste, cette *ovaralgie* est un des symptômes les plus fréquents et les plus caractéristiques de l'hystérie. On constate, en outre, de l'aménorrhée, de la dysménorrhée, des ménorragies, de la dysurie et de la cystite.

Les conditions dans lesquelles l'accès survient, la localisation de la douleur rendent le diagnostic facile.

La maladie n'est pas grave par elle-même, mais elle peut entraîner des complications sérieuses en raison de la faiblesse et des accidents nerveux qui se produisent.

TRAITEMENT. — On calme la douleur avec des cataplasmes laudanisés, des ovules à l'extrait thébaïque, à la belladone, des lavements opiacés, des vésicatoires appliqués sur le point douloureux, ou bien des pointes de feu. Les accidents nerveux sont combattus au moyen des antispasmodiques, et on soutient les forces avec les préparations ferrugineuses, arsénicales. L'hydrothérapie est très utile. Nous ne recommandons pas l'ablation de l'ovaire malade.

Ovarite aiguë et ovarite chronique. — L'inflammation de l'un ou des deux ovaires survient quelquefois sans cause connue ; mais le plus souvent elle accompagne la métrite, la péritonite qui sont la conséquence d'une fausse couche ou d'un accouchement. En dehors de l'état puerpéral, elle se déclare fréquemment à la suite d'un refroidissement qui a provoqué la suppression des règles. Elle peut être d'origine blennorragique par la propagation du mal à l'utérus, à la trompe et à l'ovaire. On accuse encore, comme causes déterminantes, la fatigue, les émotions vives, les traumatismes, le coït exagéré. Elle siège surtout à gauche.

SYMPTÔMES. — L'ovarite puerpérale présente à son début des symptômes alarmants, mais celle qui dépend d'une tout autre cause commence d'une manière insidieuse, par des troubles divers de l'ovulation et de la menstruation. Quand elle est bien déclarée, elle se caractérise par une douleur locale très vive augmentant par la pression de la région ovarienne, par la marche, les efforts. On perçoit très rarement une tumeur nettement appréciable, à moins qu'il n'y ait en même temps une inflammation péri-utérine. Le toucher vaginal fait constater dans le cul-de-sac correspondant à l'ovaire malade une petite tumeur douloureuse qui fuit sous le doigt et se trouve située profondément sur le côté de l'utérus.

L'ovarite *aiguë* se termine par *résolution,* par *suppuration,* mais elle passe plus souvent à l'état chronique.

L'ovarite *chronique* est une maladie très longue, donnant lieu aux mêmes symptômes que l'aiguë, mais plus atténués. Elle provoque des troubles menstruels et retentit sur la santé générale. Quand les deux ovaires sont malades, elle devient une cause de stérilité.

Le *pronostic* est sérieux ; en effet, si l'ovarite n'occasionne que rarement la mort, elle condamne les malades à des souffrances continuelles et les expose à de nombreux accidents.

Diagnostic. — Cette affection se distingue de la *névralgie,* parce que dans celle-ci il n'y a pas de signes d'inflammation et que la douleur revient par accès ; — de l'*inflammation péri-utérine* qui s'accompagne d'une réaction fébrile plus intense et offre à la palpation et au toucher vaginal une tumeur plus volumineuse, immobile ; — de la *métrite* qui a des signes spéciaux localisés à l'utérus.

Traitement. — On combat l'ovarite aiguë au moyen des antiphlogistiques : sangsues, ventouses scarifiées, cataplasmes, bains, lavements laudanisés. On donne des laxatifs et la malade garde un repos absolu. Plus tard on applique des vésicatoires, des pointes de feu. Dans l'ovarite chronique, il faut éviter, en outre, toutes les causes de congestion de l'ovaire, d'excitation ; peu ou pas de rapports sexuels. Lorsque la maladie se termine par suppuration, on peut ponctionner l'abcès, s'il se fait jour dans le vagin ou le rectum ; mais il est rare d'avoir à intervenir. Le régime doit être aussi fortifiant que possible.

Kystes de l'ovaire. — Les kystes de l'ovaire (hydropisie enkystée de l'ovaire) sont des tumeurs qui contiennent une ou plusieurs cavités ou loges, dans l'intérieur desquelles on trouve un liquide plus ou moins fluide, filant, poisseux, quelquefois hémorragique, purulent, graisseux ou muqueux, plâtreux, d'une consistance analogue à celle du fromage pourri. Ils se développent presque toujours aux dépens d'une vésicule de de Graaf.

Ils sont *uniloculaires, multiloculaires* ou *dermoïdes*.

Les premiers atteignent rarement un volume considérable, 30 à 40 centimètres de diamètre. Le liquide est séreux, transparent, ou bien visqueux, épais.

Les kystes multiloculaires présentent des cloisons qui partent de la surface interne de la paroi du kyste et qui en divisent l'intérieur en un certain nombre de compartiments ne communiquant pas entre eux. Le liquide qu'ils renferment n'est pas toujours le même ; dans certains cas, il est clair; dans d'autres, visqueux; dans d'autres encore, brun, chocolat ou même noir.

Les kystes dermoïdes sont en partie kystiques et en partie solides. On les appelle *dermoïdes*, parce que leurs parois sont

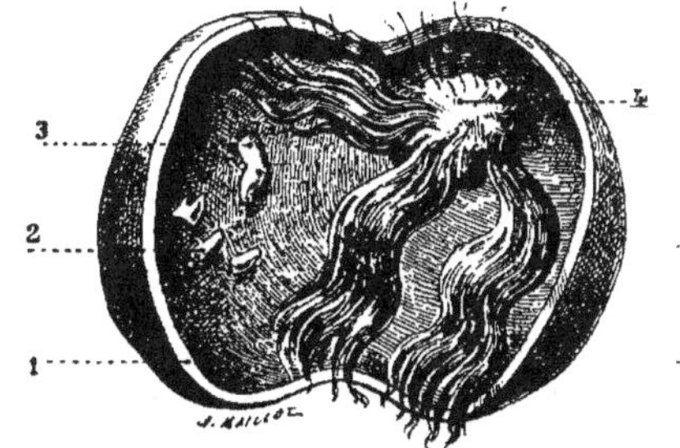

Fig. 72. — KYSTE DE L'OVAIRE. — 1. Paroi du kyste incisé. — Dents contenues dans sa cavité. — 3. Fragment d'un doigt. — 4. Tubercule cutané avec de longs cheveux.

analogues à la peau (δερμά, peau). Ils peuvent contenir tous les éléments de l'organisme : des os, des cartilages, des dents, des fibres musculaires, de la graisse figée ou fluide, des cheveux, etc. (fig. 72). Nysten rapporte le cas d'une fille âgée de douze ans, adonnée à la masturbation, morte de consomption, dont l'ovaire gauche était converti en kyste d'une longueur de 8 pouces et de 5 pouces de largeur. Il contenait un liquide puriforme, des cheveux, de la graisse, des cartilages, des os plats et cylindriques informes, des couronnes dentaires libres, ainsi qu'un morceau de mâchoire avec des couronnes de dents canines et molaires. — Le diamètre des kystes dermoïdes ne dépasse guère 30 centimètres ; leur poids est ordinairement au-dessous de 10 kilogrammes, mais il peut en atteindre 20 et même davantage. Ils existent fréquemment à droite, tandis que les autres siègent à gauche.

ÉTIOLOGIE. — Les kystes de l'ovaire se développent à tous les âges ; cependant ils sont plus rares dans la jeunesse et la vieillesse ; leur maximum de fréquence est entre 30 et 40 ans. Ils surviennent tout aussi bien chez les vierges que chez les femmes mariées et les veuves. Les excitations sexuelles non satisfaites, congestionnant les ovaires, disposent à leur développement.

SYMPTÔMES. — Au début, la tumeur se développe sans que la malade s'en aperçoive. La menstruation est rarement troublée. Ce n'est que lorsque le kyste a acquis un certain volume, lorsqu'il est arrivé dans la région abdominale, qu'il procure des malaises d'autant plus prononcés qu'il s'accroît davantage. En effet, il ne peut que devenir de plus en plus gênant, au fur et à mesure qu'il envahit toute la cavité de l'abdomen, refoulant en haut et en arrière tous les viscères qu'elle contient. La compression de l'estomac dispose aux vomissements et le refoulement du diaphragme gêne la respiration. La malade éprouve des douleurs multiples ; la miction et la défécation se font avec difficulté. Les fonctions digestives s'altèrent et il s'ensuit un amaigrissement considérable ; la patiente prend le facies ovarien qui ne diffère pas beaucoup du facies cancéreux. La peau du ventre est distendue, vergetée, parcourue de veines dilatées. La tumeur est arrondie, lisse, et donne de la matité à la percussion.

Rarement un kyste se développe sans accident. Il peut s'enflammer, se rompre, son pédicule peut se tordre, et ces complications donnent lieu à des hémorragies internes, à la mortification du kyste. Enfin, on constate tous les accidents provoqués par l'ascite ou l'anasarque consécutives au mauvais état général et à la compression des vaisseaux (V. tome III, p. 587); en effet, lorsque la tumeur a acquis un certain volume, il y a toujours de l'œdème des membres inférieurs et quelquefois une hydropisie généralisée.

Le kyste peut prendre tout son développement assez vite. En six mois, il atteint quelquefois 25 kilogrammes ; il est alors rapidement mortel. On a vu cependant des malades vivre dix ans, quinze ans, et même plus, et ne succomber qu'à la suite des nombreuses ponctions qu'on avait dû faire. La durée moyenne de la maladie est de deux ou trois ans seulement. La mort survient par suite de la grande faiblesse ou consécutivement à un des accidents qui compliquent l'affection : vomissements, inanition, dys-

pepsie, hémorragies internes, péritonite, septicémie, œdème généralisé, ascite, suppuration interne, etc.

DIAGNOSTIC. — On doit distinguer le kyste de l'ovaire d'une
grossesse, d'une *ascite*, et savoir s'il est uniloculaire ou multiloculaire.

La *grossesse* ne peut être confondue avec un kyste que lorsque
l'utérus est déjà volumineux. Or, à ce moment, le col est ramolli,
le fœtus remue et on entend ses
bruits du cœur ; il y a, en outre,
des nausées, des vomissements
qu'on ne rencontre pas avec le
kyste.

L'*ascite* peut être facilement
confondue avec un kyste uniloculaire volumineux. Voici, d'a-
près J.-A. Fort, un signe pathognomonique : la malade étant
couchée sur le dos, la région
ombilicale est sonore dans l'ascite et mate dans le kyste. Dans
l'ascite, la sonorité surmonte toujours le liquide, en quelque position que se trouve la malade.
Si elle est couchée sur le dos, les
flancs offrent de la matité, et la
ligne qui sépare la matité de la
sonorité est une ligne courbe, à
concavité supérieure. En général,
le ventre est pointu, proéminent
en avant dans le kyste, aplati
dans l'ascite (fig. 73 et 74).

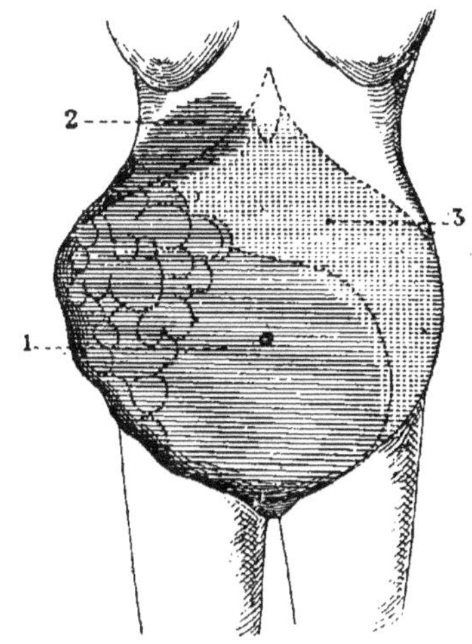

Fig. 73. — MATITÉ ANTÉRIEURE D'UN KYSTE
DE L'OVAIRE. — 1. Kyste multiloculaire
de l'ovaire droit, à grande loge prédominante inférieure, dont le contour est indiqué par une ligne ponctuée et dont la
matité correspond à la partie striée transversalement en se confondant à sa partie
supérieure avec la matité produite par
le foie 2. — La sonorité intestinale 3
est indiquée par la surface claire qui
s'étend un peu sur le kyste.

Le kyste multiloculaire ne présente pas de fluctuation et a
des bosselures larges, aplaties.

PRONOSTIC. — Les malades sont vouées à une mort certaine si
on n'intervient pas. Les kystes multiloculaires sont plus graves.
Lorsque le liquide est très épais, albumineux, le pronostic est
plus sérieux.

TRAITEMENT. — On n'a jamais guéri un kyste de l'ovaire avec
un traitement médical ; il faut toujours recourir au chirurgical.

La malade doit cependant éviter toutes les causes de congestion des organes génitaux, suivre un régime fortifiant, tonique. — Le traitement *mécanique* par compression est dangereux ; il en est de même de celui par l'*électricité* et l'*électropuncture*.

Le traitement vraiment chirurgical comprend la *ponction*, suivie ou non d'une injection iodée, l'*ablation* partielle du kyste et l'*extirpation*. La ponction simple n'est qu'un moyen palliatif, le liquide ne tardant pas à se reproduire. La ponction, suivie d'une injection iodée, réussit souvent dans le kyste uniloculaire. L'extirpation constitue l'*ovariotomie*, opération que nous n'avons

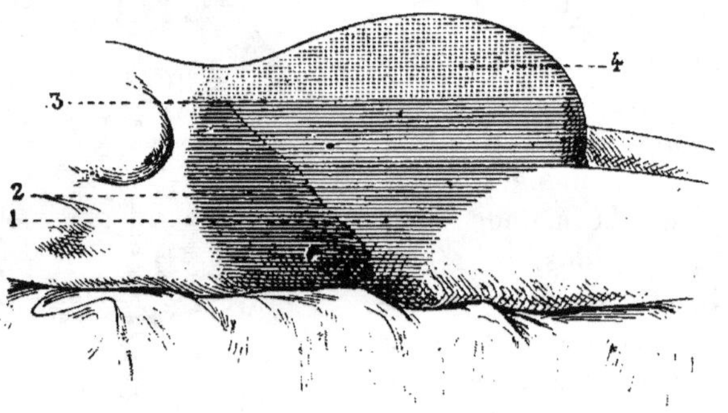

Fig. 74. — MATITÉ DE L'ASCITE. — 1. Matité correspondant au liquide ascitique, confondu avec la matité due au foie, 2, et étendue jusqu'à la ligne de niveau 3, au-dessus de laquelle se trouve la sonorité intestinale 4.

pas à décrire ici et qui est nécessaire quand il s'agit d'un kyste multiloculaire, parce qu'il est impossible de vider successivement toutes les cavités, ou de kystes albumineux, parce qu'ils récidivent après la ponction. L'ovariotomie pratiquée à temps et avec toutes les précautions voulues est de tous les modes de traitement le plus sûr et le moins dangereux.

Phlegmon péri-utérin. — Ce phlegmon est l'inflammation des ligaments larges.

On le rencontre chez les femmes en couches, ou à la suite d'un accouchement normal lorsqu'on a fait des manœuvres dans le but de hâter un travail trop lent, ou de remédier à une position vicieuse du fœtus, à la suite d'une version, d'une application de forceps. En dehors de la grossesse, nous devons indiquer comme causes : les excès de coït, l'introduction dans la matrice d'un corps étranger, le toucher vaginal pratiqué avec trop de force ou répété trop souvent, la cautérisation du col, la propagation d'une inflammation voisine.

SYMPTÔMES. — La malade ressent une douleur plus ou moins vive dans la fosse iliaque, s'exaspérant par la pression, la marche, la station debout, la toux, la miction, la défécation. Elle a en plus des frissons, de la fièvre, des nausées, de l'inappétence.

En palpant l'abdomen, on constate une tumeur dure, allongée, occupant un des côtés de l'excavation pelvienne. Le toucher vaginal fait percevoir une sensation de chaleur plus forte que d'ordinaire et une induration plus ou moins marquée sur les parties latérales du col.

L'abcès peut se vider dans un des organes creux qui l'entourent. Alors, les symptômes généraux s'amendent et la guérison arrive. Mais, dans d'autres cas, la suppuration se prolonge et on voit apparaître les accidents de l'infection putride ; il se forme souvent aussi un abcès de la fosse iliaque. (V. tome III, p. 553.)

Il ne faut pas le confondre avec l'ovarite, la métrite, la péritonite.

TRAITEMENT. — On a recours, au début, aux antiphlogistiques : sangsues à l'hypogastre, larges cataplasmes laudanisés, bains, injections émollientes. On fait prendre, le soir, quelques grains laxatifs de Vals, pour combattre la constipation ; on donne des boissons acidulées, et on ouvre l'abcès dès que le pus est formé.

Hématocèle rétro-utérine. — Cette hématocèle consiste en une tumeur formée par du sang épanché et enkysté dans le cul-de-sac situé entre le rectum et l'utérus.

L'hémorragie qui provient d'un des organes génitaux internes et qui se fait dans ce cul-de-sac est due à la rupture d'une vésicule de de Graaf, à une hémorragie de l'ovaire, à une rétention menstruelle, ou, plus rarement, à l'imperforation congénitale ou acquise du conduit tubo-utérin vaginal. Les coups, les chutes, les congestions des organes génitaux peuvent produire l'hématocèle. On la rencontre surtout de 25 à 35 ans.

SYMPTÔMES. — L'apparition de la maladie est quelquefois précédée de troubles menstruels ; puis, tout à coup, éclatent tous les symptômes d'une péritonite partielle du petit bassin, coïncidant avec la suppression des règles et l'épanchement sanguin. La femme se plaint d'une douleur vive irradiant vers le rectum, la vessie, les reins ; elle a des nausées, des vomissements bilieux, des frissons, une soif intense, de la céphalalgie ; elle est constipée, urine difficilement. Son pouls est petit, fréquent ; sa face anxieuse, grippée ; le ventre augmenté de volume. La douleur est si forte qu'il n'est pas possible de toucher le ventre.

Au bout de quelques jours, tous ces accidents diminuent d'intensité, mais la malade est très faible et conserve la teinte pâle, mate de sa peau. Elle a des envies fréquentes d'uriner et sa constipation reste opiniâtre. Le *toucher vaginal*, possible à ce moment, permet de constater une tumeur située à l'extrémité supérieure et à la face postérieure du vagin ; l'utérus est souvent dévié. La tumeur est fluctuante au début ; on peut le constater en appliquant une main sur le bas-ventre et en introduisant un doigt dans le vagin. Plus tard, elle devient plus consistante.

L'hématocèle rétro-utérine peut se terminer par *résolution*, par *inflammation* et *suppuration* (le pus se répand dans le vagin ou le rectum), par *rupture dans la cavité péritonéale*, ce qui amène une péritonite mortelle.

DIAGNOSTIC. — Il ne faut pas la confondre avec la *rétroflexion*, qui forme une tumeur dure, mobile, et qui ne présente aucun symptôme général grave ; — avec les *corps fibreux*, qui donnent lieu à d'abondantes métrorragies ; — avec le *phlegmon péri-utérin*, qui forme une tumeur dure au début et qui occupe les parties latérales de l'excavation pelvienne ; — avec la *péritonite partielle* du cul-de-sac recto-utérin, qui est très rare et qui présente des symptômes généraux plus violents encore, plus persistants sans occasionner aucun trouble menstruel.

TRAITEMENT. — Le traitement antiphlogistique est indiqué au début. Le repos au lit, la régularisation des selles, l'application d'une vessie de glace et l'usage des narcotiques contre le renouvellement de l'hémorragie ou contre les fortes douleurs, suffisent souvent. Lorsque les accidents se sont amendés, si la tumeur augmente de volume, si on craint l'inflammation et la suppuration, il faut faire la ponction de la tumeur par le vagin. Des injections antiseptiques sont indispensables après.

§ 6. — **Fistules génito-urinaires chez la femme.**

Fistules urinaires. — Fistules vésico-vaginales. — Fistules recto-vaginales.

Fistules urinaires. — Nous avons vu, page 115, que cinq espèces de fistules urinaires sont communes aux deux sexes. Parmi celles qui sont particulières à la femme, on rencontre : les fistules *uréthro-vaginales, uréthro-utérines, vésico-utéro-vaginales, vésico-vaginales* et *recto-vaginales.* Leur nom seul indique les organes qu'elles font communiquer. Toutes sont très rares, excepté les *vésico-vaginales* et un peu les *recto-vaginales.* Nous ne décrirons donc que ces dernières.

Fistules vésico-vaginales. — Elles siègent sur la cloison qui sépare le vagin de la vessie.

ÉTIOLOGIE. — Les causes susceptibles de les produire sont nombreuses : ulcérations syphilitiques, cancer du col, présence de vieux pessaires, opération de la taille (vésico-vaginale). Mais la cause la plus fréquente est l'accouchement laborieux. En effet, si la tête du fœtus reste trop longtemps au passage, elle comprime avec force la cloison vésico-vaginale contre le pubis ; il s'ensuit une gangrène par compression, gangrène qui détermine la fistule.

SYMPTÔMES. — Le principal est l'écoulement continuel, goutte à goutte, de l'urine dans le vagin. Si la fistule est petite, toute l'urine peut ne pas passer par son ouverture; dans ce cas, le canal de l'urèthre continue à remplir ses fonctions. Mais si elle est large, elle laisse passer tout le liquide, quoique l'écoulement puisse de temps en temps cesser un peu, lorsque la paroi antérieure de la vessie vient boucher momentanément son orifice. — Le vagin se trouve ainsi à peu près constamment mouillé par l'urine, il s'enflamme, et la vulve devient très rouge, douloureuse, surtout lorsqu'il se produit des excoriations. Cet écoulement constitue, en outre, la plus repoussante des infirmités, puisque la malade est non seulement toujours mouillée, mais encore elle exhale une odeur fétide caractéristique qui empêche les autres personnes de rester auprès d'elle.

On reconnaît facilement une fistule par l'examen au spéculum, après avoir introduit une sonde par l'urèthre dans la vessie. Si l'orifice est très petit et qu'on ne l'aperçoive pas, on injecte un peu de lait; quelques gouttes de ce liquide traversent la fistule et font connaître sa situation.

TRAITEMENT. — Les fistules ne guérissent pour ainsi dire jamais d'elles-mêmes. Elles nécessitent généralement l'intervention chirurgicale. L'opération consiste à aviver les bords de la fistule, à les rapprocher et à les coudre. Le *pronostic* de cette infirmité repoussante est donc devenu favorable, grâce aux progrès réalisés par le traitement.

Fistule recto-vaginale. — Le vagin peut communiquer avec le rectum. Les causes qui produisent cette fistule sont les mêmes que celles qui donnent lieu à la précédente.

On la reconnaît par l'issue de gaz et de matières stercorales par le vagin. Elle constitue donc aussi une infirmité très repoussante dont il faut débarrasser la malade en l'opérant le plus tôt possible.

§ 7. — Maladies des femmes pendant la grossesse et après l'accouchement.

A. Maladies des femmes pendant la grossesse.

Œdème des grandes lèvres. — Cette affection se rencontre surtout du 7ᵉ au 9ᵉ mois. Elle est due principalement à la compression des veines. La malade se plaint d'une sensation de gêne dans ces parties; elle marche difficilement. Les lèvres sont gonflées, tendues, presque incolores et conservent l'empreinte du doigt. Généralement il n'y a pas trace d'inflammation, ce qui la distingue du phlegmon des grandes lèvres. Souvent il y a en même temps de l'œdème des membres inférieurs.

TRAITEMENT. — Si l'enflure est modérée : purgatifs, diurétiques, position horizontale, lotions avec du lait coupé d'un peu d'eau tiède et usage de poudre d'amidon. Si elle est trop considérable : ponctions ou scarifications légères. Quand l'œdème est généralisé, le traitement doit s'adresser à la maladie principale comme l'albuminurie, par exemple.

Leucorrhée vaginale. — Presque toutes les femmes enceintes sont atteintes de cette leucorrhée qui ne présente aucun inconvénient sérieux quoiqu'elle puisse cependant provoquer une grande faiblesse si elle est trop abondante.

TRAITEMENT. — Il faut prendre des injections vaginales avec précaution en se servant d'une décoction d'écorce de chêne, de feuilles de noyer, dans laquelle on met une cuillerée à café de poudre d'alun. On peut, dans certains cas, avoir recours à la préparation suivante : nitrate d'argent 0,50 centigr.; eau distillée 150 gr.

Végétations. — Elles paraissent dépendre de l'écoulement vaginal. Il ne faut les opérer qu'après l'accouchement (V. p. 95).

Menstruation pendant la grossesse. — Ce fait est assez rare, mais il existe. Quelques femmes ne sont réglées qu'une ou deux fois après la conception, d'autres pendant 5, 6 et même 9 mois.

Cette anomalie ne réclame pas de *traitement*. On doit conseiller seulement le repos horizontal pendant les époques, des vêtements aisés, une alimentation substantielle, mais non excitante.

Hydrorrhée. — Certaines femmes ont une fois, deux fois, trois fois, pendant leur grossesse, un écoulement aqueux, transparent, incolore et non irritable par le vagin. Cet écoulement survient généralement dans les derniers mois à la suite d'une chute, de fatigues, d'une contraction sourde de la matrice. Il ne présente pas de gravité, mais il peut provoquer un accouchement avant terme.

TRAITEMENT. — Il faut garder le repos le plus complet dans la position horizontale, et prendre un quart de lavement avec 15 gouttes de laudanum, matin et soir, surtout s'il y a quelques contractions de la matrice.

Hydropisie de l'amnios. — Il y a hydropisie de l'amnios (V. page 49), lorsque la quantité du liquide amniotique dépasse la mesure habituelle. Dans les cas légers la matrice, plus développée que d'ordinaire, occasionne une grande gêne surtout dans la station debout et pendant la marche. Les digestions sont pénibles. Dans les cas graves on constate en plus le hoquet, les palpitations, la fièvre, la toux, l'enflure des jambes, les syncopes, les vomissements continuels. L'enfant souffre beaucoup, aussi arrive-t-il rarement à terme; quand il naît vivant, il est faible, languissant et souvent il meurt tout de suite.

TRAITEMENT. — On combat les symptômes, et si la distension est énorme, si les malaises sont insupportables, il est nécessaire de provoquer l'accouchement prématuré.

Mal de dents. — Ce mal est quelquefois le premier indice de la grossesse chez certaines femmes. Il faut examiner si on a affaire à une inflammation, à une névralgie, à une lésion organique de la dent, car le traitement varie suivant le cas (V. tome III, p. 414).

Salivation. — Comment l'utérus gravide agit-il sur la sécrétion salivaire? On n'en sait rien, mais la chose se rencontre assez fréquemment. Des femmes enceintes crachent jusqu'à plusieurs litres de salive par jour. Dans ce cas l'estomac ne tarde pas à s'affaiblir, à s'irriter, et la malade tombe dans un état de faiblesse extrême.

TRAITEMENT. — Si la salivation n'est pas excessive, il ne faut rien faire; mais si elle est très abondante, on doit agir : 2 à 4 comprimés de rhubarbe, le soir, tous les deux jours; éviter les excitants, les condiments; appliquer un vésicatoire derrière chaque oreille; se gargariser avec de l'eau de camomille, de menthe verte, avec 250 gr. de mucilage de gomme et 80 gr. d'huile de térébenthine.

Appétit capricieux ou dépravé, pica. — On observe quelquefois pendant la grossesse une dépravation de l'appétit, qui fait que la femme a un dégoût profond pour des aliments qu'elle aimait beaucoup auparavant, ou bien, au contraire un goût insensé pour des aliments qu'elle ne pouvait pas souffrir, et même pour des substances répugnantes (*pica*). On en a vu manger de la craie, des cailloux, de la colle de pâte, du poivre, du papier d'emballage, etc., etc.

Comme on croyait autrefois qu'on risquait de déterminer sur le corps de l'enfant une marque indélébile si on ne satisfaisait pas les *envies,* on était très indulgent et on n'allait pas à l'encontre. Nous avons déjà dit qu'on pouvait satisfaire toutes les envies des femmes enceintes, lorsqu'elles ne peuvent être dangereuses ni pour elle, ni pour l'enfant. Mais il faut résister impitoyablement quand il s'agit de substances nuisibles.

TRAITEMENT. — On recommande une nourriture douce, rafraîchissante ; on peut prendre 4 gouttes de Beaumé dans un petit verre d'eau au commencement des repas ; une cuillerée à café de bicarbonate de soude à la fin, dans un demi-verre d'eau rougie, s'il y a trop d'acides dans l'estomac. L'opium et l'éther rendent aussi des services.

Nausées et vomissements. — Généralement les nausées et les vomissements paraissent vers la 4° semaine et surtout le matin ; quelquefois ce n'est qu'au 6° ou 7° mois, et les malaises durent toute la journée ou toute la nuit, s'exaspérant avant ou après le repas. Quand les vomissements sont quotidiens, il peut en résulter des conséquences sérieuses. La femme s'anémie, maigrit beaucoup, s'épuise et perd toutes ses forces. Son pouls est accéléré, faible ; la langue, sèche, chargée. Elle a un dégoût profond pour toute nourriture et souffre d'une constipation opiniâtre. Dans quelques cas, elle ne peut résister à ces nombreuses causes d'épuisement et elle meurt avant la fin de la grossesse.

TRAITEMENT. — Il n'est pas nécessaire d'administrer des médicaments quand les accidents sont légers. Mais lorsqu'ils sont sérieux, il faut agir énergiquement. Monin recommande la préparation suivante :

Eau distillée de tilleul.	250 gr.
Sirop de coca.	50 gr.
Teinture de chanvre indien	15 gr.
Bromure de potassium	10 gr.
Iodure de potassium	5 gr.

Une cuillerée à soupe avant chaque repas. Et pendant, couper le vin, ou la bière, avec de l'eau de Vals (la Perle n° 1 ou 3).

Teinture de haschisch	
— de cannelle	10 gr.
— d'iode.	

Dix gouttes 4 fois par jour dans un peu d'eau de seltz artificielle, ou d'eau aiguisée de kirsch.

Vingt gouttes de la préparation suivante, administrées toutes les deux heures dans un petit verre d'eau, arrêtent quelquefois aussi les vomissements.

Eau distillée . . . . 20 gr,
Chlorhydrate de morphine 0 05

On peut donner en même temps des limonades gazeuses, de l'eau de seltz, de l'eau glacée, de la glace pilée avant les repas, des perles d'éther, la potion de Rivière.

La cautérisation du col avec le nitrate d'argent est souvent utile. Enfin quand il y a du danger pour la mère, il faut provoquer un accouchement prématuré si tous les médicaments ont été donnés sans succès.

Cardialgie. Pyrosis. — Ces deux accidents se rencontrent presque toujours simultanément. La malade ressent une vive douleur au creux de l'estomac, le long de l'œsophage ; elle a beaucoup de renvois amers ou acides. Lorsque le pyrosis est bien prononcé, une sensation de brûlure la tourmente beaucoup et ses éructations sont aigres (*aigreurs*). Dans ce cas, le liquide rejeté est très acide, mais il peut être aussi bilieux, aqueux ou amer. L'appétit est ordinairement conservé.

TRAITEMENT. — Au début on prescrit un changement de régime, la vie à la campagne, quelques sinapismes au creux de l'estomac et des laxatifs. Contre le pyrosis, voir tome III, p. 534.

Gastralgie ou crampes d'estomac. — On calme les douleurs au moyen du laudanum et de l'éther à haute dose, avec la préparation précédente au chlorhydrate de morphine. On applique un vésicatoire au creux de l'estomac. Pour plus de détails voir tome III, p. 548.

Hématémèse. — Il est assez rare qu'une femme enceinte vomisse du sang noir. Cet accident qui résulte d'une pléthore générale ou locale, ou de violents efforts de vomissements, n'offre pas ordinairement de danger. Pour le traitement, voir tome III, p. 541.

Constipation. — La constipation est très fréquente pendant la grossesse. Il faut la combattre le mieux possible (V. tome III, p. 560, le traitement de la constipation habituelle). Éviter les pilules qui contiennent de l'aloès et qui prédisposent aux hémorroïdes.

Diarrhée. — Quelquefois on observe la diarrhée. On ne la traite que si elle est trop abondante. Dans ce dernier cas les lavements laudanisés (15 gouttes de laudanum dans un verre d'eau de racine de guimauve amidonnée) suffisent souvent.

Ictère ou **jaunisse.** — L'ictère se développe le plus fréquemment dans les derniers mois de la grossesse. Nous n'avons rien de particulier à dire ici (V. tome III, p. 565). Ne pas donner de purgatifs.

Palpitations. — Les maladies organiques du cœur ne sont pas très rares pendant la grossesse. Les palpitations surviennent brusquement ou sont précédées d'un désordre fonctionnel. Le cœur bat quelquefois si violemment contre les côtes qu'il ébranle pour ainsi dire tout le corps. Ordinairement, les palpitations ne constituent pas un accident sérieux, mais plutôt une gêne par suite de l'agitation qu'elles donnent.

TRAITEMENT. — On prescrit, surtout si la malade est nerveuse, les antispasmodiques : asa fœtida, valériane, camphre, éther; dans l'intervalle des crises, toniques, fer.

Dyspnée. — La femme peut éprouver à toute période de sa grossesse, mais surtout à la fin, une grande gêne dans la respiration. Au début, cette dyspnée a un caractère hystérique; au milieu, elle se rencontre chez les personnes douées d'une forte constitution, ou chez celles qui mènent une vie indolente et font bonne chère; à la fin, elle tient à une cause mécanique : la compression exercée par la matrice, l'impossibilité pour la poitrine de se développer complètement.

TRAITEMENT. — Dans les premiers mois, on donne des antispasmodiques, de l'éther, de la valériane.

<pre>
Eau de laurier-cerise . . . . .)
Éther sulfurique . . . . } 10 grammes
Teinture d'opium . . . .)
</pre>

Dix gouttes, de cinq en cinq minutes, dans un peu d'eau sucrée, jusqu'à sédation. On fait respirer des sels anglais, de l'iodure d'éthyle, et on recommande les toniques, les ferrugineux. Au milieu de la grossesse, il faut prescrire les laxatifs, un régime doux et l'exercice. A la fin, il n'y a pas grand'chose à faire ; il faut veiller cependant à ce que le ventre soit bien libre.

Toux. — Lorsque la toux, consécutive à la grossesse, existe, elle constitue une cause de gêne et de malaise qui ennuie fort la malade. « En général, dit Capuron, la toux qui complique la grossesse n'est jamais de bon augure ; quelle qu'en soit la cause, les secousses qu'elle imprime à toute l'économie sont d'autant plus dangereuses qu'elles sont plus fréquentes. Elles peuvent interrompre le sommeil, produire une irritation générale, même de la fièvre, la congestion cérébrale, des hémorragies, etc. On conçoit aussi que la femme court le risque de faire une fausse couche, à cause de l'ébranlement qui se communique à la matrice par l'agitation du diaphragme et des muscles abdominaux ; désordre qui détermine presque toujours la rupture des adhérences utérines avec le placenta et les membranes. »

Traitement. — On la combat au moyen des antispasmodiques et des narcotiques.

> Eau chloroformée. . . . . 60 grammes
> Sirop de morphine 40   —
> Eau de laurier-cerise 25   —

Une cuillerée à café ou à bouche toutes les heures, suivant l'effet.

> Extrait thébaïque. . . . . 0,02 centigr.
> Extrait de datura. 0,03   —
> Extrait de jusquiame. 0,03   —

Pour 1 pilule. — En prendre une toutes les deux heures jusqu'à cessation de la toux.

Hémoptysie ou **crachement de sang**. — Cet accident, qui peut avoir une très grande gravité, est heureusement rare. On combat l'hémoptysie au moyen des opiacés, de la digitale, de la limonade sulfurique, quelques gouttes de perchlorure de fer dans un peu d'eau. Voir tome III, p. 493.

Insomnie. — L'absence de sommeil est fréquente et affecte surtout les femmes qui ont une constitution délicate ou hystérique.

Traitement. — On supprime les excitants, le thé, le café ; on fait prendre une nourriture douce, légère, et on recommande l'exercice en plein air. La chambre doit être fraîche. Il suffit quelquefois de boire un verre d'eau froide en se couchant. Quand il faut recourir aux médicaments, on ordonne 1 cuillerée à bouche de sirop de chloroforme, de sirop de chloral, un cachet de 50 centigr. de sulfonal, ou 2 cuillerées à bouche de la potion suivante :

Hydrate de chloral	6	grammes
Bromure de sodium	5	—
Sirop de codéine.	20	—
Sirop de laurier-cerise	20	—
Eau	110	—

Hypocondrie. — Il arrive assez souvent qué la femme se préoccupe outre mesure de sa grossesse. Elle devient mélancolique, se trouve très malheureuse, pleure sans cesse, voit tout en noir, pense qu'elle va mourir, ou qu'elle mourra au moment de l'accouchement. Ces terreurs peuvent disparaître au bout de quelques mois, lorsque la malade voit sa santé se rétablir ; mais quelquefois elles persistent jusqu'à la fin, et alors il se produit de l'anorexie, de la dyspepsie, des vomissements, de la constipation.

Traitement. — Dans les cas peu graves, on distrait la malade le plus possible et on cherche à lui prouver qu'elle n'a aucune raison d'avoir peur. Dans les autres cas, il faut bien veiller à la liberté du ventre, admettre, avec la malade, que son état lui occasionne des souffrances, mais qu'en réalité elle ne court aucun danger sérieux.

Manie. — Les troubles intellectuels se présentent quelquefois sous forme de délire maniaque. Ainsi on voit des femmes du meilleur monde faire tout à coup un usage immodéré de liqueurs fortes, s'adonner à l'ivrognerie. On en voit d'autres voler des choses insignifiantes ou non, incendier, tuer. Le pronostic est assez sérieux, parce que la guérison ne se produit pas toujours après l'accouchement.

Traitement. — Il consiste simplement à placer la malade dans de bonnes conditions hygiéniques et à la surveiller.

Céphalalgie. — Les maux de tête sont presque aussi fréquents que les troubles de l'estomac.

TRAITEMENT. — Quand ils sont d'origine nerveuse, on donne un peu de bromure, de l'antipyrine, de la phénédine. Dans les cas graves, surtout lorsqu'il y a de la congestion, on met sur le front des compresses imbibées d'eau de Cologne, un vésicatoire derrière les oreilles, et on fait prendre un léger purgatif de temps en temps.

Affections nerveuses des yeux. — Lorsque ces affections existent, la malade croit voir danser ou tourner tous les objets qui l'environnent; d'autres fois, elle voit toutes sortes de choses dans l'air, des rayons lumineux; enfin, elle peut avoir de la diplopie et même de l'amaurose.

TRAITEMENT. — Il n'y a pas grand'chose à faire; il faut attendre les effets du temps et de l'accouchement. Les purgatifs légers sont cependant très utiles.

Douleurs dans les seins. Mastodynie. — Dès les premiers mois de la grossesse, la femme ressent dans les seins des picotements, des tiraillements et même une douleur légère. Mais, dans quelques cas, cette douleur devient intolérable. — On la combat par des fomentations, des frictions avec un liniment calmant :

> Huile de camomille camphrée. . ⎰ 40 grammes
> Huile de jusquiame. . . . . . . ⎱
> Laudanum . . . .   5 grammes

Si un abcès veut se former, on applique des cataplasmes émollients, et on ouvre dès qu'il y a du pus.

Hémorroïdes. — Nous en avons parlé dans le tome III, p. 602.

Incontinence d'urine. — Cet accident peut se produire à toutes les périodes de la grossesse. Au début, il est dû à une irritabilité morbide du col de la vessie. La malade est tourmentée sans cesse par un besoin douloureux d'uriner, et, si elle résiste, l'urine s'écoule involontairement. A une époque avancée de la grossesse, l'incontinence paraît être le résultat de la pression de la matrice sur la vessie.

TRAITEMENT. — On combat celle du début au moyen de fomentations tièdes, de 1 à 3 pilules par jour renfermant chacune 2 centigr. d'extrait thébaïque et 1 centigr. d'extrait de bella-done, de boissons mucilagineuses. Quand le fœtus comprime trop la vessie, il faut chercher à modifier sa position. Enfin, la malade doit porter sans cesse une serviette qu'elle renouvelle fréquemment, afin d'éviter les excoriations, et elle se lave avec de l'eau boriquée.

Rétention d'urine. Dysurie. — Lorsque le col de la vessie est irrité, ou bien lorsqu'il est comprimé par l'utérus, la femme enceinte peut éprouver une grande difficulté d'uriner, et quelquefois elle est dans l'impossibilité de vider complètement sa vessie.

Traitement. — On prescrit des tisanes diurétiques, de l'uva ursi, et, quand la rétention est complète, on a recours à la sonde.

Varices. — On les rencontre très fréquemment. Elles sont dues à la pression exercée par le fœtus. Il n'y a pas grand'chose à ordonner, puisque la cause est mécanique et qu'on ne peut la faire disparaître. Si elles gênent trop cependant la malade, on applique tous les matins un bandage.

Œdème. — L'enflure des jambes est presque toujours la conséquence de la pression de la matrice, mais elle peut résulter aussi d'un mauvais état général. Il faut toujours s'assurer s'il n'y a pas en même temps de l'albuminurie. On doit craindre comme complications un érysipèle ou un phlegmon.

Traitement. — Repos au lit ou sur un canapé; diurétiques, laxatifs.

B. — *MALADIES APRÈS L'ACCOUCHEMENT*

Hémorragies post-puerpérales. — Il arrive assez souvent qu'il se produit une hémorragie après la délivrance. Cette hémorragie est interne ou externe, et le plus souvent mixte. Outre l'écoulement de sang, on constate des frissons, la petitesse du pouls, la pâleur de la face, des troubles de la vue. Une perte trop abondante peut déterminer rapidement la mort.

Traitement. — On commence par donner une injection vaginale d'eau très chaude, à 50°, puis on agit, si c'est nécessaire, comme nous l'avons indiqué pages 147 et 148.

Déchirure du périnée. — Lorsque le périnée n'est pas bien soutenu au moment du passage de la tête, ou bien lorsque celle-ci est trop grosse, ou encore après une application du forceps, le périnée peut être plus ou moins déchiré. Si la déchirure n'est pas très grande, elle guérit d'elle-même, avec quelques soins de propreté. Quand elle est très étendue, il faut absolument pratiquer la suture.

Éclampsie. — Voir tome III, p. 108.

Fièvre puerpérale. — C'est une maladie infectieuse et contagieuse à marche rapide.

Etiologie. — Les filles mères y sont plus sujettes à cause des chagrins et des préoccupations auxquels elles sont en proie. La primiparité a aussi une influence notable. On la rencontre surtout au printemps et en automne, et dans les hôpitaux. Mais la cause déterminante est l'*infection* produite par une atmosphère miasmatique qui pénètre dans l'économie. Le miasme, ou toxique, est, d'après Pasteur, un microbe, ou bien il l'engendre. Ce microbe se multiplie avec une rapidité étonnante et donne lieu à des accidents terribles. Comme toutes les maladies infectieuses, cette fièvre se manifeste le plus souvent épidémiquement.

Symptômes. — Elle débute, quatre ou cinq jours après l'accouchement, par un frisson violent, intense, prolongé, puisqu'il dure plusieurs heures. La fièvre est plus forte le soir. Les lochies se suppriment ou diminuent notablement. La sécrétion du lait ne se montre pas. Le ventre est ballonné, douloureux. Une diarrhée abondante, fétide, paraît bientôt, et elle est suivie de vomissements alimentaires d'abord, bilieux ensuite, porracés c'est-à-dire verts comme des poireaux. La face est altérée, anxieuse; la respiration entrecoupée, suspirieuse. Enfin, la stupeur arrive, la vue s'affaiblit, le pouls est d'une fréquence exagérée, et la mort survient presque toujours.

La maladie peut se compliquer d'érysipèle, de phlegmon, de pleurésie, d'ictère.

Le pronostic est très grave, surtout en temps d'épidémie, puisque la mort peut avoir lieu au bout de 24, 38 heures.

Ne pas la confondre avec la péritonite.

Traitement. — Le sulfate de quinine (1 à 2 grammes par petites doses) paraît être le médicament le plus utile. On le donne en cachets ou en lavements. On applique des vessies remplies de glace sur le ventre, et on fait des injections vaginales avec de l'eau phéniquée.

Métrite puerpérale. — Voir page 153.

Phlegmatia alba dolens. Phlébite. — Voir tome III, p. 623.

Fissures. Crevasses du mamelon. — Voir tome III, p. 460. On emploie, en outre, aujourd'hui, comme traitement, la poudre d'orthoforme. On insuffle cette poudre sur toute l'étendue de la plaie, ou bien on recouvre celle-ci d'une compresse sur laquelle on a étalé une couche de ce même médicament ; on met par-dessus du coton hydrophile, puis du taffetas gommé et on maintient le tout avec un bandage. Au bout de quelques minutes, la femme, qui jusque-là éprouvait des douleurs incessantes au niveau du mamelon atteint, se sent considérablement soulagée. A chaque tétée on enlève le pansement, on lave le sein avec de l'eau boriquée tiède, on l'essuie et on le donne à l'enfant. Aux premiers mouvements de succion, la nourrice ressent bien quelques picotements, mais ceux-ci sont presque insignifiants et ne tardent pas à disparaître. Après la tétée, on lave de nouveau le mamelon à l'eau boriquée, on l'essuie et on replace la compresse orthoformée sur le sein. L'effet analgésique de l'orthoforme étant très durable, il suffit de renouveler le pansement d'abord deux fois par jour, puis, lorsque la plaie commence à se cicatriser et que les phénomènes douloureux tendent à disparaître, une fois seulement toutes les vingt-quatre heures.

En dehors de son action analgésique, l'orthoforme exerce sur les plaies un effet à la fois siccatif et antiseptique, qui favorise la cicatrisation. De fait, dans les 29 observations de crevasses du sein traitées par l'orthoforme, que relate M. Teisseire, la guérison a été obtenue au bout de quatre à cinq jours en moyenne, les femmes ayant toujours continué à allaiter leurs enfants sans être obligées de recourir à l'emploi d'un bout de sein.

Ce mode de traitement présente encore le grand avantage d'être d'une innocuité absolue, aussi bien pour la mère que pour l'enfant, l'orthoforme étant dépourvu de toute propriété toxique.

Engorgement laiteux. — Voir tome III, p. 459.

Abcès des seins. — Voir tome III, p. 460.

Paralysies. — Il survient quelquefois après l'accouchement une paralysie des membres inférieurs. Cette paralysie est due à la pression du plexus sciatique et du nerf obturateur, ou bien à un épanchement séreux se produisant dans le canal rachidien. Elle disparaît au bout de quelques jours.

CHAPITRE III

SYPHILIS

La syphilis est une maladie chronique produite par la pénétration et la reproduction dans l'organisme humain du virus syphilitique.

On n'est pas d'accord sur l'étymologie de ce mot, qui est dû à Frascator [1].

Bosquillon le fait dériver de σίφλος, haïssable, et voudrait, par conséquent, qu'on écrive *siphilis*. D'autres le font venir de σὺν, avec, et φιλεῖν, aimer. Turner propose l'étymologie suivante : σῦς, cochon, et φιλέω, j'aime ; σῦς étant synonyme de χοῖρος, *porcus*, signifie petit cochon et en même temps les parties sexuelles de la femme ; le mot syphilis peut donc bien vouloir dire : aimant le cochon ou les parties de la femme.

Mais avant que cette dénomination ait été admise d'une manière générale, la maladie dont nous parlons a porté un nombre incalculable de noms : mal français, morbus gallicus, mal napolitain, mal castillan, mal portugais, mal vénérien, lues venerea, lustseuche, mentulagra, pudendagra, mentagra, bubas, great pox, pocken, saphati, bothor, aluchamata, vairolle, grosse vérole,

---

1. *Syphilis sive morbi gallici libri tres*, poème latin en trois chants, de Frascator (1530). Ce poème produisit une très grande impression et souleva le plus grand enthousiasme. On le regarda comme une production divine; Gravina le compara aux *Géorgiques*, et Maffei avança que l'âme de Virgile était passée dans Frascator.

pestilentialis scorra, grand'gor, gorre (cochon), patursa (*passio turpis saturnina*), mal du saint homme Job, de saint Mévius, de saint Sément, etc., etc. Toutes ces dénominations remontent aux dernières années du xvᵉ siècle, et sont en rapport avec l'origine supposée de la maladie, sa nature, le siège de ses manifestations, l'analogie qu'elle présente avec la variole, la lèpre.

§ 1. — Historique.

Vers la fin du xvᵉ siècle, surgit tout à coup une maladie nouvelle qui envahit épidémiquement la vieille Europe. « Ce fut une pestilence jusqu'alors inconnue, dont les poètes, prosateurs, savants ou historiens n'avaient jamais parlé ; méchante, sordide, cruelle à l'excès et très contagieuse, elle était terrible et impossible à vaincre. Celui qu'elle frappait se tenait couché en proie à d'atroces douleurs ; sa faiblesse était extrême, son teint perdait sa fraîcheur et devenait livide. Très vilain mal, qui a commencé par l'endroit le plus vilain du corps [1]. »

« Qu'était-ce donc que cette maladie, dit G. Homolle, qui frappa d'étonnement et de terreur les nations européennes, au sein desquelles elle se répandit en peu d'années ? D'où venait-elle ? Était-ce un nouveau fléau, sans rapport avec les maladies connues, surgissant pour ainsi dire d'une façon spontanée, comme la suette anglaise avait éclaté peu de temps auparavant (1486)? Était-ce une maladie d'autrefois, observée dans l'antiquité et le moyen âge, puis méconnue des médecins, jusqu'au moment où, sous l'influence de causes complexes, elle augmenta tout à coup de violence ? Dérivait-elle de quelque mal ancien et n'était-elle, par exemple, qu'une transformation de la lèpre, qui, au temps de la Renaissance, décroissait en Europe ? Ou avait-elle été importée dans l'ancien monde et son foyer d'origine était-il dans des contrées lointaines récemment découvertes par Christophe Colomb ? Ces questions, agitées par les contemporains, n'ont pas cessé d'exercer la sagacité des érudits, et, en dépit des documents accumulés par eux, le problème des origines de la syphilis n'a pas encore reçu de solution définitive ; les opinions absolues

1. *Sur les contagieuses et maudites bubas*, par Francisco Lopez da Villalobos. Salamanque, 1498. — Traduction du Dʳ Lanquetin. Paris, G. Masson, éditeur.

qu'ont adoptées certains auteurs laissent toutes quelque prise à la critique. »

Les plus anciens documents sont allemands et datent de 1496. Les premiers travaux italiens remontent à 1497. Mais ce sont les médecins espagnols qui ont écrit les œuvres les plus importantes : G. Torella en 1497 et Villalobos en 1498. De nombreux traités paraissent dans la suite ; citons ceux de J. Bénédictus, du chevalier Ulrich de Hütten, de J. Frascator, etc., etc.

De tous les documents publiés dans la période de cinquante années après la première apparition de la syphilis, il ressort d'une manière absolument certaine que tous les auteurs regardaient cette maladie comme nouvelle ; qu'en outre c'était bien la syphilis comme nous la connaissons, avec l'ensemble des symptômes qu'elle présente encore de nos jours. Il suffit, en effet, pour se convaincre de cette dernière affirmation, de lire l'histoire d'un malade observé par Torella : Cet homme contracte un ulcère de la verge ; trente jours plus tard, tout son corps est couvert de taches rouges, sans pustules ; puis il ressent de vives douleurs dans la tête, le cou et les épaules.

Et ce qui montre que tous croient avoir affaire à une maladie nouvelle, inconnue des anciens, c'est qu'ils cherchent tous à expliquer son apparition d'une manière plus ou moins plausible. P. Matthiole, Paracelse, Musa Brassavole prétendent qu'elle avait sa source dans le commerce impur de lépreux et de femmes atteintes de bubons vénériens. G. Fallope pense que les boulangers italiens avaient empoisonné le pain destiné aux Français qui étaient venus assiéger Naples en 1494 ; A. Césalpin suppose que l'eau qu'ils buvaient avait été corrompue avec du sang et des détritus provenant de l'hôpital Saint-Lazare. D'autres affirment que la maladie s'est déclarée à la suite de l'ingestion de la viande d'une jument atteinte de farcin. Les théologiens trouvent qu'on doit incriminer les péchés des chrétiens, que la pestilence provient de la luxure dans laquelle on vivait ; et, considérant que l'organe coupable est l'organe qui souffre, ils admirent combien est juste et équitable la maxime : « Tel péché, telle pénitence. » (Villalobos.) Les astrologues affirment que le mal provient de la conjonction de Saturne et de Mars[1] ; Saturne est le dieu de la pas-

1. On appelle conjonction la rencontre de deux ou plusieurs planètes dans un même signe du Zodiaque.

« L'Astrologie, que l'on regardait alors comme une science positive, ensei-

sion ardente et Mars préside aux organes de la génération, par lesquels le mal commence à se manifester.

Mais il n'est pas nécessaire d'aller plus loin. Toutes ces opinions, toutes ces fables, plus ou moins absurdes, montrent clairement que les auteurs du xvᵉ siècle regardaient cette maladie comme nouvelle ; seulement les raisons qu'ils donnaient pour en expliquer l'apparition ne tenaient pas debout.

En somme, deux opinions sont en présence. Pour les uns, la syphilis a toujours existé, et elle n'a été décrite comme maladie distincte qu'à la fin du xvᵉ siècle. Pour les autres, elle a pris réellement naissance à cette époque (1493) sur le sol même de l'Europe, ou bien elle y a été importée du Nouveau-Monde.

La syphilis dans l'antiquité. — « Il n'est peut-être pas de question de pathologie historique, dit Hœser, qui ait été aussi souvent examinée et qui ait été aussi différemment jugée que celle de l'existence de la syphilis dans l'antiquité. Cette circonstance même, que des recherches d'une valeur égale ont conduit à des conclusions opposées, démontre qu'une solution décisive est impossible. En vain, Rosenbaum nous a dévoilé les profondeurs repoussantes de la débauche antique et toutes ses suites impures, il reste toujours un doute sur l'identité de ces dernières avec la syphilis. »

La science contemporaine croit avoir reconnu les vestiges de la syphilis sur des ossements humains des âges préhistoriques. Mais, d'un autre côté, les indications que l'on trouve dans la Bible ne se rapportent qu'à la blennorragie et à la lèpre. Rollet (1867), qui a étudié la question de la maladie de Job, se prononce contre l'hypothèse de la syphilis. — Dans le livre sanscrit de Suçruta, il y a quelques descriptions sur les maladies des organes

gnait que les plus graves événements et les destinées humaines dépendaient de la marche et surtout de la conjonction de certaines planètes ; Saturne, Jupiter et Mars étaient réputées les plus malfaisantes et leurs conjonctions passaient pour jouer le rôle principal dans la production des épidémies. La conjonction de Saturne et de Jupiter, survenue le 24 novembre 1484, fut regardée comme le signe précurseur de la terrible maladie pestilentielle qui venait d'éclater en Espagne. Déjà, Guy de Chauliac, dans son *Traité d'Astrologie*, avait attribué à la conjonction de Saturne, Jupiter et Mars, qui eut lieu en 1345, la peste noire, qui, trois ans après, sévissait dans l'Inde, ravageait l'Europe entière et une grande partie de l'Afrique. » (Dʳ E. Lanquetin.)

Nous n'avons pas besoin de dire que personne aujourd'hui n'attache de l'importance à ces phénomènes.

génitaux, mais rien n'indique qu'il s'agisse de la syphilis. — Les Chinois, d'après un livre du capitaine Dabry (1863), connaissaient la syphilis 2637 ans avant J.-C., et Hoang-ly préconisait à cette époque le traitement par le mercure. Seulement ce livre renferme une description de la maladie dont il s'agit tellement bien faite, si complète, que l'auteur aurait dû indiquer, d'une façon plus précise qu'il ne l'a fait, la source où il a pris ses documents.

En résumé, l'existence ancienne de la syphilis dans l'extrême Orient n'est pas démontrée d'une façon certaine. Par contre, il ressort de nombreux ouvrages que les affections vénériennes locales (blennorragie, végétations, chancre simple) étaient connues dans l'antiquité, ainsi qu'au moyen âge, mais il n'est nullement prouvé que la syphilis existât à cette dernière époque.

Un seul fait est certain et au-dessus de toute contestation, c'est que, avant les années 1492 et 1493, il n'y avait jamais eu dans notre vieille Europe un fléau semblable à celui que les médecins et les historiens ont signalé à partir de cette époque.

Si on récuse la valeur des citations que l'on trouve dans les vieux auteurs et si l'on admet que la syphilis est une maladie nouvelle, quelles sont les causes qui ont pu lui donner naissance ? Nous avons déjà énuméré les principales opinions émises et nous avons vu qu'on ne pouvait les admettre. Il ne nous reste plus à parler que de l'origine américaine.

Origine américaine. — « L'origine épidémique, dit Rollet, est la moins probable. L'origine exotique est, au contraire, beaucoup mieux dans la nature des choses ; elle ne suppose aucune transformation dans une maladie dont le type ne paraît pas s'être altéré... Elle est conforme à ce que nous enseigne l'expérience touchant les maladies contagieuses de certaines localités, qu'on vit toujours passer de leur lieu d'origine dans des contrées plus ou moins éloignées, à la faveur des échanges établis entre les populations de ces divers pays. »

Les auteurs qui admettent cette origine sont très nombreux. « La syphilis nous vient d'Amérique, dit le Dr Denis-Dumont. Christophe Colomb, en 1493, la rapporta du pays qu'il venait de conquérir à la civilisation et à l'humanité ; et le Nouveau-Monde, en léguant ce funeste présent aux vainqueurs, se vengeait en quelque sorte d'avance des cruautés injustifiables qu'il allait bientôt avoir à subir. Aussi est-ce bien le *mal espagnol* que devrait s'appeler la syphilis, dont le siège de Naples ne vit que la première grande manifestation européenne. Car c'est là le véritable sens qu'il faut donner au mot *napolitain,* employé d'abord pour désigner la nouvelle maladie. Je ne saurais donner de meilleure preuve que Naples, en effet, n'a point vu naître la syphilis qu'en rappelant le témoignage de Paulin Jovius, célèbre médecin et historien de son époque, qui vit aussi les débuts de la syphilis et qui raconte que *les Français importèrent en Italie une maladie inconnue des siècles anciens.* Donc, en 1494, date de l'invasion française, elle existait déjà. Naples n'est point sa première patrie. »

Le premier auteur qui aurait parlé de l'origine américaine de la syphilis serait R. Diaz de l'Isla, médecin à Barcelone en 1493, s'il est vrai, comme le croit Montejo (1857), que la première relation de l'auteur espagnol remonte à 1504 ou 1506. « La vérole parut en 1493 à Barcelone ; cette ville fut la première infectée, ensuite l'Europe et le reste du monde connu. La maladie venait originairement de l'île espagnole, comme l'expérience l'a fait voir. Car, l'amiral Colomb ayant découvert cette île, ses soldats, qui avaient commerce avec les habitants du pays, gagnèrent aisément le mal, qui était contagieux... Christophe Colomb étant ensuite arrivé à Barcelone, la ville se trouva bientôt infectée de vérole, qui y fit des progrès étonnants. »

J.-B. de Monté, G. Fallope, Léonard Schwan s'expriment à peu près dans les mêmes termes. F. Colomb, qui a écrit la relation des voyages de son père, rapporte que lorsque ce dernier, reparti de Cadix le 25 septembre 1493, à la tête de dix-sept vaisseaux, arriva à Saint-Domingue, le 27 novembre de la même année, il trouva la garnison qu'il y avait laissée réduite de moitié, et les 150 hommes qui restaient étaient tous atteints de syphilis.

Mais c'est le témoignage de Gonzalve-Fernandez d'Oviédo qui a été surtout invoqué comme le document de la plus grande valeur. Oviédo était, jeune encore, à la cour de Barcelone, en 1493, et à ce moment il entra en relation avec Colomb et ses compagnons. En 1514, il fut envoyé comme gouverneur aux Indes occidentales, d'où il adressa, en 1525, à Charles-Quint, un rapport, dans lequel il est dit que la syphilis a été importée d'Hispaniola en Espagne par les compagnons de Colomb.

F. Guichardin, de Florence, s'exprime ainsi dans un ouvrage publié en 1532 : « Il est juste de faire sur cela réparation au nom français ; car on a reconnu dans la suite que cette maladie avait été apportée d'Espagne à Naples. Ce n'est pas qu'elle fût propre aux Espagnols ; elle leur était venue des Antilles, que Christophe Colomb, Génois, avait découvertes vers ce temps-là. »

« On a fait, disent les docteurs L. Belhomme et A. Martin, une objection qu'on a cru victorieuse contre la probabilité de l'origine américaine de la syphilis. On a prétendu que l'armée espagnole, commandée par Gonzalve de Cordoue, n'était arrivée à Naples que dans le courant de 1495, plus de douze mois après l'apparition de la vérole. On ne réfléchit pas que Christophe Colomb débarqua, le 13 mars 1493, à Palos, en revenant d'Haïti, avec 82 soldats, presque tous infectés. La maladie qu'ils apportaient se communiqua bien vite aux habitants de Barcelone ; et l'on sait que cette ville servait de port d'embarquement pour les aventuriers qui, chaque jour, allaient se joindre à l'armée napolitaine dont ils formaient la plus grande partie. »

Quoi qu'il en soit, le mal se répandit avec une rapidité effrayante, portant ses coups dans tous les rangs de la société, n'épargnant, comme dit un contemporain, « ne couronnes, ne crosses. » En effet, François Ier, Charles-Quint, Henri VIII, Barberousse en moururent. Torella, médecin du pape Alexandre VI, vit mourir aussi Jean et Alphonse Borgia et l'évêque de Ségovie. Aussi, dès 1496, une ordonnance du Parlement ordonnait aux étrangers vérolés de quitter la ville de Paris par deux portes situées à ses deux extrémités, les portes Saint-Denis et Saint-Jacques, et se rendre soit dans leur pays natal, soit *où bon leur semblerait*, sous peine d'être pendus ; quant aux malades appartenant à la population parisienne, il leur était enjoint, sous la même peine, de se renfermer dans leurs maisons jour et nuit, s'ils avaient le moyen d'y vivre sans travail, sinon de se rendre à Saint-Germain-des-Prés, bourg alors situé hors Paris[1].

---

1. Le texte de cet arrêté est si curieux que nous croyons devoir le donner ici en son entier.

Arrêté du Parlement de Paris portant règlement sur le fait des malades atteints de grosse vérole (Paris, 6 mars 1496).

Premièrement. — Sera fait cry publique de par le roy, que tous mallades de ceste malladie de *grosse vérolle*, estrangiers tant hommes que femmes, qui n'estaient demeurans et résidens en ceste ville de Paris, alors que la ditte malladie les a prins, XXIV heures après le dit cry fait, partent hors de ceste

Et ce n'est pas à Paris seulement qu'étaient promulgués des règlements semblables; à Wurtzbourg, à Bombay, à Zurich, à Edimbourg, on publiait, dès 1497, des édits excessivement sévères[1].

ville de Paris, ès pays et lieux dont ils sont natifs, où ils faisaient leur résidence quand ceste malladie les a prins, ou ailleurs où leur semblera, sous peine de la corde; et à ce que plus facilement ils puissent partir, se retirent ès portes Sainct-Denis et Sainct-Jacques, où ils trouveront gens députés lesquels délivreront à chacun quatre sous parisis, en prenant leur nom par escript et leur faisant défense, sous la peine que dessus, de non rentrer en ceste ville jusques à ce qu'ils soient entièrement guaris de ceste ditte malladie.

Item. — Que tous mallades de ceste malladie estant de ceste ville, ou qui estaient résidens ou demeurans en ceste ville, alors que la ditte malladie les a prins, tant hommes que femmes, qui auront puissance de eulx retirer ès maisons, se retirent dans les dittes XXIV heures, sans plus aller par la ville, de jour et de nuict, sous la ditte peine de la hard; et lesquels, ainsi retirés en leurs dittes maisons, s'ils sont povres et indigens, pourraient se recommander aux curés et marguilliers des paroisses dont ils seront. Et sans qu'ils partent de leurs maisons, leur sera pourveu de vivres convenables.

Item. — Tous autres povres mallades de ceste ville, hommes, ou qui avaient prins icelle malladie eulx résidens, demeurans ou servans en ceste ville, qui ne ont puissance de eulx retirer en maisons dedans les dittes XXIV heures après le cry fait, sous la ditte peine de la hard, se retirent à Sainct-Germain-des-Prés, pour estre et demeurer ès maisons et lieux qui leur seront baillés et délivrés par les gens députés à ce faire : auxquels lieux, durant la ditte malladie, leur sera pourveu de vivres et aultres choses nécessaires. Et auxquels leur deffend, sous la ditte peine de la hard, de non rentrer en ceste ville de Paris, jusqu'à ce qu'ils soient entièrement guaris de la ditte malladie.

Item. — Quant aux femmes mallades, leur sera pourveu des aultres maisons ou demeurances, et qu'elles seront fournies de vivres et aultres choses à elles nécessaires.

Item. — A esté ordonné que pour satisfaire au dit cry, les dits mallades qui estaient de ceste ville, ou qui estaient demeurans en ceste ville à l'heure qu'ils ont prins ceste ditte malladie, seront mis en la maison qui ja a esté louée pour cette cause à Sainct-Germain-des-Prés, et au cas où elles ne pourraient fournir seront prises granges et aultres lieux estant près d'icelle, affin que plus facilement ils puissent être pansés, et en ce cas seront les dittes granges et maisons, rémunérés et satisfait de leurs louages, par ceulx qui sont commis députés à recevoir l'argent cueilli et lesvé en ceste ville de Paris. Et à ce souffrir seront contraints réamment et de fait.

Item. — Sera ordonné par le prévôt de Paris aux examinateurs et sergents que ès quartiers dont ils ont la charge, ils ne souffrent et permettent aucun d'iceulx mallades aller, converser, communiquer parmi la ville; et où ils en trouveront aulcuns, ils les mettent hors de ceste ville, ou les envoient ou mènent en prison pour être punis corporellement selon la ditte ordonnance.

Item. — Après le dit cry mis à exécution soient ordonnés gens par lesdits prévost et échevins, lesquels se tiendront aux portes de ceste ville de Paris, pour garder et défendre qu'aulcuns mallades de ceste malladie ne entre apertement ou secrètement en ceste ville de Paris.

1. Voici l'édit que fit publier Jacques IV, édit qui bannissait de la ville d'Edimbourg ceux que la contagion avait atteints : « Sa Majesté ordonne à toutes personnes domiciliées dans l'intérieur du bourg, lesquelles sont infec-

Tels furent les débuts de cette maladie terrible qui envahit et désola l'Europe, sous forme épidémique, à la fin du xve siècle. Depuis ce moment elle s'est perpétuée à travers les âges jusqu'à nous, après avoir perdu heureusement de sa gravité première. Mais si on en meurt moins, elle est cependant toujours restée assez redoutable pour qu'on prenne toutes les précautions possibles afin de l'éviter, et qu'on se soigne bien si on a eu le malheur de la contracter.

<h2 style="text-align:center">§ 2. — Étiologie et Contagion.</h2>

Divers modes de contagion. — Contagion immédiate. — Contagion médiate. — Transmission par hérédité.

Tout le monde admet aujourd'hui : 1° que la syphilis n'est jamais spontanée ; 2° qu'elle dérive toujours d'une syphilis préexistante ; 3° qu'elle se transmet de deux manières, par contagion ou inoculation et par hérédité.

Quelques auteurs croient qu'elle peut avoir encore pour cause une sorte d'*imprégnation* de l'organisme, lorsqu'une femme n'ayant pas la syphilis porte dans son sein un enfant syphilitique tenant cette maladie de son père (V. plus loin : *syphilis infantile*).

L'*agent contagieux* ou *virus* est une substance matérielle, fixe, c'est-à-dire non volatile ; c'est pourquoi il ne peut exercer son action à distance. Lorsqu'il a pénétré dans un organisme apte à être infecté, il s'y reproduit, et, pendant un temps plus ou moins long, cet organisme élabore des produits virulents qui peuvent communiquer la vérole.

Il est à peu près certain que celle-ci doit être rangée parmi les maladies bactériques, mais le microbe pathogène n'est pas encore trouvé.

C'est une affection propre à l'humanité, et les nombreuses expériences que l'on a faites dans le but de savoir si les ani-

tées ou ont été infectées et non guéries de ladite peste contagieuse appelée la Grand-gor (grosse vérole), de partir et d'aller hors la ville, et de se réunir sur la grève Leith à six heures avant midi ; là, elles trouveront des bateaux préparés pour elles par les officiers du bourg, convenablement pourvus de vivres, et destinés à les transporter à Inche (petite île située à près de 20 kilomètres d'Edimbourg), où elles resteront jusqu'à ce que Dieu ait pourvu à leur rétablissement. Ceux qui se soustrairaient à la présente ordonnance seront marqués à la joue avec un fer rouge, afin qu'on puisse les reconnaître dans l'avenir. »

maux étaient susceptibles de la contracter ne permettent pas de conclure qu'elle soit transmissible de l'homme aux animaux, en tant que maladie spécifique à évolution réglée.

Le virus syphilitique se trouve dans le liquide interstitiel et le tissu même où paraît l'accident primitif, c'est-à-dire, le chancre. Les accidents secondaires sont aussi virulents que le chancre induré. En effet, si on inocule du pus, du sang, de la salive d'un individu syphilitique pendant la durée de ces accidents, on peut donner la syphilis au sujet inoculé.

Il y a une quarantaine d'années, on enseignait encore à l'hôpital Saint-Louis qu'on devait réunir toutes les maladies vénériennes dans l'unité de la vérole (théorie de l'identité). Mais il est suffisamment démontré aujourd'hui : *que la syphilis et le chancre simple sont deux maladies tout à fait distinctes; que la syphilis dérive de la syphilis et se reproduit dans son espèce ; qu'elle ne dérive jamais du chancre simple et ne le reproduit jamais.*

Il faut donc admettre que le virus syphilitique agissant sur un organisme qui ne possède pas une immunité spontanée ou acquise, produit la syphilis et ne produit jamais qu'elle.

Voyons maintenant dans quelles circonstances et suivant quels modes l'agent virulent manifeste son activité.

Contagion. — Pour que la contagion ait lieu, il faut et il suffit que le virus soit mis en contact avec la couche muqueuse de Malpighi (V. tome Ier, p. 146), ou avec les origines du système lymphatique (tome Ier, p. 208) d'un sujet apte à contracter la syphilis, c'est-à-dire avec les !parties susceptibles de l'absorber ou de réagir en sa présence.

Toutes les solutions de continuité des téguments peuvent donner lieu à la contagion. Ainsi les petites déchirures qui se produisent si facilement aux organes génitaux pendant l'acte vénérien, les gerçures, les excoriations des doigts, des lèvres, du mamelon chez les nourrices, les coupures d'un rasoir, les érosions de la muqueuse génitale dans les diverses formes de balanite, de balano-posthite, ou de vulvo-vaginite, les fissures consécutives à l'herpès, à l'eczéma, suffisent pour ouvrir la porte à la vérole.

« Les lésions spécifiques, dit G. Homolle, au contact desquelles s'opère le plus souvent la contamination, sont les syphilides des muqueuses, qui ont leur siège au niveau des orifices naturels ; leur surface ulcérée, érosive, ou revêtue d'un épithélium altéré et très fragile, est sans cesse recouverte de débris de tissus imprégnés de virus, ou laisse, à la moindre irritation, suinter une humeur virulente. L'accident primitif n'est pas moins dangereux, mais il est le plus souvent unique et n'a pas une durée bien longue, comparée à celle des plaques muqueuses, qui sont, presque toujours, nombreuses, tenaces et récidivantes... Il n'est pas besoin d'un contact prolongé pour que les effets du virus soient inévitables. Jullien cite, à ce sujet, l'exemple d'un médecin qui, ayant au doigt une excoriation saignante, s'aperçut en examinant un malade, que ce point venait de toucher la surface d'un chancre et fit aussitôt, mais en vain, les ablutions les plus complètes. Les études faites sur le vaccin et la morve, et certaines observations d'accidents produits par le poison septique des cadavres conduisent à penser d'ailleurs que l'action du contage syphilitique, comparable à celles des autres virus, est presque instantanée. Il n'en est pas moins évident que les contacts prolongés et multipliés favorisent la pénétration du virus et que les frottements, capables de produire des éraillures de l'épiderme, agissent dans le même sens. La turgescence hyperémique ou, comme on disait autrefois, l'échauffement des parties, peut jouer aussi le rôle de condition adjuvante, en rendant les contacts plus intimes, mais ce n'est qu'un élément d'importance secondaire (M. Homolle oublie que cette turgescence facilite les éraillures); l'inoculation avec la lancette, dont l'effet est fatal, prouve bien que l'état des parties sur lesquelles agit le virus est tout à fait indifférent. »

Mais il est encore une autre condition nécessaire pour que la contagion s'effectue, il faut que l'individu soit susceptible de contracter la vérole. Cette *réceptivité* ne fait absolument défaut que chez les syphilitiques. La syphilis *immunise,* en effet, ceux qu'elle a frappés. Cependant l'aptitude à la contracter n'est pas la même chez tout le monde. Maurice cite l'exemple d'une jeune femme, non syphilitique, qui s'efforça vainement, par des rapprochements réitérés, de contracter la vérole dont son amant était atteint. L'explication de ce fait, très rare du reste, est difficile, car si on peut admettre que dans certains cas l'immunité soit la conséquence d'une syphilis ignorée, dans d'autres cas on ne trouve aucune explication plausible. D'un autre côté on a observé quelques exemples de *réinfection;* la chose s'explique par ce fait que l'immunité s'est atténuée et a fini par s'éteindre, surtout lorsque la syphilis a été très légère ; celle-ci, comme toutes les maladies, peut être, en effet, relativement bénigne, grave ou très grave.

Divers modes de contagion. — La contagion peut se faire de deux manières : à la suite d'un contact direct entre le syphilitique et l'individu sain, c'est la *contagion immédiate ;* ou au moyen d'un intermédiaire, personne ou objet, communiquant la maladie sans qu'il y ait eu des rapports directs entre le syphilitique et le contaminé, c'est la *contagion médiate.*

Contagion immédiate. — Le mode le plus fréquent est la contagion par le coït. En 1505, Jacob de Catanée écrivait (*Aphrodisiacus*) : *Virile membrum vel vulva primo inficitur ex contractu ulceris in eisdem membris existenti. Et hæc est prima causa.* Dans notre société, et surtout dans les grandes villes, la contagion a lieu presque toujours à la suite de rapports impurs, et c'est pour cela que le premier accident de la maladie, le chancre syphilitique, s'observe principalement aux parties génitales.

Les formes anormales du commerce sexuel, inventées par la luxure ou par l'instinct génésique dépravé, peuvent devenir aussi l'origine de la vérole. Il en est de même des *attentats à la pudeur ;* en effet, dans les grands centres, un certain nombre d'enfants, et surtout de petites filles, sont, chaque année, maléficiés à la suite de sévices inspirés par des passions immondes ou par un grossier préjugé, qui fait croire aux syphilitiques qu'ils se délivreront de leur mal en le donnant à un être vierge. Il est tout à fait exceptionnel, mais non malheureusement sans exemple, que la syphilis de l'enfance reconnaisse pour cause une perversité précoce.

Les *contacts de bouche à bouche,* dans les caresses de l'amour ou de la plus innocente tendresse, sont des occasions fréquentes de contagion. La bouche est un foyer actif de la vérole, et le danger est d'autant plus grand qu'il est très souvent méconnu, les lésions virulentes pouvant être longtemps inaperçues. Le mal peut ainsi s'étendre à un assez grand nombre de personnes.

Lorsque l'usage des baisers, comme forme de salut, était presque général, il contribuait pour une large part à la diffusion de la vérole. Le même péril menace encore les enfants, moins protégés contre une coutume trop répandue, et ces innocents peuvent à leur tour devenir les propagateurs du mal. En voici un exemple entre cent : une toute jeune fille reçoit, avec un baiser, la syphilis, qui débute par un chancre de la lèvre; le mal passe pour être une gerçure vulgaire et insignifiante, et n'en devient pas moins une source de contagion; c'est d'abord la petite sœur, qui prend un chancre de la commissure labiale, puis la mère et deux autres enfants qui sont infectés. Dans un couvent de Sorrente, au dire de Musitanus, plusieurs religieuses prirent la vérole, pour avoir embrassé un enfant que soignait une femme syphilitique. Et combien de fois la syphilis n'a-t-elle pas été introduite dans d'honorables familles par des servantes, qui ne ménageaient pas leurs dangereuses caresses aux enfants confiés à leurs soins! Ce n'est pas seulement aux lèvres que le baiser porte la contagion, mais à divers points de la face, aux paupières, et plus fréquemment encore à la langue et jusqu'à la gorge, où la salive mêlée d'humeurs virulentes peut être attirée par la succion ou portée par des mouvements de déglutition (G. Homolle).

Citons encore la *succion d'une plaie* faite par un syphilitique; l'*insufflation bouche à bouche* d'un nouveau-né vérolé; l'*allaitement*. Celui-ci, dès l'origine même du mal, a été considéré comme une des circonstances les plus favorables de la contagion. Souvent, dit Torella, j'ai vu un enfant atteint de ce mal, infecter plusieurs nourrices; et les mêmes paroles se retrouvent dans J. de Catanée. Amatus Lusitanus rapporte qu'un nouveau-né syphilitique communiqua la vérole à sa nourrice et, le mal se propageant tout à l'entour, neuf personnes furent infectées. Thierry de Héry et A. Paré indiquent aussi cette diffusion du mal, dans les cas où une nourrice malsaine infecte le nouveau-né qui lui est confié. « Icelle nourrice avoit la vérole, et la bailla à l'enfant, et l'enfant à la mère, et le mary à deux autres petits enfants, qu'il faisoit ordinairement boire et manger, et souvent coucher avecques luy, non ayant cognaissance qu'il fust entaché de cette maladie. »

La contamination qui s'exerce entre les nourrices et les nourrissons est donc très fréquente; mais, en outre, elle rejaillit souvent sur l'entourage et se propage ainsi dans un village, une ville, etc. Dans un cas rapporté par Dion, un nourrisson syphilitique est l'origine de 10 contaminations successives : il infecte directement sa nourrice qui communique son mal à 3 enfants, en leur donnant le sein ; de ceux-ci la syphilis se transmet aux mères, puis de ces femmes à leurs maris. A. Fournier cite les deux observations suivantes : une nourrice vérolée entre dans un jeune ménage et donne la syphilis à l'enfant qui lui est confié ; l'enfant, dont le mal est d'abord méconnu, transmet la contagion : 1° à sa mère ; 2° à sa grand'mère ; 3° et 4° à deux bonnes, vierges toutes deux et irréprochables ; 5° enfin, quelques mois plus tard, la jeune mère infecte son mari. Dans le second cas, c'est un nourrisson vérolé qui ouvre la série : la nourrice infectée a une iritis et perd l'œil ; elle contamine son mari et son enfant, qui meurt ; un deuxième enfant naît avec la syphilis et meurt également.

Les *attouchements* sont encore une cause assez commune de contagion. Il suffit qu'une petite plaie ou une excoriation existe aux doigts, sur la main pour contracter la syphilis, si ce doigt ou cette main se trouve en contact avec la matière virulente. Plus d'un médecin a pris la vérole en pratiquant le toucher vaginal. Comme la maladie est alors souvent méconnue, le médecin peut la transmettre à la plupart de ses malades. C'est une sage-femme qui fut la cause de la petite épidémie connue sous le nom de mal de Sainte-Euphémie. On peut encore contracter la vérole à la suite d'un contact fortuit, dans le cas, par exemple, où l'on couche avec un syphilitique, sans qu'il y ait aucun rapport coupable.

Contagion médiate. — Les circonstances, dit G. Homolle, dans lesquelles la contagion médiate peut se produire sont si variées et si nombreuses qu'on ne saurait prétendre les énumérer toutes. Ce mode de transmission contribue, pour une grande part, à la diffusion de la syphilis, au milieu de populations qui vivent absolument étrangères aux lois de l'hygiène et que rien ne met en garde contre les dangers de la vie en commun : le mal de Scherlievo, la lèpre kabyle et d'autres pseudo-endémies du même genre se propageaient au moins autant par les contacts fortuits et par la contagion médiate que par la contamination vénérienne.

La *communauté d'objets usuels* est une cause très importante de contagion. On peut incriminer les *linges,* les *vêtements.* Massa rapporte qu'un sien ami prit le mal français en couchant dans des draps où avait dormi un vérolé. Jullien a cru devoir attribuer à la même origine une syphilis qui débute par un chancre de la nuque. Bœck a vu une jeune fille qui, très probablement, avait contracté un chancre du doigt en maniant et lavant des linges souillés par un père vérolé. M. Clerc a pu montrer à ses élèves un vieillard de plus de 70 ans, qui, depuis longues années, n'avait eu de rapports sexuels, et qui cependant était atteint d'un chancre infectant du gland provenant du frottement de l'organe contre un pantalon d'origine suspecte qu'il portait depuis environ deux mois.

La contamination par les *verres, cuillers* ou *tout autre objet servant à l'alimentation* n'est pas contestable : « Tous ces objets qui passent de bouche en bouche, dit G. Homolle, peuvent transmettre la syphilis. Botal dit qu'un homme de bien, de ses amis, fut cruellement infecté, pour avoir bu dans le verre d'un commensal, qui souffrait du mal vénérien. Le fait qui donna origine à l'épidémie de Chavanne-Lure paraît avoir eu la même cause. Gruner, en 1783, signalait le danger de la communauté du calice chez les protestants. Dans bien des cas, c'est une cuiller qui a été l'instrument de la contagion. Une fois, la victime est une dame qui avait l'habitude de goûter après sa cuisinière, et avec la même cuiller qu'elle, les mets que celle-ci préparait (Rollet). Bien plus souvent, c'est une garde ou une aïeule, qui, en prenant soin d'un petit syphilitique, « à cet âge où l'on ne fait manger les en- « fants qu'en mangeant plus ou moins avec eux, » ont contracté des chancres des lèvres et de la gorge (faits de Bardinet, Doyon et Dron, Rollet). Un grand-père et une grand'mère prennent la contagion en amorçant le *biberon* d'un petit enfant, dont ils ignoraient le mal (fait d'Hillairet); dans un autre cas, c'est une jeune bonne qui, par la même pratique, transmet la vérole à l'enfant qui lui est confié (Audoynaud, 1869). Il faudrait citer les *bouteilles,* les *pipes* et les *cigares,* certains *jouets d'enfants,* mais il s'agit là de modes de transmission supposée plutôt que de faits bien avérés. Je ne ferai que mentionner la *dragée,* qui passe de bouche en bouche, la *brosse à dents,* les *instruments de musique.* C'est par la contagion médiate et surtout par la communauté des objets usuels que se propage la *syphilis des écoliers,* qui a été étudiée par Guntz, en 1879. »

Les *verriers* la contractent assez souvent en pratiquant le *soufflage du verre.* Le *rasoir* du barbier peut la communiquer. On cite des cas de transmission par le *tatouage,* la *circoncision,* les *instruments* qui ont servi à pratiquer des explorations ou des opérations sur des syphilitiques et qui n'ont pas été suffisamment nettoyés et désinfectés.

Il faut enfin citer la *syphilis vaccinale*, c'est-à-dire celle qui est communiquée au moyen de la *vaccination*. Certains auteurs la mettent en doute. Quoi qu'il en soit, comme aujourd'hui tous les médecins peuvent se procurer du vaccin de génisse, ils ne doivent se servir que de ce vaccin, et la transmission de la maladie ne peut plus avoir lieu de cette façon.

Parmi les circonstances qui *favorisent la contagion*, nous devons citer la *prostitution clandestine*. Viennent après la dégradation des sociétés corrompues, les mouvements des troupes.

La maladie est surtout fréquente entre 18 et 30 ans chez les hommes, 16 et 25 ans chez les femmes.

Les diverses races paraissent également aptes à la contracter. Les exceptions présentées par les habitants de l'Irlande et de l'Afrique équinoxiale reconnaissent sans doute d'autres causes qu'une simple influence de race.

Les climats ne semblent pas avoir une action définie sur la gravité de la syphilis, ils en modifient seulement l'évolution ; la maladie a une marche plus lente dans les contrées froides que dans les chaudes ou tempérées.

Transmission par hérédité. — Nous traiterons cette question au paragraphe 25: *syphilis infantile, syphilis héréditaire.*

§ 3. — Description sommaire de la maladie.

Voici de quelle manière la syphilis évolue le plus souvent :

Un jeune homme a des rapports sexuels avec une femme syphilitique, possédant à la vulve un chancre induré ou des plaques muqueuses. Quand il a terminé sa petite opération, il s'aperçoit qu'une excoriation légère s'est produite au niveau du sillon balano-préputial (p. 15, fig. 8), excoriation qui a complètement disparu dès le lendemain. Et pendant les deux semaines qui suivent, il ne survient rien d'anormal. Ce n'est qu'à partir du quinzième jour, le plus souvent vers le trentième, qu'il voit, à l'endroit même où se trouvait la petite écorchure, une tache rouge qui grandit les jours suivants. C'est le *chancre primitif,* le *chancre syphilitique* ou *induré*. Il est presque toujours unique, et si on veut l'inoculer au malade, c'est-à-dire lui en faire venir un second à un autre endroit en inoculant du pus, on ne le peut pas. En même temps les ganglions inguinaux se tuméfient, deviennent durs, indolents, roulent sous le doigt, mais ne suppurent que tout à fait exceptionnellement, ce qui est le contraire quand il s'agit du chancre mou. L'ulcération disparaît en moyenne vers le quarantième jour, à moins qu'elle ne prenne la forme *phagédénique*. Les adénites durent plus longtemps.

Mais deux mois se sont écoulés depuis que notre jeune homme a pratiqué le coït impur, et, malgré son chancre, il s'est relativement bien porté. Seulement, à partir de ce moment, il a de la fièvre, il commence à perdre ses forces, il mange et digère mal, il se plaint enfin d'une lassitude générale et quelquefois de douleurs dans les membres. C'est pendant ces accidents généraux, qui indiquent que tout l'organisme est infecté, qu'apparaissent les *accidents secondaires*, nommés ainsi parce qu'ils se déclarent en second lieu, après le chancre qui constitue l'accident *primaire*. Et d'abord se montre une éruption généralisée, ne déterminant pas de prurit, présentant une teinte rose cuivrée et appelée *roséole*. Puis paraissent les *syphilides* proprement dites, les douleurs de tête (*céphalalgie syphilitique*), les douleurs ostéocopes des tibias, survenant le soir, accidents très pénibles, souvent intolérables, n'existant pas toujours heureusement. Les cheveux tombent. Le système lymphatique devient le siège de lésions plus généralisées. Les muqueuses sont tout aussi atteintes qu'au début. L'*iritis* est très fréquente.

Ces accidents durent de 3 à 6 ans, suivant le traitement ordonné, suivant l'état de misère ou de bien-être du jeune homme. La *période virulente* est alors terminée, et le malade, qui est encore susceptible de procréer des enfants infectés de sa maladie, peut rester 10, 15 et même 20 ans sans avoir de nouveaux accidents, lesquels sont tout naturellement appelés *tertiaires*.

On voit alors apparaître des syphilides ulcéreuses, des *gommes*, tumeurs vraiment spécifiques de la vérole et qui peuvent se former dans le tissu cellulaire sous-cutané, les muscles, le foie, les poumons, le cerveau et la moelle. La *syphilis viscérale* est d'une gravité extrême, surtout lorsque le cerveau et la moelle sont atteints. Dans ces derniers cas, et toutes les fois que des altérations osseuses ou cutanées déterminent une suppuration intarissable, la nutrition finit par souffrir profondément, la composition du sang se modifie et la *cachexie syphilitique* arrive, entraînant la mort qui peut, du reste, avoir lieu à toute période, à la suite d'une lésion grave du système nerveux, du foie, ou d'un autre viscère important.

Telle est, en quelques lignes, la description de cette affection redoutable. Nous allons maintenant reprendre un à un tous les symptômes qui la caractérisent. Nous décrirons d'abord l'accident primitif, ou chancre syphilitique, puis nous étudierons successivement les autres symptômes selon l'ordre des tissus et des régions dans lesquels ils se produisent.

§ 4. — Du chancre infectant.

Incubation. — Siège. — Nombre. — Description. — Variétés diverses. — Variétés en rapport avec son siège : chancres des parties génitales chez l'homme; — chancres des parties génitales chez la femme; — chancres extra-génitaux. — Adénopathie ou bubon syphilitique.

L'accident qui paraît le premier, lorsqu'on a contracté la vérole, est appelé, en France, *chancre syphilitique, infectant* ou *induré*. Cette dernière dénomination est moins exacte que les deux autres, car l'induration fait quelquefois défaut.

INCUBATION. — Le temps qui s'écoule entre le moment du coït impur et l'apparition du chancre constitue la période d'*incubation*. Sa durée varie entre 15 et 35 jours. Le chiffre moyen est 25. Mais on a constaté des incubations atteignant et dépassant même deux mois, ou, au contraire, 4 à 8 jours. Il peut se faire que la réceptivité individuelle soit pour quelque chose dans ces variations.

SIÈGE. — Le chancre se montre toujours au point où le virus a pénétré, jamais autre part. Le siège varie donc suivant l'endroit où la contagion s'est effectuée. « Celui, dit Fernel, qui s'unit dans l'embrassement vénérien à une femme contaminée, contracte le mal par les parties honteuses ; celui qui, dans un baiser passionné, reçoit de la salive, le gagne par la bouche. La nourrice, dont l'enfant souillé suce le lait, est infectée par les mamelles; le nouveau-né l'est par la bouche ou la gorge, si la nourrice est malade; l'accoucheur qui assisterait une femme vérolée, le serait par la main. »

Le chancre des parties génitales est, il est facile de le comprendre, beaucoup plus fréquent que les autres.

Sur un ensemble de 1773 chancres, on en a trouvé 1696 sur les parties génitales, chez l'homme; 22 dans la région péri-génitale, et 55 dans les régions extra-génitales.

Les proportions ne sont pas tout à fait les mêmes chez la femme. Sur 398 chancres, il y en avait 298 sur les parties génitales, 39 dans la région entourant ces parties et 61 dans les régions extra-génitales.

Mais le siège des chancres des parties génitales peut varier aussi. Sur 1696 cas observés chez l'homme, on a trouvé 1343 chancres situés sur le prépuce et le gland, 217 sur le fourreau de la verge, 89 sur le méat, 17 dans l'urèthre, 20 sur le scrotum et 10 à la base du pénis.

Sur 22 cas de chancres péri-génitaux, 12 étaient à l'anus, 9 à l'hypogastre, 1 à la fesse.

Sur 55 extra-génitaux : 36 aux lèvres, 8 à la langue; les autres, plus rares, à la face, au nez, aux gencives, au menton, aux yeux, aux doigts.

Chez la femme, sur 547 cas de chancres génitaux, on en a constaté 221 sur les grandes lèvres, 130 sur les petites, 83 à la fourchette, 31 dans le vestibule, à l'entrée du vagin, 27 au méat, 27 à la région clitoridienne, 23 sur le col de l'utérus, 2 à la commissure supérieure de la vulve, 3 dans le vagin.

Sur 39 chancres péri-génitaux, 26 étaient à l'anus et dans la région du périnée, 5 aux fesses et 8 aux aines, aux cuisses.

Parmi les chancres extra-génitaux, le *chancre de la bouche* est le plus commun et ce sont les lèvres qui sont surtout affectées. Le chancre mammaire est dû à l'allaitement d'un nouveau-né syphilitique. Tous ces chancres s'observent plus fréquemment chez la femme que chez l'homme.

NOMBRE. — Le plus souvent (dans les trois quarts des cas), il n'y en a qu'un. Il n'est pas très rare d'en rencontrer deux. Mais il est tout à fait exceptionnel d'en trouver plus de trois ou quatre.

Quand il en existe plusieurs, il est probable qu'il y a eu plusieurs inoculations simultanées. Ainsi ce vieux dicton qui a été pendant longtemps admis par tout le monde : *Chancre unique, chancre syphilitique ; chancre multiple, chancre simple,* est loin d'être vrai.

DESCRIPTION. — Lorsque la période d'incubation est terminée, on aperçoit, sur le point qui a été inoculé, une légère rougeur

Fig. 75

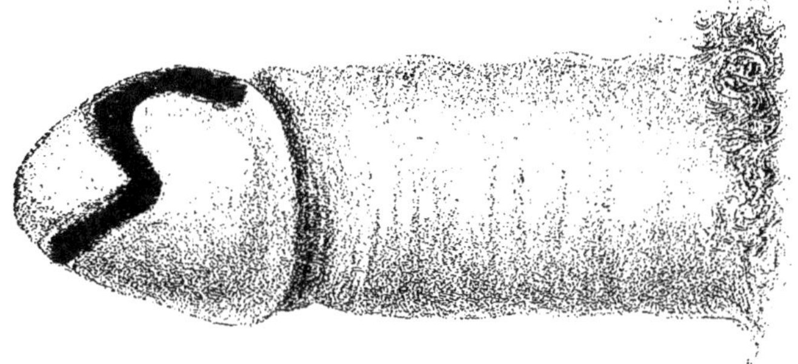

Fig. 76

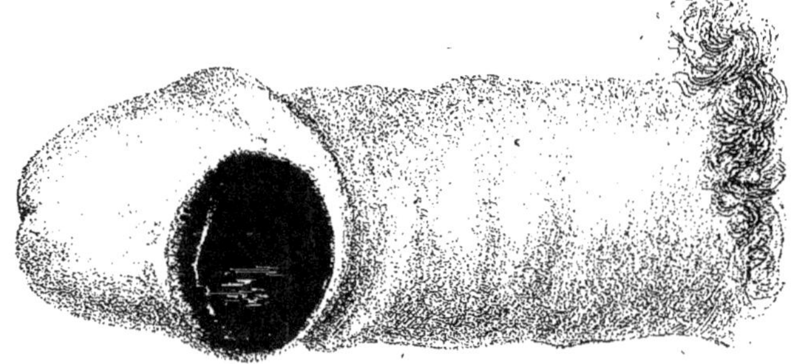

Fig. 77

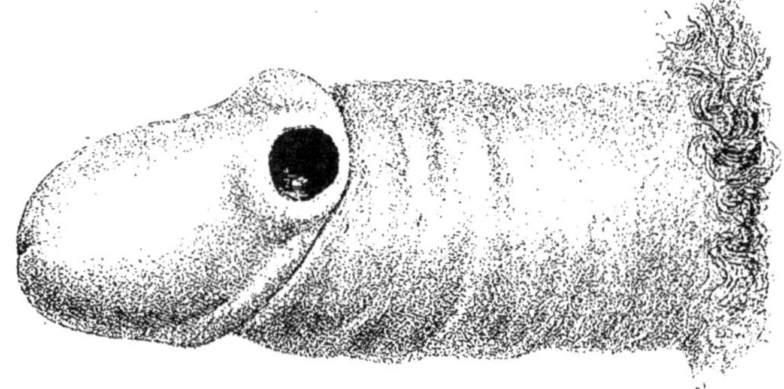

Fig. 75. — Chancre infectant érosif serpigineux.

Fig. 76. — Chancre infectant du gland excavé en cupule, à bords saillants au-dessus des parties voisines.

Fig. 77. — Chancre infectant en voie de cautérisation, creusé en infundibulum sur la couronne du gland. Les bords forment un bourrelet autour de la cavité.

qui s'accompagne d'un prurit plus ou moins intense. Cette rougeur devient bientôt une petite papule qui s'ulcère, c'est le *chancre infectant*. Celui-ci s'agrandit peu à peu et atteint quelquefois le diamètre d'une pièce de deux francs, mais sa dimension moyenne est de 5 à 12 millimètres. Sa surface est plane, ou bien excavée en forme de godet. Elle est arrondie et recouverte, excepté sur ses bords, par une production pseudo-membraneuse grisâtre, dont la présence est constante. Cette fausse membrane reste généralement au niveau des tissus voisins. Elle est difficile à détacher, et au-dessous on trouve un tissu qui saigne facilement. Les bords sont d'un rouge vif, vernis, luisants ; ils semblent quelquefois fuir vers le fond, donnant à l'ulcère un aspect *cupuliforme*. Il peut arriver que, l'inflammation des tissus qui l'environnent devenant très vive, les bords s'élèvent, se taillent à pic ; le chancre ressemble alors à un chancre simple. Dans ce cas, il faut attendre que l'induration se soit produite avant de se prononcer. Pendant toute sa période d'état il sécrète une sérosité gommée, claire, peu abondante et non du pus. Lorsque cette sérosité se dessèche, elle forme une croûte brunâtre qui se détache facilement.

Quelques jours après l'apparition du chancre, on constate une *induration* des tissus qui l'entourent. Cette induration est difficile à sentir dès le début. Elle se développe lentement et progressivement, puis elle diminue après avoir persisté pendant un temps très variable. Lorsqu'elle est arrivée à son maximum de développement, « elle environne, dit Babington, l'ulcère de toutes parts ; elle est à la fois au-dessous et autour de lui ; elle lui forme en quelque sorte un lit ; en même temps, elle encadre son bord de manière à lui servir partout de moyen d'union avec les parties saines environnantes. » Si l'induration n'affecte que les bords chancreux, elle est dite *annulaire*. Quand elle acquiert un grand développement, formant un noyau dur, cartilagineux, qui soulève l'érosion au-dessus des parties voisines, on a la variété connue sous le nom d'*ulcus elevatum,* c'est-à-dire *bombé*. Quand elle donne la sensation d'un pois sec, logé sous les tissus, ou bien d'une feuille de parchemin placée sous le chancre, celui-ci est dit *parcheminé*.

Chez la femme, l'induration est presque toujours mal déterminée, obscure ; elle existe aussi fréquemment que chez l'homme, mais il faut mieux la chercher. Fournier indique bien la manière de la percevoir : « Saisir le chancre aux extrémités mêmes d'un de ses diamètres, tout près de sa circonférence ; saisir le chancre superficiellement, comme si on voulait le soulever, le détacher, pour ainsi dire, des parties sous-jacentes ; le chancre étant saisi de la sorte, exercer sur lui une certaine pression, d'une extrémité à l'autre d'un de ses diamètres, en recherchant si, dans cet effort d'opposition des doigts, on perçoit une résistance anormale. Un mode d'exploration différent permet d'apprécier une induration très faible ; il consiste à rouler entre les doigts la portion de peau ou de muqueuse qui supporte l'érosion chancreuse. » Chez l'homme et chez la femme, l'induration est un signe presque certain du chancre syphilitique.

Celui-ci guérit de lui-même. Sa sécrétion diminue peu à peu, des bourgeons charnus paraissent et la cicatrisation s'effectue, laissant pendant quelque temps une coloration rosée et vernissée. L'induration persiste souvent longtemps après la guérison.

VARIÉTÉS DIVERSES DU CHANCRE SYPHILITIQUE. — Le chancre de la vérole peut présenter des caractères divers. Ainsi, on distingue le *chancre érosif* qui a pour traits particuliers des *érosions*, des écorchures ne présentant pas la forme arrondie ou ovale, symétrique du chancre type ; — le *chancre serpigineux* (Planche III, fig. 75) qui tend à envahir les parties voisines et dont les bords peuvent être irréguliers, mais non déchiquetés ni décollés ; — le *chancre herpétiforme,* qui est caractérisé par des érosions multiples, desquamatives au début, plus tard érosives et par sa coloration d'un rouge vif, ce qui le distingue de l'herpès qui présente une coloration rosée ; — le *chancre gangréneux* et le *chancre phagédénique ;* ces deux complications se rencontrent rarement.

Chancre mixte. — On peut, quand on inocule, sur la surface d'un chancre infectant, le pus d'un chancre mou, déterminer une ulcération présentant à la fois les caractères des deux chancres. Si la double inoculation a été simultanée, le chancre mou apparaît d'abord avec ses caractères propres, et le chancre induré ne commence que lorsque la période d'incubation est terminée ; c'est ce qui a fait dire que la vérole peut succéder aux chancres mous. Quand le chancre syphilitique a paru le premier, son évolution change de caractère au moment de l'apparition du chancre simple ; en peu de jours la surface s'agrandit, se creuse, suppure ; les bords sont brusquement entaillés, déchiquetés. A ce

Fig. 79

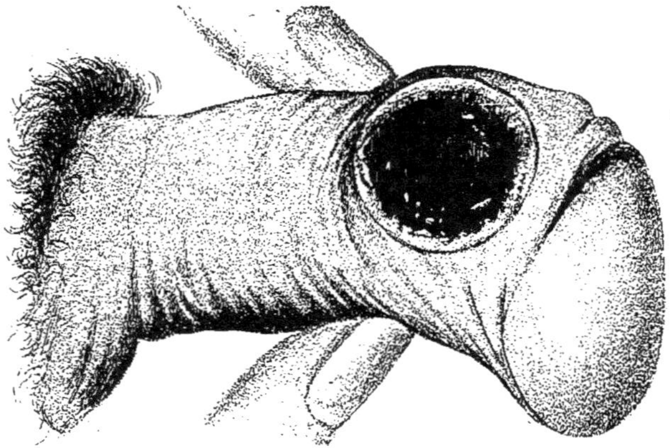

Fig. 80.

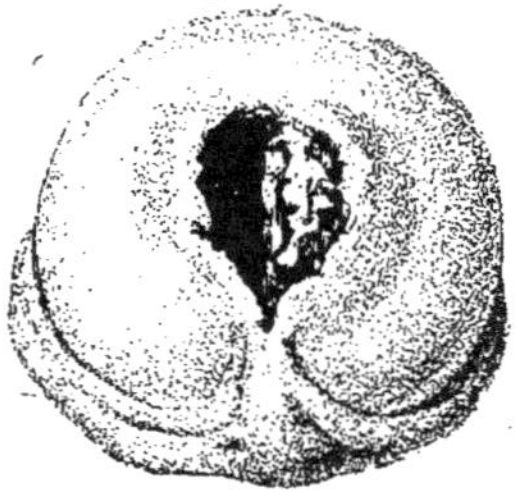

Fig. 78

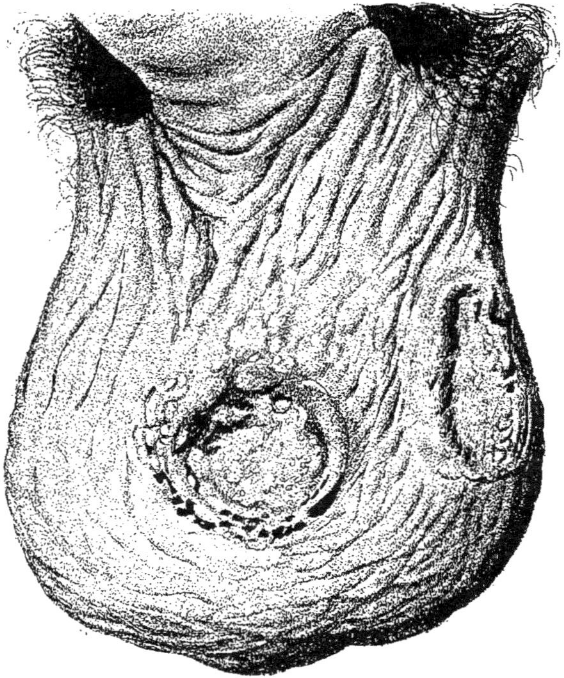

Fig. 78. — Chancre du méat et de la fosse naviculaire.
Fig. 79. — Chancre du prépuce et du fourreau. Le centre est un peu creusé par une gangrène moléculaire.

Fig. 80. — Deux larges chancres du scrotum.

moment, il est véritablement *mixte,* car il présente à la fois les caractères des deux lésions.

On rencontre encore quelquefois le *chancre vaccino-syphilitique.*

Variétés du chancre en rapport avec son siège. — A. *Chancres des parties génitales chez l'homme.*

Le *chancre du gland* a une surface luisante; sa forme est circulaire ou ovale. Il est tantôt en forme de godet; tantôt il présente une saillie au-dessus des tissus voisins (Planche III, fig. 76), ou bien une excavation infundibuliforme (Planche III, fig. 77). D'autres fois il est serpigineux. L'induration présente tous les degrés. Quand le gland est recouvert, on constate un suintement visqueux plutôt que purulent.

Le *chancre de la rainure balano-préputiale* est généralement très induré, ce qui permet de le constater facilement par le toucher, même lorsque le prépuce recouvre le gland. Dans ce dernier cas, il y a souvent du phimosis.

Le *chancre du filet* n'est quelquefois qu'une simple érosion, mais l'ulcération peut entamer le filet et le détruire. Il est, comme les autres chancres infectants, complètement indolore.

Le *chancre du méat* a l'aspect d'une érosion rouge (Planche IV, fig. 78) ou d'une ulcération grisâtre. L'induration est souvent tardive. L'orifice béant laisse voir une surface rouge foncé, quelquefois saignante ou sèche, luisante et à peine évasée du côté du canal.

Le *chancre de l'urèthre* est excessivement rare. Mauriac affirme n'en avoir jamais vu au delà de la fosse naviculaire. La palpation permet de sentir l'induration, mais on ne peut reconnaître sûrement sa présence qu'au moyen de l'endoscope.

Les *chancres du prépuce* et du *fourreau* sont constitués d'ordinaire par une large érosion circulaire à surface rouge foncé, plate et unie ou quelquefois végétante; il peut présenter aussi la forme de godet (Planche IV, fig. 79).

Le *chancre du scrotum* est souvent bombé, saillant, fongueux ou parcheminé et peu induré (Planche IV, fig. 80).

Les *chancres situés sur la rainure de la verge* ou sur *le pubis* présentent ordinairement un caractère ecthymateux; l'ulcération se couvre de croûtes qui s'enchevêtrent dans les poils.

B. *Chancres des parties génitales de la femme.*

Voici les principaux caractères que nous empruntons presque textuellement à Fournier :

Le *chancre syphilitique* situé sur les *grandes lèvres* est toujours ou à peu près fortement induré ; il a le plus souvent la forme d'un disque épais, plat ou saillant et bien délimité ; c'est souvent aussi une érosion dont la base dure se confond plus ou moins avec une zone étendue d'œdème éléphantiasique. On peut observer enfin le chancre érosif, le diffus, l'intertrigineux, qui recouvrent presque toute la grande lèvre œdématiée.

Sur les *petites lèvres*, l'induration est plus souvent étalée, lamineuse, parcheminée ou foliacée ; le chancre mou, desquamatif, est commun. Une infiltration plastique envahit souvent toute la petite lèvre, qui devient rigide (Planche V, fig. 81).

Sur le *capuchon* et le *gland du clitoris*, le chancre n'est quelquefois qu'une érosion à peine parcheminée ou foliacée ; mais on observe aussi, en ce point, des indurations profondes, en masse, qui convertissent toute la région en nodosités ligneuses.

Les chancres du *méat* sont quelquefois fissuriques, ulcéreux et grisâtres ; l'induration y est habituellement très accusée ; l'orifice est souvent béant et déformé.

A la *fourchette,* la sclérose est en général superficielle ; l'induration est étalée, parcheminée ou foliacée.

Au delà des petites lèvres, au niveau de l'*anneau vaginal*, les chancres sont habituellement réduits à une étendue minime ; ils sont presque toujours simplement érosifs et reposent sur une lamelle d'induration très peu accusée ; enfin ils ont une évolution rapide et une durée courte.

Dans le pli *génito-crural*, l'érosion est superficielle, intertrigineuse.

Les chancres du *col utérin* peuvent être facilement méconnus, si l'examen est fait tardivement ou d'une manière insuffisante. Ils ne sont pas très rares. Cinq pour cent environ des femmes syphilitiques ont, pour accident initial, un chancre de la portion vaginale du col. Martineau indique une proportion plus forte (9 sur 128). L'érosion est, d'après Schwartz, le plus souvent centrale. Il est rare que le chancre soit double, mais il coexiste fréquemment avec un chancre vulgaire ou péri-génital (19 fois sur 44 observations de Fournier). L'herpès des parties génitales se montre souvent comme accident prémonitoire ou simultané.

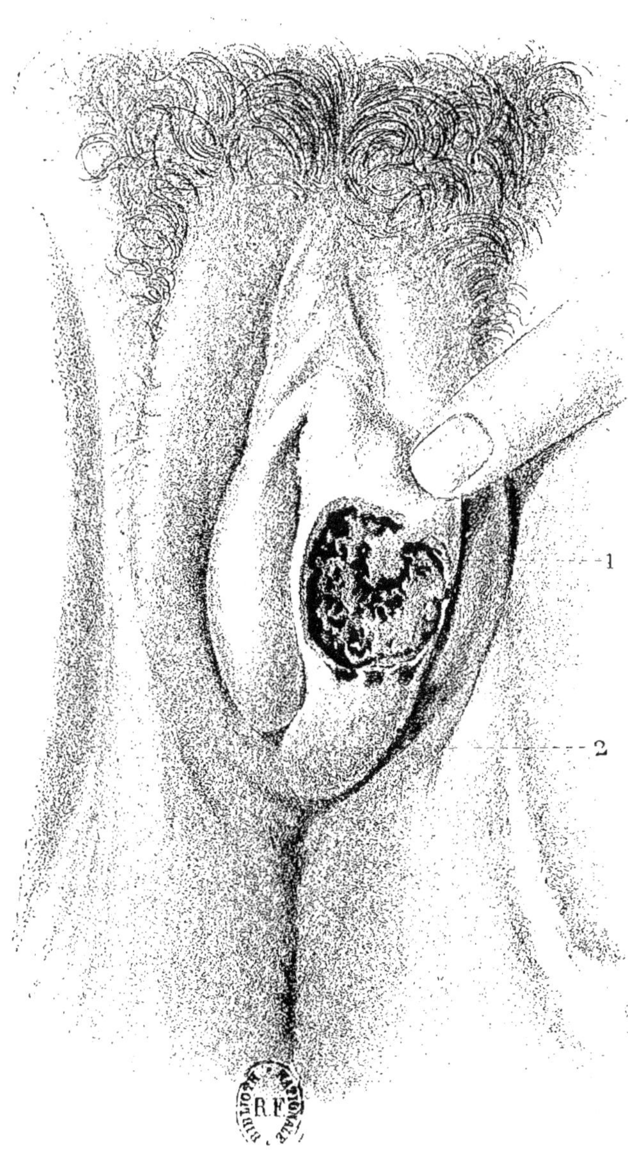

FIG. 81. — Chancre induré de la petite lèvre atteint de phagédénisme gangréneux.
Les petites lèvres sont tuméfiées surtout celle de gauche.

Le chancre du col est absolument indolore. C'est une ulcération circulaire ayant le diamètre d'une pièce de 50 centimes ou d'un franc ; la surface en est habituellement grise ou blanchâtre, diphtéroïde ou lisse, et nettement taillée en coup d'ongle, quelquefois semée de taches ecchymotiques, et en général entourée d'une collerette purpurine. Le fond est plat, déprimé ou bien saillant et condylomateux. L'induration peut être constatée. L'adénopathie inguinale ne se rencontre que lorsqu'il y a en même temps un chancre vulvaire.

Le chancre syphilitique du *vagin* est très rare.

Dans les parties péri-génitales nous n'avons besoin que de signaler le chancre *anal*, ceux du *pubis* et de l'*hypogastre*.

C. *Chancres extra-génitaux.*

Le *chancre des lèvres* peut se rencontrer sur les deux lèvres à la fois, mais c'est la supérieure qui est le plus souvent atteinte. La variété la plus commune est le chancre induré, bombé. L'induration est très prononcée et un œdème dur envahit parfois toute la lèvre, de sorte que celle-ci se renverse au dehors (Planche VI, fig. 82). A la *commissure,* le chancre est généralement placé à la fois sur la lèvre supérieure et sur la lèvre inférieure. Quelquefois, il est tout petit, superficiel, peu induré, il passe alors pour une simple excoriation ou une gerçure insignifiante. Quand il se complique de phagédénisme, il peut être confondu avec le *cancroïde*. L'adénopathie qui l'accompagne siège dans les ganglions de la région sous-maxillaire, à l'angle de la mâchoire. Elle est indolente, volumineuse.

Le *chancre de la langue* (Planche VI, fig. 83), moins fréquent que le précédent, se développe surtout sur la pointe. Il est constitué par une simple érosion à surface opaline, ou par des indurations noueuses, saillantes. L'adénopathie qui l'accompagne occupe les ganglions maxillaires postérieurs et les ganglions cervicaux.

Le *chancre des gencives* est plus rare encore ; l'érosion est aplatie et opaline.

Le *chancre des amygdales* peut se développer sur les deux à la fois. Sa coloration est d'un rouge cuivreux. Il est quelquefois creux et de mauvaise apparence. L'induration est assez marquée. L'adénopathie se montre dans les ganglions sous-maxillaires.

Le *chancre du menton* présente une coloration musculeuse et il est presque toujours recouvert d'une croûte brunâtre produite par la dessiccation de la sérosité (Planche VI, fig. 84).

Les *chancres du nez* se rencontrent sur l'aile du nez, à sa racine ou sur la partie dorsale. La narine peut être complètement déformée. L'adénopathie siège dans les ganglions sous-maxillaires postérieurs.

Le *chancre palpébral* se montre sur la surface cutanée de la paupière, sur le bord libre, sur la muqueuse ou dans le cul-de-sac inférieur. Il donne lieu presque toujours à une ophtalmie plus ou moins intense.

On rencontre encore des chancres infectants à la *joue*, au *front*, au *cou*, à la *nuque*. Leur diagnostic n'est pas difficile, si on songe à la syphilis.

Le *chancre des doigts* siège sur les deux premières phalanges ; il a une forme plate ou élevée, et l'induration est prononcée. Toutes les personnes qui touchent les parties génitales d'une femme syphilitique peuvent en être atteintes si elles ont une simple excoriation au doigt (Planche VII, fig. 85).

Le *chancre mammaire* est surtout constitué par une plaie découverte présentant une lésion érosive, sans bords, à surface égale, d'une teinte rouge, musculeuse, reposant sur une base indurée, attributs fondamentaux du chancre syphilitique (Planche VII, fig. 86).

Adénopathie ou bubon syphilitique. Le chancre infectant donne toujours lieu à une adénopathie spéciale (maladie d'une glande) dans les ganglions correspondant au chancre. « Le bubon, dit Ricord, accompagne inévitablement, *fatalement*, l'accident initial de la syphilis ; il suit le chancre comme l'ombre suit le corps ; c'est le compagnon fidèle, *obligé*, du chancre infectant. Sans doute, il peut offrir des variétés de forme et de degré, sans doute, il peut être plus ou moins développé, plus ou moins manifeste aux différentes époques de son existence ; mais il ne fait jamais défaut... *Pas de chancre infectant sans bubon*, voilà ce qu'on peut donner hardiment comme loi pathologique. »

Les ganglions sont indurés, indolents et forment ce qu'on appelle le *bubon* ou *pléiade syphilitique* (Planche VII, fig. 87). L'adénite paraît peu de jours après le début du chancre. Elle s'accroît assez vite, met 8 à 15 jours pour atteindre son développement complet, puis reste stationnaire pendant plusieurs semaines,

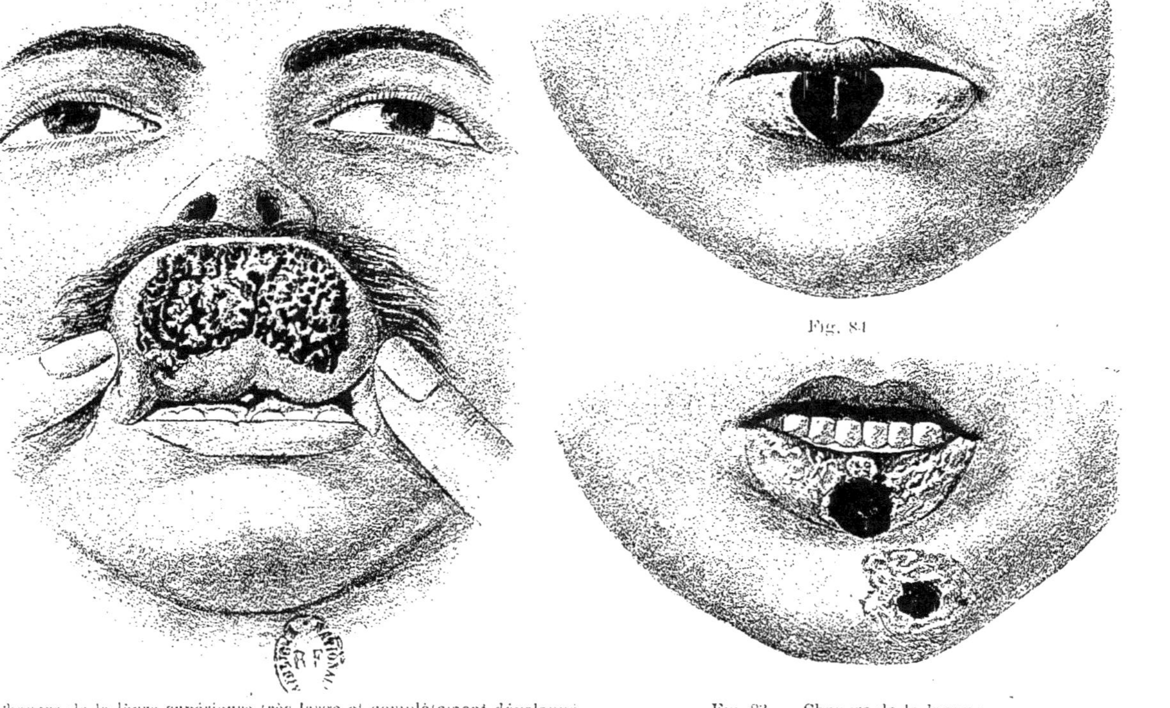

Fig. 82.

Fig. 83.

Fig. 84.

FIG. 82. — Chancre de la lèvre supérieure très large et complétement développé.   FIG. 83. — Chancre de la langue.
FIG. 84. — 1. Chancre induré de la lèvre inférieure presque complétement sec et croûteux. 2. Chancre du menton recouvert de croûtes (ecthymateux).

2 mois, 3 mois ; enfin elle diminue lentement et ne suppure que
tout à fait exceptionnellement ; aussi Ricord a formulé cette loi :
Le bubon qui suppure n'est pas syphilitique.

Voici les principaux caractères qui permettent de bien distinguer le bubon du chancre infectant d'avec le bubon du chancre
simple :

Le *bubon du chancre infectant* est un symptôme *constant*, à de
très rares exceptions près, et il fait son apparition à une époque
fixe, régulière. La tuméfaction ganglionnaire présente un volume
peu considérable, une dureté spéciale, une absence de phénomènes inflammatoires, une indolence presque absolue, une indépen-
dance de la glande qui reste mobile, et une pléiade partout où il
y a plusieurs ganglions. La terminaison se fait par *résolution ;*
il n'y a de *suppuration* que dans des cas tout à fait exceptionnels ;
dans ces derniers cas, le pus du bubon n'est jamais *inoculable*
au malade ; *l'abcès ganglionnaire ne se convertit jamais en ulcère
chancreux et il ne devient jamais phagédénique.* Il ne présente pas
de complications sérieuses, mais il est l'indice d'une infection
constitutionnelle. Il se résout de lui-même, sans traitement; il est
donc presque inutile de le traiter localement.

Le *bubon du chancre simple* est une complication *éventuelle ;*
il n'a pas d'*époque fixe* de développement. L'adénite est *simple* ou
chancreuse ; la tuméfaction, considérable ; l'inflammation, très prononcée. Le bubon est le plus souvent *mono-ganglionnaire,* jamais
on ne rencontre de pléiades. Il peut se résoudre ou suppurer. La
suppuration se produit fatalement quand le bubon est chancreux,
c'est-à-dire lorsqu'il est le résultat d'une inoculation ganglionnaire par le pus chancreux. Dans ce cas, le pus est inoculable au
malade et reproduit un chancre simple ; le foyer ganglionnaire
est un véritable chancre qui peut être l'origine de *complications
phagédéniques* et d'autres complications assez sérieuses. Mais, en
revanche, il n'y a pas d'accidents ultérieurs à redouter. Une médication locale est absolument nécessaire et il ne faut pas recourir à la médication antisyphilitique.

Les troncs lymphatiques qui se dirigent du chancre infectant
vers le groupe des ganglions voisins s'indurent souvent aussi,
c'est ce qui constitue la *lymphangite indurée.*

Diagnostic.— Au début, il est souvent très difficile de reconnaître un chancre infectant. « C'est, dit le professeur Fournier,

la plus petite, la plus superficielle, la plus bénigne de toutes les érosions possibles ; ce n'est pas quelque chose, pour ainsi dire, c'est moins que rien. » « Ou bien on le prend pour un herpès, ou bien, ce qui est plus commun encore, on le considère comme une érosion insignifiante, comme une simple desquamation épithéliale, comme une écorchure, une égratignure, un rien ! »

Lorsqu'il présente une induration bien franche, il est facile de le distinguer du *chancre simple*. Mais comme l'induration se produit quelquefois un peu tard, comme elle n'existe même pas toujours. nous croyons utile de résumer avec les Drs Belhomme et Aimé Martin, sous forme de tableau, les caractères différentiels des deux espèces de chancre.

Chancre infectant.	*Chancre simple.*
1° Il a une incubation dont la durée moyenne peut être fixée à vingt-cinq jours.	1° Il n'a pas d'incubation.
2° Il provient de la contagion d'un chancre infectant, d'un accident secondaire à forme irritante, et dans quelques cas du sang d'un syphilitique à la période secondaire.	2° Il provient de la contagion d'un chancre simple ou d'un bubon suppuré *chancreux*.
3° Il est le plus souvent solitaire.	3° Il est le plus souvent multiple.
4° Il ne s'inocule pas au sujet qui le porte ni à un individu atteint de syphilis constitutionnelle.	4° Il s'inocule à l'infini au sujet qui le porte ou à tout autre individu. Le pus du bubon suppuré est inoculable seulement lorsque ce bubon est chancreux.
5° Il ne débute pas par une vésico-pustule, mais bien par une simple érosion, et dans quelques cas par une papule.	5° Il débute par une vésico-pustule.
6° A la période dite d'état, le chancre infectant se présente sous la forme d'une ulcération superficielle à bords inclinés et se raccordant avec le fond ou le plus souvent de niveau avec lui. Cette ulcération est recouverte en partie par une fausse membrane qui, vue à la loupe, a tout à fait l'ap-	6° A la période dite d'état, le chancre simple se présente sous. la forme d'une ulcération assez profonde, dont le fond est rempli d'une espèce de détritus organique mêlé de pus. Les bords sont taillés à pic, décollés.

Fig. 86

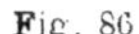

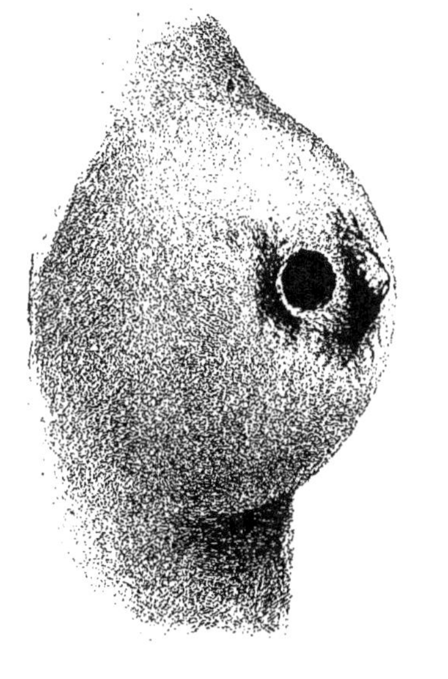

Fig. 85

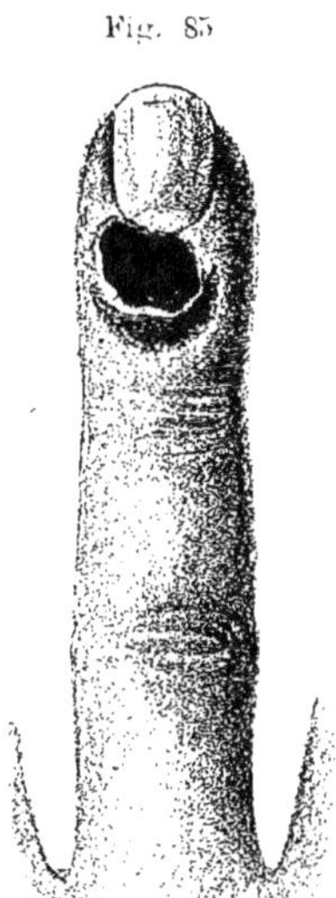

Fig. 87

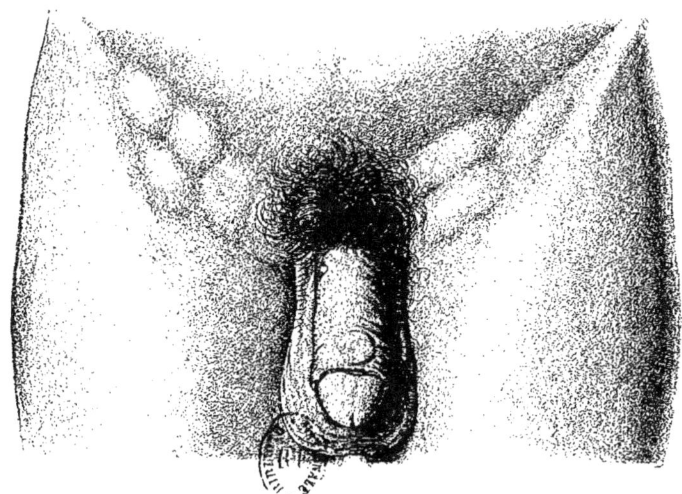

Fig. 85. — Chancre infectant du doigt, contracté en touchant une femme.

Fig. 86.   Chancre mammaire.

Fig. 87. — Bubon ou pléiade ganglionnaire multiple, occupant les deux plis de l'aine.
On voit sur le prépuce au-dessus du gland la trace d'un chancre induré.

parence du frai de grenouille. Les bords sont d'un rouge vif, la forme de l'ulcération est généralement régulière ; elle suppure peu.

7° Le chancre infectant est rarement douloureux.

8° Le chancre infectant est accompagné 98 fois sur 100 d'une induration à la base : induration élastique, cartilagineuse, n'ayant aucun des caractères de l'induration inflammatoire.

9° Les ganglions lymphatiques de la pléiade voisine du chancre infectant s'indurent et donnent lieu à des adénopathies polyganglionaires, cartilagineuses, indolentes, n'ayant aucune tendance à la suppuration. Le chancre infectant donne aussi lieu quelquefois à des lymphites indurées.

10° Le chancre infectant est une lésion qui donne lieu à très peu de réaction locale ; il a une tendance à la guérison ; il s'ulcère peu, se phagédénise et se gangrène très rarement ; il a une marche très régulière.

11° Le chancre infectant est la première apparition apparente de la diathèse syphilitique ; il est donc le signe de l'infection générale de l'économie ; on voit très souvent, avant sa cicatrisation complète, apparaître les premières manifestations secondaires (roséole, angine).

12° Spécial à l'espèce humaine.

7° Le chancre simple est presque toujours douloureux.

8° Le chancre simple s'accompagne dans quelques cas de dureté inflammatoire, mais jamais d'induration spécifique.

9° Le chancre simple s'accompagne souvent d'adénites ou de lymphites phlegmoneuses, suppurant le plus ordinairement et fournissant dans quelques cas un pus inoculable.

10° Le chancre simple est une lésion locale assez grave ; il a une tendance très grande à l'ulcération, il est très irrégulier dans sa marche ; il ne tend pas à la guérison comme le chancre infectant. Le phagédénisme et la gangrène sont des complications relativement fréquentes du chancre simple.

11° Le chancre simple est un accident purement local ; il n'a aucun rapport avec la syphilis.

12° Transmissible à quelques espèces animales.

Il ne faut pas confondre encore le chancre infectant avec l'*herpès*. Celui-ci est toujours multiple et son contour présente toujours aussi une série de circonférences incomplètes par suite de la réunion de petites plaies circulaires. On le distingue du *cancroïde* en ce que celui-ci marche avec une grande lenteur et qu'il n'amène que rarement de l'adénopathie. Les *ulcérations* produites par l'arsénite de cuivre chez les ouvriers qui l'emploient ressemblent beaucoup au chancre infectant; mais ces ulcérations, souvent multiples, sont profondes, taillées à l'emporte-pièce au milieu des tissus sains; la base peut être indurée.

Le *pronostic* est bénin; il n'a d'autre gravité que celle qui s'attache à la syphilis, mais celle-là est plus que suffisante. Il indique que la contagion a eu lieu et annonce l'apparition prochaine des accidents secondaires.

Pour le *traitement*, voir § 24.

§ 5. — Syphilides.

La syphilis évolue d'une manière méthodique. Fournier a comparé cette évolution à une sorte de *drame* qui se divise en une série d'*actes* et d'*entr'actes* successifs :

1er *acte*. — *Contamination*. Le virus trouve une porte d'entrée pour pénétrer dans l'organisme. Cette porte d'entrée est indispensable.

1er *entr'acte*. — *Incubation*. Ce repos apparent de l'organisme, variant entre quinze et soixante-dix jours, est en moyenne de vingt-cinq à trente-cinq jours.

2e *acte*. — Production au point où a pénétré le virus, en ce point et non ailleurs, d'une *lésion* dite *primitive*, laquelle constitue à ce moment l'expression unique de la maladie. Il y a toujours autant de lésions primitives que de portes d'entrée. La lésion primitive n'est ordinairement unique que parce que la plupart du temps il n'y a qu'une seule porte d'entrée.

2e *entr'acte*. — *Seconde incubation*. Le nouveau repos apparent de l'organisme dure quarante-cinq jours en moyenne, pendant lesquels le chancre et le bubon, son fidèle satellite, continuent à être les seules manifestations de la syphilis.

3e *acte*. — *Explosion de symptômes multiples et disséminés en dehors du siège où s'est exercée la contagion (symptômes dits* consécutifs ou constitutionnels). Période de généralisation apparente de la maladie.

C'est à ce moment que paraissent les *syphilides*, qui ne tardent pas à être suivies très souvent d'autres accidents secondaires ou tertiaires, intéressant la peau, les membranes muqueuses, le tissu fibreux, le tissu osseux, etc.

Les syphilides sont des affections variées, mais plus spécialement des éruptions qui se développent sur les surfaces tégumentaires et qui sont sous la dépendance de la vérole. On doit donc considérer comme syphilides tout l'ensemble des éruptions syphilitiques et des diverses altérations spécifiques de la *peau* et des *muqueuses*. En conséquence nous les diviserons en *syphilides cutanées* et en *syphilides muqueuses*. Nous décrirons, après, toutes les autres manifestations syphilitiques, secondaires et tertiaires, qui frappent les divers tissus et certains viscères. Mais auparavant nous devons donner les caractères généraux des syphilides.

Caractères généraux. — Les syphilides sont très variables, quant à leur marche. Tantôt fugitives, tantôt récidivantes, elles abandonnent définitivement une région, ou bien elles y reviennent avec persistance. Souvent elles apparaissent lorsque le chancre est guéri, mais quelquefois, quand elles sont précoces, elles peuvent se montrer alors que l'accident primitif n'est pas encore cicatrisé. La période moyenne après laquelle paraît la *roséole*, syphilide se montrant presque toujours la première, est de quarante-cinq jours, à partir du début du chancre. Leur ordre de succession est impossible à établir, car il n'y a aucune régularité dans leur apparition, tout dépend de circonstances particulières à l'individu. L'âge n'a aucune influence sur leur développement; mais il joue un certain rôle sur leur forme et sur leur marche. Les syphilides des vieillards sont plus graves, passent plus rapidement à la forme ulcéreuse; celles des enfants sont, au contraire, atténuées, moins tenaces, moins durables. Le sexe, la profession n'ont aucune influence; il en est de même des climats, des saisons. La race n'exerce pas non plus d'action. Mais la mauvaise alimentation, la misère, le défaut de propreté, la grossesse, la convalescence d'une maladie grave, l'alcoolisme les rendent plus graves.

Elles siègent surtout à la face (front, tempes — *couronne de Vénus*, — pourtour de la bouche), sur le cuir chevelu, le tronc, les membres et les environs des organes génitaux. Leur marche est lente, torpide, insidieuse, progressive, et si, quelquefois, on peut constater une syphilide superficielle à côté d'une syphilide profonde, en général ces dernières ne viennent qu'après les superficielles.

Elles sont *contagieuses,* à tel point qu'elles contribuent plus que le chancre à la propagation de la vérole. Cela s'explique par ce fait, que le chancre est ordinairement unique, dure peu de temps, tandis que les syphilides sont multiples, surviennent insidieusement, persistent pendant un temps plus ou moins long et récidivent souvent.

Les *caractères communs* sont : 1° la *forme arrondie,* l'éruption est généralisée d'abord, puis elle se groupe en îlots, enfin elle occupe une région, et, lorsque plusieurs éléments circulaires se réunissent, ils forment des cercles, des segments de cercle, des ellipses, etc. ; — 2° la *couleur,* celle-ci est *rouge cuivré* dans les syphilides superficielles, et *jambonnée* (couleur du maigre de jambon) dans les autres syphilides ; ces couleurs varient cependant avec les sujets, l'âge, le tempérament, la race, l'état de santé ; — 3° l'*absence de prurit ;* — 4° la *tendance marquée à détruire les tissus ;* — 5° la *teinte brunâtre des cicatrices.* Tous ces caractères réunis ne permettent pas de se tromper sur la nature de l'éruption.

§ 6. — **Syphilides cutanées**.

Les syphilides cutanées se rapprochent des formes élémentaires des maladies de la peau. Elles se succèdent ordinairement d'une manière insensible depuis le simple érythème (roséole) jusqu'à l'ulcération profonde ; mais il est assez difficile de dire celles qui appartiennent à la période secondaire et celles que l'on doit ranger dans la période tertiaire. On peut admettre cependant que les syphilides qui se manifestent superficiellement sont des accidents secondaires, tandis que les profondes, qui désorganisent plus ou moins les tissus, sont des accidents tertiaires.

Fournier range les syphilides en huit groupes.

1ᵉʳ groupe. — SYPHILIDES ÉRYTHÉMATEUSES. — Il comprend trois espèces : la roséole, la roséole ortiée et la roséole circinée.

2° groupe. — SYPHILIDES PAPULEUSES. — Il comprend quatre

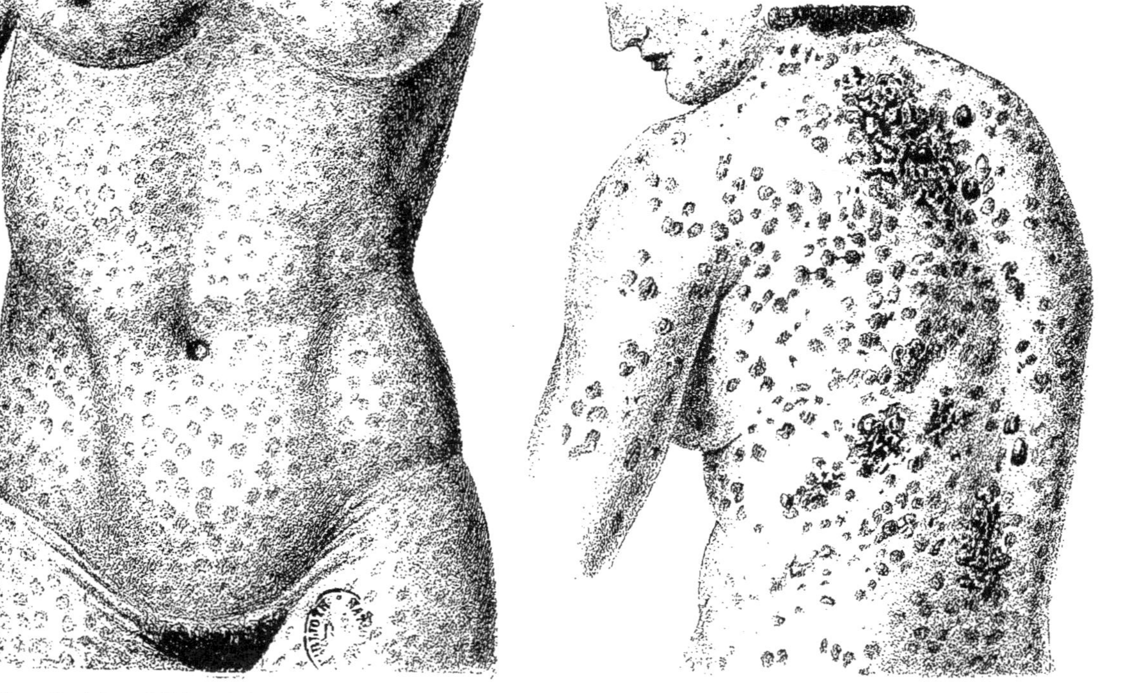

FIG. 88. — Roséole syphilitique de la partie antérieure du tronc.
La teinte rose commence à pâlir.

FIG. 89. — Syphilide papuleuse en nappe.

espèces : les syphilides papuleuse, papulo-squameuse, papulo-croûteuse et papulo-érosive.

3° groupe. — SYPHILIDES SQUAMEUSES. — Elles sont très rares.

4° groupe. — SYPHILIDES VÉSICULEUSES. — Le seul type important est la syphilide herpétiforme.

5° groupe. — SYPHILIDES PUSTULO-CRUSTACÉES. — On en connaît trois espèces : les syphilides acnéiforme, impétigineuse, ecthymateuse.

6° groupe. — SYPHILIDES BULLEUSES. — Deux espèces : pemphigus ? rupia ?

7° groupe. — SYPHILIDES MACULEUSES. — Ce sont les syphilides pigmentaires.

8° groupe. — SYPHILIDES GOMMEUSES. — Ces syphilides sont profondes et franchement tertiaires. Les *syphilides tuberculeuses, phlycténoïdes* et *pustulo-crustacées* peuvent être considérées comme des *syphilides intermédiaires.*

PREMIER GROUPE. — SYPHILIDES ÉRYTHÉMATEUSES

Roséole syphilitique. — Roséole ortiée. — Roséole circinée.

Roséole. — Les syphilides du 1ᵉʳ groupe sont des roséoles. On en distingue trois espèces :

1° La *roséole syphilitique* est la plus légère, la plus superficielle, la plus précoce et la plus commune de toutes les syphilides. Elle est si fréquente, qu'on la rencontre 90 fois sur 100. Elle apparaît vers le 45° jour à partir de celui où s'est produit le chancre ; mais elle peut se déclarer à une époque quelconque, dans le courant de la première ou de la deuxième année.

Elle est caractérisée par une éruption de taches rondes ou ovalaires, ne présentant ni saillie, ni desquamation et ayant la grosseur d'une lentille à celle d'une pièce de 20 centimes et même de 50 (Planche VIII, fig. 88). La coloration est, au début, d'un rose pâle tendre, d'un *rose fleur de pêcher;* plus tard, elle devient foncée, vineuse; enfin, quand les taches tendent à se flétrir, elles prennent une teinte d'un rose jaunâtre et deviennent maculeuses. Comme il se produit plusieurs poussées successives, ces taches présentent nécessairement des teintes diverses et donnent à la peau un aspect particulier, bien caractérisé par J.-L. Petit par le nom de *peau truitée*. Au début, elles pâlissent et disparaissent complètement sous la pression du doigt ; plus tard, elles s'effacent très peu : plus tard encore, pas du tout.

La roséole se montre d'abord sur les flancs et sur les parties latérales de la poitrine ; elle gagne ensuite le ventre, la poitrine, le dos, la face interne des cuisses ; elle atteint les membres dans le sens de la flexion. Les extrémités de ceux-ci et la tête sont rarement envahies, cela n'arrive que dans les *formes excessives*.

L'éruption ne donne lieu à aucun malaise. On a noté quelquefois un peu de fièvre, mais c'est l'exception. Elle se produit avec lenteur, par poussées successives. Après 7 à 15 jours, elle est dans son plein. Elle peut mettre plusieurs mois à disparaître. Les taches s'éteignent et laissent des macules brunâtres dont la durée est quelquefois aussi longue que l'éruption, mais qui finissent par disparaître aussi. Elle peut récidiver. La roséole indique d'une manière certaine que l'individu est syphilitique et qu'il faut se hâter de le traiter.

Diagnostic.— Il est en général facile, surtout lorsqu'on peut constater la présence du chancre infectant et la pléiade syphilitique. La *rougeole* s'en distingue par le rhume de cerveau, le larmoiement ; — la *scarlatine*, par son angine et l'éruption uniforme, commençant par le cou ; — la *variole*, par les vomissements et le mal de tête ; — le *choléra*, par les crampes et l'algidité ; — la *roséole copahique*, par le début brusque de l'affection chez une personne prenant du copahu, par les démangeaisons, par les taches, souvent papuleuses, formant de longs placards du *côté de l'extension des jointures* et débutant autour des poignets et des malléoles ; — la *roséole simple*, par les symptômes généraux qui l'accompagnent, son éruption franchement rosée disparaissant sous le doigt et manquant toujours sur les membres inférieurs.

2° La *roséole ortiée* ne diffère de la précédente que par ses taches qui présentent une petite élevure semblable aux saillies de l'urticaire ou d'une piqûre d'ortie.

3° La *roséole circinée* n'apparaît jamais avant la fin de la première année ; le plus souvent, c'est dans le cours de la seconde. Elle se caractérise par son éruption disposée en cercle. Celui-ci peut être complet, ou bien en segments qui, en se croisant, se touchant, se combinant, forment des dessins variés. Les formes *annulaire, semi-lunaire, ovalaire, elliptique* sont les plus fréquentes.

Fig. 90

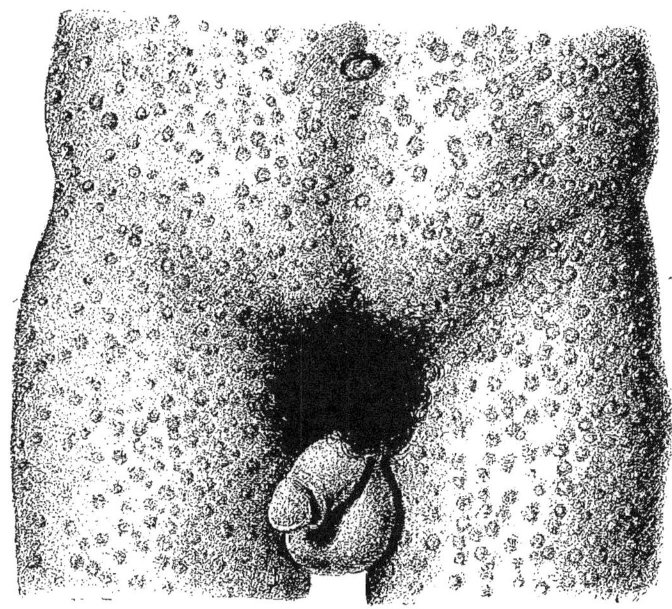

Fig. 91

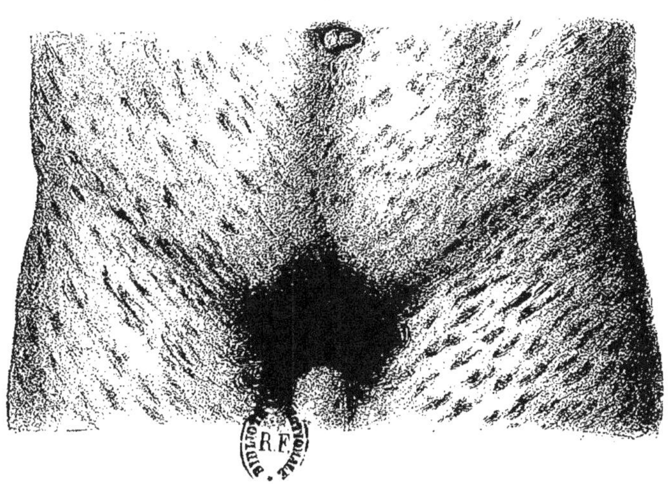

Fig. 90. — Syphilide papuleuse généralisée.
Fig. 91. — Syphilide papulo-granuleuse traitée par le mercure.

2ᵉ Groupe. — Syphilides papuleuses

Syphilide papuleuse. — Syphilide papulo-squameuse. — Syphilide papulo-
érosive. — Syphilide papulo-croûteuse.

Ces syphilides, qui caractérisent la période secondaire de la maladie, ont pour base une *papule*. Si celle-ci se couvre de *squames*, la syphilide est *papulo-squameuse ;* si elle s'excorie à son sommet, on a la *syphilide papulo-érosive ;* si elle se couvre de croûtes, la syphilide prend le nom de *papulo-croûteuse*. Telles sont les quatre espèces admises généralement.

Syphilides papuleuse et papulo-squameuse. — Les deux premières espèces se rencontrent presque toujours en même temps, car la papule, en évoluant, finit par se couvrir de squames. Elles se divisent en trois sous-espèces : syphilides *papulo-granuleuse, papulo-lenticulaire* et *papuleuse en nappe*.

La syphilide *papulo-granuleuse* (Planche IX, fig. 90 et 91) est constituée par des papules fines, nombreuses, saillantes, fermes, granuleuses, de la grosseur d'une tête d'épingle, d'un grain de millet, rondes ou acuminées, disséminées le plus souvent sans ordre, ou en îlots ovalaires concentriques. Mais l'éruption est rarement composée de papules miliaires seules ; on en voit très souvent de larges, disséminées au hasard. Cette diversité de lésions donne lieu à un phénomène qui caractérise la syphilis nouvellement déclarée, le *polymorphisme* (de πολύς, beaucoup, μορφή forme, parce qu'il y a en même temps des éruptions de formes diverses). La syphilide granuleuse ordinaire est connue encore sous le nom de *lichénoïde* ou de *lichen spécifique ;* la ponctuée, sous le nom de *cutis anserina* ou chair de poule. Dès leur apparition, les papules sont rosées, mais elles prennent rapidement la teinte rouge vif, puis rouge sombre tirant sur le brun. A la période d'état, elles sont vernissées comme un marron d'Inde ; après, elles se fendillent, se chargent de squames fines, blanchâtres et, si la desquamation est active, la papule apparaît rouge et entourée d'une *collerette*. Leur apparition a lieu d'ordinaire du 4ᵉ au 6ᵉ mois. Elles évoluent lentement, par poussées successives, et disparaissent par résorption progressive, passant à l'état de macules pouvant persister 8 à 10 mois.

La syphilide *papulo-lenticulaire* se caractérise par des papules circulaires, situées dans l'épaisseur de la peau et ayant la couleur du jambon fumé. Elles se développent sur toutes les parties du corps ; mais le front, le tour de la bouche, la nuque, le dos, le pli des jointures, la face interne des cuisses sont les régions de choix. On rencontre surtout la forme *lenticulaire* et les papules n'ont que la grosseur d'une lentille ; quelques-unes peuvent néanmoins atteindre la dimension d'une pièce de 1 franc et de 2 francs ; on les appelle dans ce cas *nummulaires*. Sur le front, elles forment assez souvent une couronne complète *(couronne de Vénus)*. Sur les commissures des lèvres, elles sont en *feuillet de livre*. Ces papules se développent lentement, par poussées successives, de telle sorte qu'on en voit à toute période de développement.

La syphilide *papuleuse en nappe* (Planche VIII, fig. 89) est caractérisée par l'agglomération des papules qui se touchent, se confondent et forment de véritables nappes de 1 à 5 centimètres de largeur. Ces placards peuvent être irréguliers ou arrondis. Quand la desquamation est abondante, cette variété ressemble à s'y méprendre au psoriasis, d'où le nom de *syphilide psoriasiforme* (Planche X, fig. 92). On a alors des plaques de la largeur d'une pièce de 50 centimes ou d'un franc, ressemblant tantôt à une rosace *(syphilide en rosace)*, tantôt prenant une forme *circinée*. La coloration est mixte, entre le rouge du maigre de jambon et le cuivre rouge. Lorsque la disposition de l'éruption rappelle l'infloration du corymbe, on a la *syphilide en corymbe*. Dans certains endroits du corps, là où il y a un contact prolongé entre deux surfaces cutanées, comme à la vulve, au gland, à l'aisselle, sous les seins, les plaques s'aplatissent, suintent et donnent lieu aux *syphilides papuleuses humides*. A la plante des pieds, à la paume des mains, elles prennent un aspect spécial, elles sont plus plates, plus squameuses, crevassées, parfois saignantes, cornées et croûteuses (Planche X, fig. 93) *(syphilides palmaires* et *plantaires)*. — La maladie qui se rapproche le plus de ces syphilides est l'*arthritide psoriasiforme* de Bazin, autrement dit l'*eczéma* sec, circiné ou non. Mais l'arthritide est prurigineuse ; elle n'est pas bien circonscrite et en aucun point de sa circonférence on ne trouve un vestige de festons, un segment de cercle.

Syphilides papuleuses humides ou papulo-érosives. — Cette 3ᵉ espèce ressemble aux précédentes, seulement les syphilides, au lieu de rester sèches et squameuses, deviennent humi-

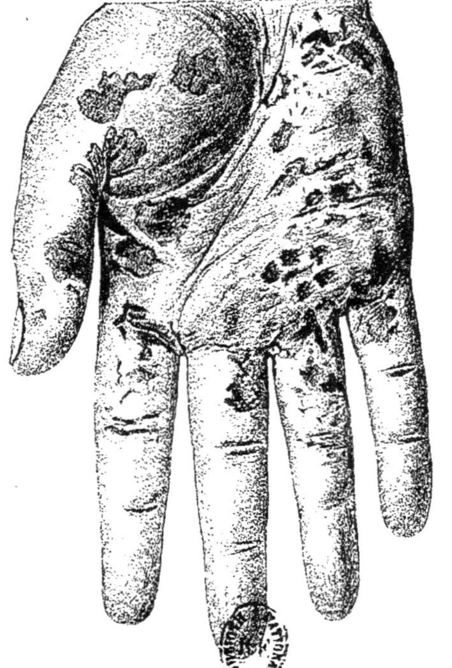

Fig. 92. — Syphilide squameuse palmaire.

Fig. 93. — Plaque muqueuse interdigitaire. Rhagade de la main droite.

des et suintantes. On les appelait autrefois improprement : *plaques muqueuses cutanées.*

Syphilides papulo-croûteuses. — Les syphilides de la 4ᵉ
espèce apparaissent lorsque l'infection syphilitique est plus grave,
ou bien lorsque le malade est scrofuleux, alcoolique. Les papules
ne restent pas sèches, elles se recouvrent de véritables croûtes.
Elles ressemblent aux syphilides pustulo-crustacées. Ce qui les
distingue, c'est que, si on enlève la croûte des premières, on ne
voit pas au-dessous une surface ulcérée, comme dans les dernières. Cette croûte, présentant une surface inégale, tantôt brune,
tantôt jaunâtre, surmonte la papule et quand on la fait tomber, on
voit la papule disparaître peu à peu sous l'influence du traitement, *sans laisser de cicatrice.*

On rencontre ces syphilides surtout au visage, sur le front,
autour de la bouche et du nez, dans les cheveux, dans la barbe,
sur le mont de Vénus. Tantôt elles sont isolées et tantôt confluentes.

Toutes ces espèces peuvent paraître en même temps ou à peu
près sur le même individu, on a alors la *syphilide polymorphe.*

3ᵉ Groupe. — Syphilides squameuses

Nous venons de voir qu'on rencontrait des syphilides psoriasiformes donnant lieu à une desquamation plus abondante que
d'habitude (voir page 236, *syphilide papuleuse en nappe*) ; mais
on n'a pas encore observé de cas essentiellement squameux.

4ᵉ Groupe. — Syphilides vésiculeuses

Syphilides herpétiformes. — Le type de la vésicule étant
fourni par l'herpès, on a donné le nom d'*herpétiformes* aux syphilides vésiculeuses.

Très rares, elles sont caractérisées par de petites vésicules
remplies d'un liquide transparent qui, après la rupture, se concrète en croûtes minces. Elles commencent par de petites taches
rouges, avec ou sans saillie, sur lesquelles s'élèvent les vésicules, dont le liquide se résorbe quelquefois (Planche XI, fig. 94).

Ces vésicules sont isolées, ou régulièrement disséminées sur
la peau, ou bien groupées et circonscrites. On les rencontre à la
face, sur le tronc et sur les membres, et elles sont mêlées presque

toujours à d'autres éruptions syphilitiques. On distingue la syphilide à *forme de varicelle;* mais la syphilide *herpétique* est bien plus fréquente.

L'aspect de l'éruption, sa marche, la coïncidence avec d'autres éruptions de la vérole, la disparition par le traitement mercuriel distinguent cette dernière forme de l'herpès proprement dit.

Ces syphilides apparaissent du 1er. au 3e mois après la contagion et se développent très lentement, par poussées successives. On ne les confondra pas avec la varicelle, qui est une affection aiguë à marche rapide.

5e GROUPE. — SYPHILIDES PUSTULO-CRUSTACÉES

Syphilide acnéiforme. — Syphilide varioliforme. — Syphilide impétiginiforme.
Syphilide ecthymateuse.

L'élément initial est ici une *pustule,* qui ne tarde pas à déterminer une *ulcération* et une *croûte.* La présence de cette dernière est presque constante. On admet les variétés suivantes : syphilides *acnéiforme, varioliforme, impétiginiforme* et *ecthymateuse.*

Syphilide acnéiforme. — C'est la plus précoce et la plus bénigne de ce groupe. Comme son nom l'indique, elle ressemble à l'*acné vulgaire,* dont elle se distingue en ce qu'elle n'est pas localisée exclusivement au visage, à la partie antéro-supérieure du thorax, au dos et aux épaules, et qu'elle ne donne pas lieu à un grand nombre de cicatrices. L'acné syphilitique apparaît d'une façon relativement aiguë et brusque, et se produit non seulement à la face, mais surtout au tronc et sur les membres.

Syphilide varioliforme. — Cette variété se distingue de la variole par sa marche chronique, l'absence de symptômes généraux violents. (Voir *Variole,* tome III.)

Syphilide impétiginiforme. — Les pustules de la syphilide impétiginiforme sont petites, multiples et groupées, réunies au voisinage les unes des autres sous une auréole rouge commune ; plus tard, elles deviennent confluentes et forment d'épais placards croûteux, granuleux, boursouflés, secs et cassants.

La syphilide impétiginiforme se distingue de la *papulo-croûteuse impétiginiforme* en ce que, chez cette dernière, il n'y a pas d'ulcération sous la croûte ; — de l'*impétigo eczémateux,* qui a des

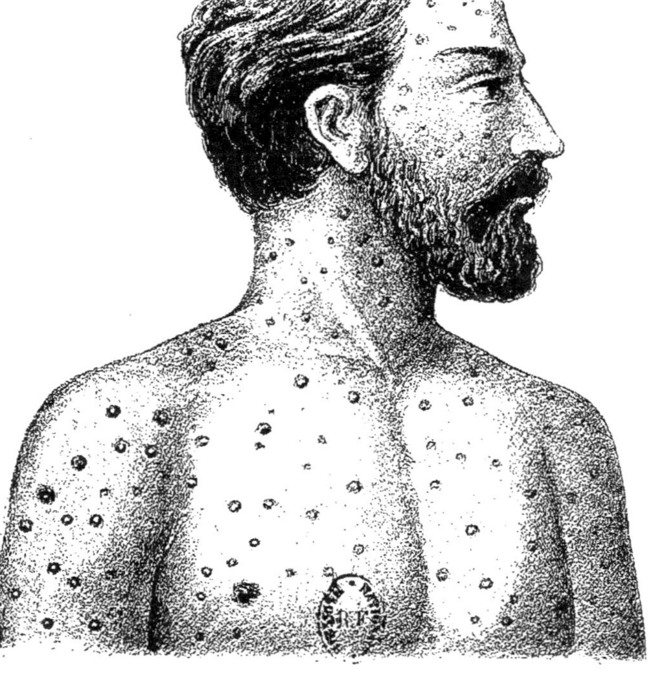

Fig. 94. — Syphilide vésiculeuse (herpétiforme) disséminée sur la face, le cou, la poitrine et les bras.

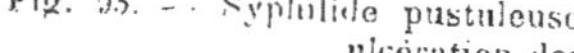

Fig. 95. — Syphilide pustuleuse. Ecthyma de la jambe et ulcération des pustules.

croûtes plus jaunes, moins foncées, moins adhérentes, moins circulaires et moins dures; — de l'*ecthyma syphilitique* par ses croûtes moins proéminentes, plus égales, en forme de coquilles, non granulées, peu cassantes et très adhérentes.

Syphilide ecthymateuse.—Elle se distingue des précédentes par des ulcérations profondes et des croûtes rocheuses formées de plusieurs couches superposées, verdâtres, rugueuses. Leur chute met à découvert une surface rouge sombre, violacée, qui devient brunâtre et laisse une cicatrice d'un blanc mat. Quand l'ecthyma est profond, la cicatrisation se fait par bourgeonnement. Ses sièges de prédilection sont la nuque chez la femme, et les extrémités antéro-inférieures des jambes chez l'homme; mais on peut le rencontrer partout (Planche XI, fig. 95).

DIAGNOSTIC. — L'*ecthyma ordinaire* est douloureux, entouré d'un cercle inflammatoire manifeste. La *gale* est reconnue par les démangeaisons, le siège de l'affection entre les doigts, dans les jointures, du côté de la flexion, sur le ventre et les fesses, la présence de l'acare et l'existence des sillons caractéristiques.

6ᵉ GROUPE. — SYPHILIDES BULLEUSES

Les éruptions bulleuses se produisent sous deux formes distinctes : le *pemphigus,* dont les bulles renferment un liquide séreux, comme celui qui se forme à la suite de l'application d'un vésicatoire, et le *rupia* qui a ses bulles remplies d'un pus sanguinolent. Mais les meilleurs auteurs contemporains rejettent le *pemphigus syphilitique* pour la bonne raison qu'ils ne l'ont jamais rencontré, ce qui ne veut pas dire qu'on n'observe jamais des cas de pemphigus vrai chez des vérolés.

Rupia syphilitique. — Cette syphilide se rencontre quelquefois et se rapproche beaucoup de l'*ecthyma profond,* attestant comme lui une syphilis grave, ou le délabrement de l'organisme infecté (Planche XII, fig. 96).

Les bulles se rompent 2 ou 3 jours après leur apparition; le liquide puro-sanguinolent se concrète, forme des croûtes épaisses, adhérentes, d'un jaune verdâtre, augmentant rapidement d'épaisseur et débordant l'ulcération; elles sont entourées d'une auréole cuivrée. Au dessous de ces croûtes, on voit des ulcérations profondes, grisâtres, à bords taillés à pic, pouvant prendre la forme serpigineuse.

Quand la guérison se produit, ce qui a lieu assez tard, les croûtes tombent pour ne plus se reformer, et laissent à découvert une plaie rosée, saillante. La cicatrice qui se forme est rouge violacé d'abord, puis rouge sombre, cuivré, et se recouvre de squames épaisses ; enfin elle devient blanchâtre et indélébile.

DIAGNOSTIC. — Les caractères principaux qui permettent de reconnaître le rupia syphilitique sont : son auréole cuivrée, la couleur jaune verdâtre de ses croûtes, l'aspect grisâtre des ulcérations, les bords taillés à pic, la cicatrice blanche, indélébile.

Faisons remarquer, en passant, que le diagnostic des syphilides est souvent très difficile. Mais, dans ce cas, il y a toujours moyen de savoir si elles sont spécifiques ou non, on n'a besoin pour cela que de recourir à la médication antisyphilitique. Si celle-ci ne produit aucun résultat, c'est qu'on a affaire à une simple maladie de la peau.

Le pronostic est grave. Ces syphilides étant tardives s'accompagnent toujours d'autres lésions spécifiques.

7° GROUPE. — SYPHILIDES MACULEUSES OU PIGMENTAIRES

« Elles consistent, dit Fournier, *en une série de taches ou de marbrures* tantôt bistrées, tantôt brunes, disposées tout près les unes des autres, se touchant et se confondant pour la plupart en enveloppant des *îlots de téguments sains,* de façon à figurer sur le cou *une sorte de réseau ou de dentelle à larges mailles...* Ce sont des taches et rien autre ; elles sont ce que serait la peau si on l'avait peinte à l'aide d'un pinceau chargé d'une couleur jaune grisâtre. »

Ces taches, de la largeur d'une pièce de 50 centimes, ne sont le siège d'aucune chaleur, d'aucune démangeaison. Elles sont arrondies ou de forme irrégulière, à bords inégaux, déchiquetés. On les rencontre au commencement et à la fin de la période secondaire, et même pendant la période tertiaire, surtout chez les personnes qui ont la peau fine et blanche, chez la femme, par conséquent. Leur siège de prédilection est le cou. Comme la syphilis seule peut les produire, leur apparition indique d'une manière certaine que le malade est bien atteint de cette redoutable affection.

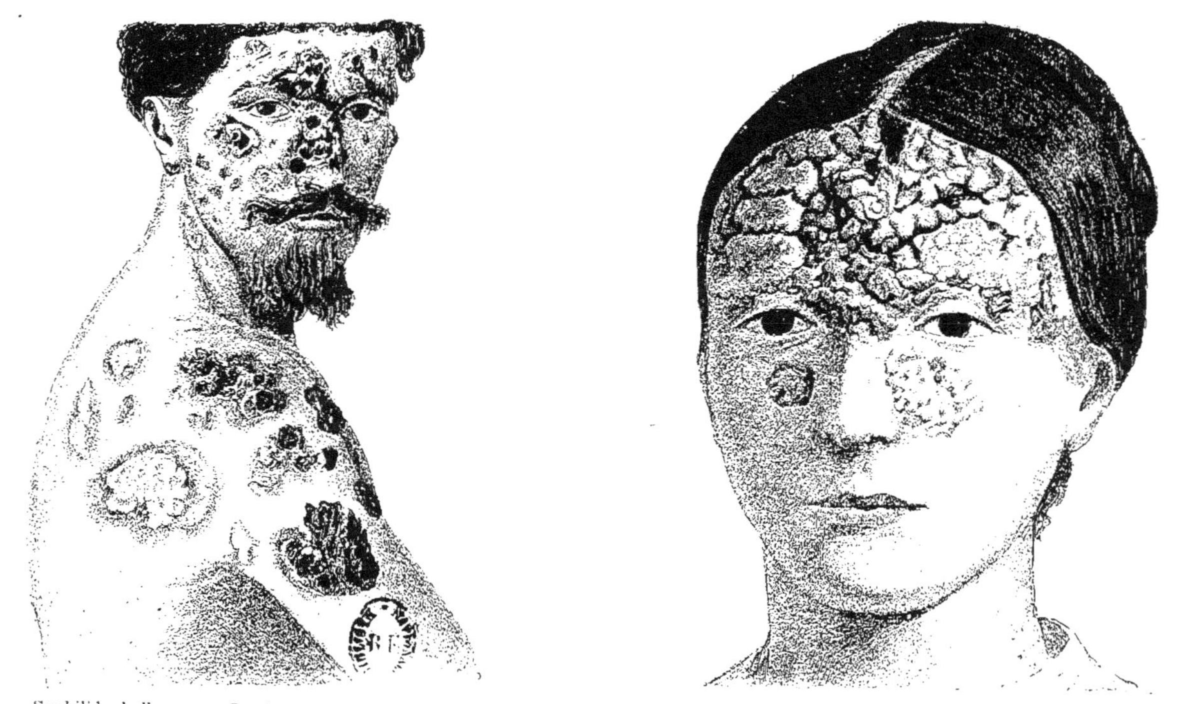

Fig. 96. — Syphilide bulleuse. — Rupia généralisé. Cicatrices de tubercules. Manifestations syphilitiques multiples. Malade mort à St Louis.

Fig. 97. — Syphilide tuberculeuse. Tubercules confluents dont les uns sont cicatrisés et les autres en pleine suppuration.

8ᵉ Groupe. — Syphilides tuberculeuses ou gommes de la peau

Ces syphilides sont caractérisées par de petites tumeurs pleines, arrondies, superficielles ou profondes, d'un rouge sombre ou cuivré, tumeurs qui peuvent se terminer par résolution, ou bien s'ulcérer ; dans ce dernier cas, elles se recouvrent de croûtes épaisses au-dessous desquelles sont des ulcérations taillées à pic. — Il ne faut pas confondre ces syphilides gommeuses de la peau avec les *gommes vraies* qui sont originellement sous-cutanées.

Cette définition indique qu'il y a deux formes de syphilides tuberculeuses : une sèche, non ulcéreuse, lisse ou squameuse, quelquefois croûtelleuse, disparaissant par résolution ; et une ulcéreuse, qui est la plus fréquente.

Syphilide tuberculeuse sèche.—Elle ne détermine ni douleur, ni cuisson, ni prurit, ni trouble local. Elle persiste pendant plusieurs mois au minimum, quelquefois un an et plus. Elle peut ne pas laisser de traces, mais le plus souvent une tache maculeuse se produit, ou bien une cicatrice d'abord rouge, puis, plus tard, blanchâtre et définitive.

L'éruption est éparpillée ou en nappes (Planche XII, fig. 97).

Le siège de prédilection est la face, notamment les ailes du nez, le front, les lèvres, les sourcils ; ensuite, par ordre de fréquence, le cuir chevelu, les oreilles, la barbe, le dos, la face postérieure des avant-bras, les membres inférieurs, le cou, la face dorsale de la main. Elle ne se montre qu'exceptionnellement dans les 2 ou 3 premières années de l'infection.

Diagnostic. — Les *tubercules de la lèpre* sont moins saillants, moins arrondis ; leur coloration est violacée, bleuâtre. — Le *lupus tuberculo-scrofuleux* a une marche plus lente, ses tubercules sont plus larges, plus mous et ont des reflets jaunâtres.

Syphilides tuberculo-croûteuses et **tuberculo-ulcéreuses.** — Ce sont des lésions tertiaires par excellence, des accidents de vieille vérole. Leurs sièges de prédilection sont ceux de la précédente, mais à la verge et au gland la forme ulcéreuse est plus commune que la sèche. Elles sont localisées ou régionales et affectent la forme circinée. Voici, d'après Fournier, leur mode d'évolution : « Après un certain temps, la nodosité intra-dermique devient moins dure, elle se ramollit ; les téguments s'amincissent à son sommet ; on sent et on voit même quelquefois par transparence qu'un foyer purulent s'est constitué à son intérieur; puis se forme au sommet de la tumeur une crevasse qui s'ulcère. Le foyer se vide alors en éliminant un liquide jaunâtre, purulent, mêlé à des détritus organiques, *sorte de bourbillon en miniature.* Consécutivement, cette perforation s'élargit, ses bords se détruisent, et, sur l'emplacement de la tumeur primitive, se constitue un ulcère qui dépasse chaque jour davantage les limites de la nodosité initiale. »

. La croûte qui se forme est enchâssée dans les bords de l'ulcère comme un verre de montre dans le cadre qui le soutient. L'ulcération est profonde. Quelquefois, dit Fournier, elle est *nettement entaillée ;* ses bords sont infiltrés, saillants et durs, coupés comme à l'emporte-pièce, entourés d'une auréole d'un rouge sombre ; ils sont adhérents et non flottants comme dans les ulcérations scrofuleuses. Elle a *un fond de mauvais aspect,* grisâtre, lardacé, bourbillonneux par place, comme revêtu de productions escharifiées, de détritus organiques. Enfin elle suppure abondamment quand elle est découverte.

Cette éruption est remarquablement indolente eu égard au nombre et à la profondeur des ulcérations. Quand, par hasard, elle devient douloureuse, c'est pour des causes indépendantes de la lésion (frottements, froid, etc.). L'affection persiste pendant très longtemps. Quand elle a disparu, il faut toujours craindre les récidives et même le *phagédénisme tertiaire.*

Diagnostic. — Fournier indique les caractères différentiels suivants entre la syphilide gommeuse et l'ecthyma :

1° Bords de la syphilide gommeuse plus relevés, plus saillants et plus durs que ceux de l'ecthyma ;

2° Forme de la lésion plus régulièrement circulaire pour l'ecthyma, plus habituellement composée de segments de cercle réunis pour la syphilide gommeuse ;

3° Croûte plus rocailleuse, plus irrégulière, moins compacte dans la syphilide gommeuse que dans l'ecthyma.

La syphilide gommeuse est tout particulièrement fréquente au nez.

La syphilide ecthymateuse est souvent entourée de pustules plus récentes.

Mais le point le plus important du diagnostic repose sur la notion des antécédents, sur la coïncidence fréquente d'autres lésions manifestement syphilitiques.

La *syphilide tuberculeuse sèche* peut ressembler à l'*acné* induré, au *sycosis*, aux *folliculites*. — L'*acné* est surtout disséminée, localisée au front, aux tempes, aux joues, au menton, à la poitrine ; la coloration est plus cuivrée que jambonnée ; la douleur plus vive ; les placards, quand ils existent, moins homogènes ; enfin les poussées ne sont que des exagérations d'une acné chronique. — Dans le *sycosis* l'élément inflammatoire domine ; il donne lieu à des folliculites qui suppurent et s'ouvrent par de petits pertuis au lieu de former des *ulcérations*. — Les *folliculites* sont surtout localisées à la face, au cuir chevelu et aux organes génitaux.

Le *lupus* peut souvent être pris pour une syphilide. Il faut se rappeler qu'il siège presque toujours à la face, que ses tubercules sont d'un rouge livide, luisant à la surface et que les cicatrices sont constantes, même lorsqu'il n'y a pas d'ulcération, ce qui est plus que rare. Quand il siège autre part qu'à la face, si les tubercules sont groupés et ont une coloration rouge sombre, le diagnostic est très difficile. C'est alors qu'on retire de véritables avantages de la connaissance des antécédents et des phénomènes concomitants. L'action du traitement spécifique, relativement rapide dans le cas de syphilis, nul dans le lupus, vient en dernier ressort établir la nature de la maladie.

Les *ulcères scrofuleux* ont une durée très longue ; ils sont stationnaires et ne prennent pas la forme circulaire, parfaite ou non, tandis que les ulcérations syphilitiques sont rongeantes, circulaires et à bords taillés à pic avec base indurée. (V. tome III, *Maladies de la peau.*)

TRAITEMENT DES SYPHILIDES. — Le *traitement mercuriel* (V. plus loin le *traitement de la syphilis*) *est si indispensable à la guérison des syphilides* qu'il suffit quelquefois à les guérir complètement. Cependant le *traitement local* est nécessaire pour la plupart d'entre elles. Il doit varier selon les accidents ; néanmoins les mêmes moyens réussissent contre presque toutes les variétés. Les bains d'amidon ou de sublimé agissent comme des émollients généraux ; quelques bains de vapeur font tomber les croûtes. Les pommades adoucissantes, comme le glycérolé d'amidon associé au calomel, la vaseline boriquée ou salicylée contribuent à guérir les éruptions syphilitiques des membres et du tronc. On traite celles des organes génitaux et de l'anus par des lotions détersives et des poudres isolantes. Ainsi Ricord et Fournier recommandent la liqueur de Labarraque largement coupée d'eau pour faire plusieurs lotions tous les jours. Dans l'intervalle on saupoudre les parties malades avec les poudres de talc, d'oxyde de zinc ou de bismuth.

On panse les syphilides ulcéreuses avec de la charpie trempée dans une solution de nitrate d'argent au cinquantième. Si la plaie résiste, on a recours à l'iodoforme, à la résorcine ou aux badigeonnages à la teinture d'iode.

Pour les syphilides ulcéro-croûteuses, après avoir fait tomber les croûtes au moyen de bains, de cataplasmes, de douches de vapeur, on touche de temps en temps les ulcères avec la teinture d'iode, le crayon au nitrate d'argent, et, dans les cas graves, avec le nitrate acide de mercure.

Le pansement par occlusion au moyen de bandelettes imbriquées de taffetas de Vigo donne les plus heureux résultats. On applique les bandelettes directement sur la plaie en les disposant parallèlement mais de façon que la plus superficielle recouvre une petite partie de la plus profonde. On ne renouvelle le pansement que tous les deux ou trois jours selon l'abondance de la suppuration. Il faut, bien entendu, nettoyer la plaie avec soin avant de remettre les bandelettes de Vigo.

Voici quelques formules particulières :

Contre les *syphilides cutanées* rebelles, on fait suivre un traitement mercuriel intensif et on frictionne avec la pommade :

> Vaseline . . . . 40 gr.
> Précipité blanc . . . . 8 gr.
> Résorcine . . . . 4 gr.

Contre les *syphilides humides*, on applique trois fois par jour, pendant une heure, des compresses de tarlatane boriquée, imbibées de :

> Vin aromatique . . . . 150 gr.
> Chlorure d'ammonium . . . . 5 gr.

Après quoi on poudre abondamment avec :

> Talc de Venise . . . . 60 gr.
> Calomel . . . . 20 gr.
> Salol . . . . 10 gr.

Contre les *syphilides psoriasiformes palmaires,* on fait trois pansements tous les jours avec la préparation suivante :

> Glycérine. . . . .   80 gr.
> Huile de cade. . . . .   15 gr.
> Liqueur de van Swieten . . . . . .   35 gr.

et on recouvre, la nuit, avec de la toile.

Contre les *crevasses interdigitales,* on emploie les applications avec des bourdonnets de charpie imbibés de :

> Eau de roses . . . .   250 gr.
> Sublimé corrosif. . . . .   0 gr. 50
> Teinture de tolu. . . . .   15 gr.

Contre les *syphilides ecthymateuses,* on fait les pansements matin et soir avec la mixture suivante étalée sur un morceau de toile :

> Baume du Pérou . . . .   5 gr.
> Iodoforme. . . . .   5 gr.
> Chlorhydrate de cocaïne. . . . . . .   0 gr. 20
> Teinture de quillaya . . . .   q. s. pour émulsionner.

On fait le même pansement pour combattre le rupia syphilitique.

Contre la *syphilis pigmentaire,* Monin a obtenu de bons résultats, avec la collaboration du temps, en faisant frictionner trois fois par jour avec :

> Lanoline camphrée . . . .   40 gr.
> Peroxyde d'hydrogène récent. . . . .   15 gr.
> Chlorure d'ammonium. . . . .   5 gr.
> Iodure d'ammonium. . . . .   4 gr.

On peut essayer aussi la solution de Robin, qui est cependant moins active :

> Alcool . . . .   100 gr.
> Sublimé   }
> Salol   } . . . .   1 gr.
> Essence de bergamote ou de géranium q. s. pour parfumer.

Frictionner tous les jours les taches pigmentaires avec cette solution et laisser sécher sans essuyer.

§ 7. — Lésions des annexes de la peau.

Alopécie. — Onyxis et périonyxis.

Alopécie. — L'alopécie est un des phénomènes de la vérole qui manquent le moins. Diday l'a constatée 53 fois sur 60 sujets syphilitiques pris au hasard et examinés avant tout traitement. D'où il faut conclure que ce n'est pas le mercure qui la produit. Elle se montre surtout au début, aussi accompagne-t-elle souvent la roséole; mais elle peut survenir plus tard.

L'alopécie est quelquefois générale, c'est-à-dire qu'elle s'étend aux poils des sourcils, de la barbe, du pubis, des aisselles. Mais ces cas sont assez rares. Elle est presque toujours partielle et limitée aux cheveux. Lorsqu'elle se produit sur tout le crâne et la face, elle donne au malade un air ridicule que Frascator a signalé.

La chute des cheveux, provoquée par la syphilis, ne produit pas des plaques laissant le cuir chevelu complètement à nu dans une étendue plus ou moins grande; elle n'amène qu'un *éclaircissement,* parce qu'elle se fait en clairière, uniformément comme on l'a très bien dit. Elle coïncide souvent avec la présence de squames, de vésicules ou de pustules dans les cheveux; mais elle peut se montrer sans ces lésions. Elle est quelquefois assez peu abondante pour passer inaperçue. Dès le début, les cheveux prennent un aspect particulier, ils perdent leurs reflets brillants et deviennent ternes, lanugineux; la moindre traction les arrache, aussi tous les matins les malades en trouvent une grande quantité dans leur peigne.

Le plus souvent après être tombés pendant plusieurs mois, ils repoussent et reprennent leur éclat; c'est pourquoi, chez les sujets jeunes, il ne reste généralement aucune trace de cette alopécie.

On ne peut guère la confondre avec la *pelade* et l'*herpès tonsurant* (V. ces maladies, tome III). Quant à la *calvitie sénile,* elle se limite généralement aux régions sincipitales et temporales (V. tome III, p. 634).

Traitement. — On arrête les progrès de la chute des cheveux en faisant couper ces derniers tout courts et en évitant de les peigner trop souvent.

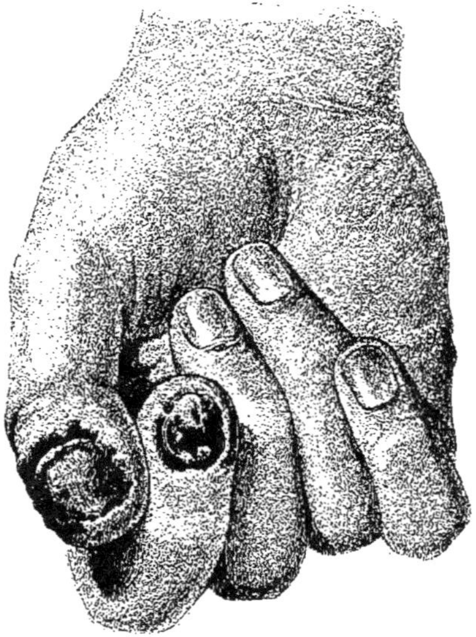

FIG. 98. — Onyxis de la main droite affectant le pouce et l'index
sous forme de plaques muqueuses.

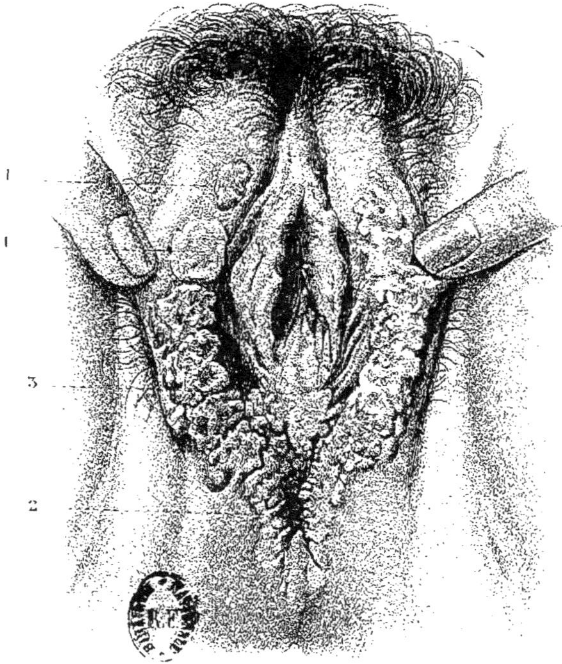

FIG. 99. — Plaques muqueuses des grandes lèvres. — 1-1. Deux plaques isolées
sur la grande lèvre droite — 2. Anus. —3. Écoulement vaginal muco-purulent.

Monin recommande des onctions tous les matins avec gros comme un pois de :

<pre>
Lanoline . . . .   40 gr.
Teinture de noix vomique. . . . . . .   10 gr.
Précipité jaune . . . .   5 gr.
Essence de cannelle de Ceylan. . . .   15 gouttes
</pre>

et tous les soirs des frictions sur le cuir chevelu avec

<pre>
Extrait fluide de quinquina)
   —   —   de jaborandi } . . . .   10 gr.
   —   —   de quillaya   )
Teinture de cantharides. . . . . . .   5 gr.
Liqueur de van Swieten. . . . . . .   40 gr.
Huile de bouleau . . . .   6 gr.
</pre>

Onyxis et périonyxis. — L'onyxis peut être *sèche* ou *humide*. Dans la *forme sèche*, l'ongle est altéré sans que la matrice et le derme sous-unguéal le soient. L'ongle malade devient sec, terne, cassant à son extrémité libre ; il s'épaissit, se fendille, s'exfolie, se couvre çà et là de petites rugosités, en même temps qu'il se décolle. Le décollement se fait petit à petit, sans amener aucune inflammation, de sorte que presque toujours l'ongle tombe sans faire souffrir le malade. On rencontre cette onyxis surtout à la main (Planche XIII, fig. 98), et principalement chez la femme. Elle a peu de valeur pour le diagnostic de la syphilis, car on observe ces mêmes altérations chez des eczémateux et des arthritiques.

La *forme humide* ou *ulcéreuse* s'accompagne presque toujours de *périonyxis*, c'est-à-dire que la matrice et le derme sous-unguéal sont aussi atteints. Elle prend quelquefois les caractères d'une syphilide papuleuse se transformant en plaque muqueuse, ou ceux d'une syphilide psoriasiforme sèche et squameuse. Tout le pourtour de l'ongle se tuméfie, rougit, mais l'épiderme n'est pas soulevé par du pus, comme dans la *tourniole* (V. tome III), et la résolution se fait ; ou bien une ulcération se creuse à la base ou sur les côtés de l'ongle, on a alors la périonyxis ulcéreuse. Dans quelques cas l'ulcération devient fongueuse. Les fongosités soulèvent l'ongle, le déjettent d'un côté ou de l'autre, ou bien en haut et il finit par tomber.

Cette affection n'est pas grave, mais elle est rebelle. L'ongle, une fois tombé, ne repousse pas toujours, et quand il se reforme, il est souvent petit, incurvé, difforme.

Le *traitement* local ne diffère pas de celui de l'onyxis non syphilitique (V. tome III).

§ 8. — Syphilides des muqueuses.

Caractères généraux. — Syphilide érythémateuse. — Syphylides papuleuses, ou plaques muqueuses. — Syphilides ulcéreuses.

De même que la *peau*, les *muqueuses* peuvent être le siège de lésions syphilitiques. La plupart d'entre elles sont exactement reproduites sur les deux téguments, leur différence d'aspect ne tient qu'au tissu sur lequel elles se développent. C'est Fournier qui, le premier, a fait une description méthodique de ces syphilides et en a donné une classification basée sur des caractères réels et importants.

Voici, d'après lui, le résumé de leurs *caractères généraux* : « Elles ont pour siège les muqueuses et notamment les muqueuses buccale et vulvaire, puis certaines régions cutanées qui se rapprochent des muqueuses par des conditions anatomiques spéciales, à savoir : gland, espace interfessier, face interne des orteils, région interne et supérieure des cuisses, aisselles, régions sous-mammaires chez les femmes grasses, conduit auditif externe, etc.

La plupart des syphilides muqueuses sont des lésions secondaires, soit précoces, soit intermédiaires, soit tardives. C'est ainsi que, si elles abondent surtout dans la première année de l'infection, elles peuvent se montrer encore 4 ou 5 ans après le chancre, au grand étonnement des médecins non prévenus. Toutefois ce dernier fait est rare. Il faut savoir aussi qu'il y a un certain nombre de syphilides muqueuses, atténuées ou avortées pour ainsi dire, qui, bien que tardives, simulent les lésions secondaires.

Sur les muqueuses, on rencontre aussi des lésions tertiaires et des gommes.

Ainsi que les syphilides cutanées, les syphilides muqueuses font invasion sans qu'une cause occasionnelle soit nécessaire à leur développement, elles se produisent spontanément et sous la seule influence de la diathèse acquise.

A l'exception de la roséole, ce sont des lésions toutes sécré-
tantes, non auto-inoculables, essentiellement contagieuses, principales productions de la vérole, douées d'une faculté surpre-
nante de récidive, de repullulation, mais aussi d'une facile cura-
bilité.

On les range en 3 groupes : *syphilides érythémateuses, papuleuses* et *ulcéreuses.*

1ᵉʳ GROUPE. — SYPHILIDE ÉRYTHÉMATEUSE. — Cette variété, qui
n'est que la *roséole* spécifique des muqueuses, atteint surtout la
gorge. Elle suit la même marche, affecte les mêmes formes, obéit
aux mêmes règles que la roséole cutanée, dont elle n'est qu'une
dépendance (Lasègue). Cette éruption angineuse se fait par plaques isolées, non saillantes, ou bien elle consiste en une simple
rougeur uniforme qui s'éteint peu à peu, et, quand elle existe en
même temps qu'un autre exanthème syphilitique, elle disparaît
avec lui. Pillon croit que cette roséole est très fréquente, mais
qu'elle échappe souvent parce qu'elle est précoce et passagère.
Elle peut paraître aussi à la vulve et sur le col utérin.

2ᵉ GROUPE. — SYPHILIDES PAPULEUSES DES MUQUEUSES. — Appelées
encore *papules muqueuses, humides, plaques muqueuses,* elles peuvent affecter, suivant Fournier, 4 types.

1° Syphilides *érosives :* Elles consistent en de simples érosions
superficielles du derme muqueux ; elles sont petites, sans forme
spéciale, sans relief, plates, sécrétant peu, rougeâtres et indolentes.

2° Syphilides *papulo-érosives :* Ces syphilides sont constituées
par des papules à surface érosive et sécrétante. C'est la *plaque
muqueuse* proprement dite. Elle apparaît sous la forme d'une
élevure papuleuse, à surface presque unie, à contour généralement régulier, du volume d'une lentille et non pas au delà. Sa
couleur est un peu plus foncée que la muqueuse qui l'environne
et elle est opaline sur les muqueuses buccale, palatine. Elle
suppure beaucoup, le muco-pus excrété a une odeur nauséa-
bonde spéciale. Rarement unique, elle s'accompagne presque
toujours d'autres plaques muqueuses et de plaques cutanées.

3° Syphilides *papulo-hypertrophiques :* Elles ne sont qu'une
forme dérivée de la précédente ; elles consistent en des papules
devenues gigantesques, déformées par l'exubérance même de
leur développement et constituant des masses végétantes consi-

dérables, de véritables *tumeurs* muqueuses qui résultent de l'incurie, de la malpropreté.

4° Syphilides *ulcéreuses* : Celles-ci ne se bornent pas à effleurer le derme muqueux, elles l'entourent, le creusent à une certaine profondeur. Les lésions qu'elles forment ne sont plus des dérivés de la papule ; elles correspondent plutôt à la pustule ; elles sont au derme cutané muqueux ce que sont au derme cutané proprement dit l'impétigo et l'ecthyma.

Tous les accidents qui se produisent sur les muqueuses à la période secondaire peuvent être ramenés à ces quatre types primordiaux.

Leurs sièges de prédilection sont la muqueuse *génitale* et la muqueuse *buccale*. Voici deux statistiques intéressantes :

Statistique de Davasse et Deville, portant sur 186 femmes : *Plaques muqueuses siégeant à la vulve,* 174 ; — à l'anus, 59 ; — au périnée, 40 ; — aux fesses et aux parties internes et supérieures des cuisses, 38 ; — aux amygdales, 19 ; — au nez, 8 ; — à la langue, 6 ; — aux orteils, 5.

Statistique de M. Bassereau portant sur 130 hommes : anus, 110 ; — amygdales, 100 ; — scrotum, 66 ; — bouche et lèvres, 55 ; — gland et face interne du prépuce, 28 ; — voile du palais, 27 ; — langue, 18 ; — piliers du voile du palais, 17 ; — face interne des joues et des lèvres, 11 ; — dans les espaces interdigitaux des pieds, 11.

Quel que soit le point des organes génitaux où elles se montrent, vulve (Planche XIII, fig. 99), vagin, col de la matrice, verge, scrotum (Planche XIV, fig. 100), etc., elles présentent un des quatre types que nous venons d'indiquer.

A la *bouche,* les syphilides *bucco-palatines* sont plus fréquentes chez l'homme que chez la femme, parce que le premier ne prend pas ordinairement les mêmes soins de propreté que la seconde, et parce qu'en outre l'homme fume plus ou moins. Qu'elles siègent sur les lèvres, les gencives (Planche XV, fig. 101), la face interne des joues, la langue, le voile du palais, la luette, les amygdales, etc., elles affectent toujours la forme des syphilides des muqueuses en général. Les parties le plus souvent atteintes sont les *amygdales,* les *piliers du voile du palais,* les *lèvres* et la *langue.*

Aux *lèvres* on rencontre surtout les syphilides érosives et

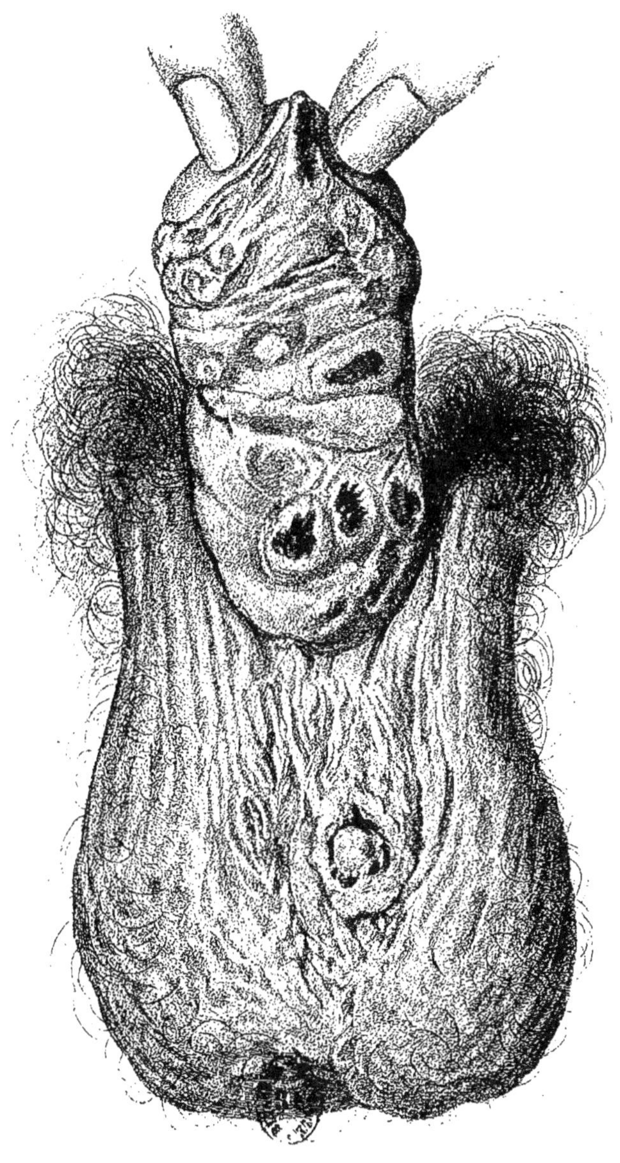

Fig. 100. — Plaques muqueuses de la verge et du scrotum.

papulo-érosives. Aux *commissures*, comme, du reste, dans les espaces interdigitaires, elles ressemblent à des fissures.

A la *langue* (Planche XV, fig. 102), c'est la forme érosive qui est la plus commune, mais les trois autres peuvent s'y rencontrer. On y voit encore une forme toute spéciale, la *plaque lisse*, comparée par Cornil à *un cercle fauché dans une prairie.* C'est un degré atténué de la syphilide érosive. Cette dernière est bénigne, mais récidive très facilement. Elle siège surtout sur le dos de la langue et sur ses bords; elle n'est douloureuse qu'à la pointe. Les syphilides papulo-érosives se montrent sur tout le dos de la langue, principalement dans les régions moyenne et postérieure. — Il ne faut pas les confondre avec les *aphtes*, le *muguet* au début, le *pemphygus*, les *plaques des fumeurs*, l'*eczéma de la langue* et le *psoriasis lingual* (Voir tome III).

Aux *amygdales* elles affectent principalement la forme roséo-opaline; elles sont tantôt douloureuses et tantôt indolentes. La coloration particulière (opaline) vient de ce que la plaque se recouvre d'une pellicule blanchâtre, semblable en tous points à l'eschare légère produite par la cautérisation avec le crayon au nitrate d'argent (Planche XV, fig. 103).

3ᵉ Groupe. — Syphilides ulcéreuses des muqueuses. — Les muqueuses ne pouvant produire de croûtes, recouvrent leurs lésions d'une *couenne* ou fausse membrane peu consistante et qui disparaît facilement. Ces syphilides correspondent aux syphilides impétigineuses, ecthymateuses, pustulo-croûteuses et tuberculeuses de la peau. Elles sont plus graves, possèdent une tendance destructive et laissent une cicatrice indélébile. Le voile du palais est souvent perforé et pour toujours; il se forme une série de petites perforations disposées d'ordinaire en demi-cercle. Le pharynx, épargné fréquemment par les précédentes, est atteint, ainsi que la bouche, les conjonctives, les gencives, l'anus et le ventre.

Traitement des plaques muqueuses. — Ces syphilides sont heureusement influencées par le traitement antisyphilitique. Mais il est aussi nécessaire d'agir localement.

Pour combattre les *plaques muqueuses* de la bouche, il faut se gargariser avec :

<pre>
Liqueur de van Swieten . . . .   5 gr.
Sirop de Cuisinier. . . . . 100 gr.
Décoction d'orge . . . .   900 gr.
</pre>

ou bien :

Acide borique. . . . .   50 gr.
Glycérine neutre . . . .   60 gr.
Eau distillée . . . .   940 gr.

ou encore :

Borate de soude . . . .   30 gr.
Teinture d'eucalyptus . . . .   10 gr.
Eau. . . . .   1000 gr.

En outre, on touche légèrement, tous les deux jours, les plaques muqueuses sans dépasser les bords, avec un petit tampon d'ouate hydrophile monté sur un stylet et imbibé de :

Nitrate d'argent. . . . .   1 gr.
Eau distillée . . . .   20 à 30 gr.

Si les plaques persistent on les badigeonne légèrement avec le collutoire suivant :

Teinture d'iode. . . . .   5 gr.
Iodure de potassium. . . . .   4 gr.
Glycérine neutre . . . .   100 gr.

Enfin si elles résistent encore, on les cautérise avec le *nitrate acide de mercure.*

Le malade doit éviter toutes les causes d'irritation, supprimer par conséquent le tabac, l'alcool, les liqueurs, les mets épicés, les acides.

§ 9. — Lésions du tube digestif.

Ces lésions sont nombreuses. On les rencontre dans la *bouche,* le *pharynx,* l'*œsophage,* l'*estomac,* l'*intestin* et l'*anus.*

1° A la *bouche* les accidents syphilitiques sont si fréquents qu'il n'existe pas un seul vérolé chez lequel on n'en ait pas rencontré. Nous avons vu que le *chancre infectant* n'était pas rare, surtout à la lèvre inférieure; que les *plaques muqueuses* ont une prédisposition toute particulière pour cette cavité et qu'on y observe des ulcérations profondes qui tantôt s'étendent en surface sans dépasser la muqueuse, et tantôt creusent en profondeur, mettant à nu les os qui souvent se nécrosent. Leur élimination fait communiquer les fosses nasales avec la bouche. Ces ulcérations se caractérisent par des bords taillés à pic ou déchiquetés, une coloration grise, l'absence de la douleur, et par la

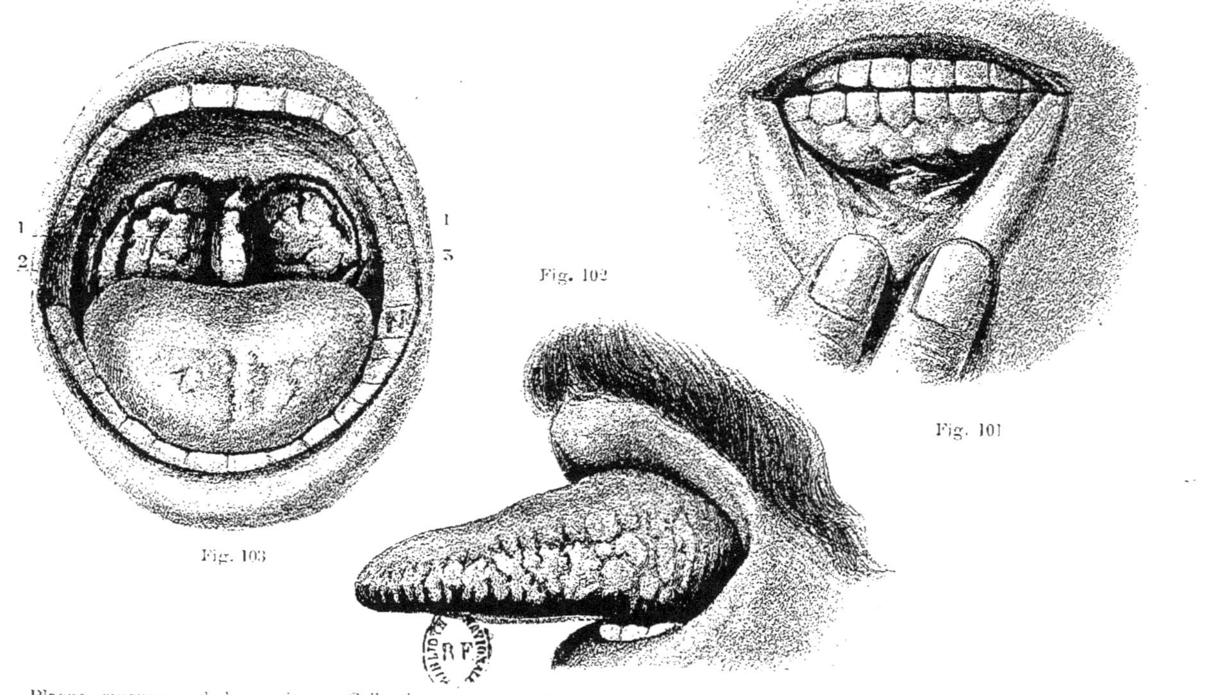

Fig. 102

Fig. 101

Fig. 103

FIG. 101. — Plaques muqueuses de la gencive. — Celle-ci est un peu rouge et présente des taches opalines à la base des dents.

FIG. 102. — Plaques muqueuses de la langue. — Les plis de la langue sont épaissis et séparés par des fissures profondes.

FIG. 103. — Plaques muqueuses de l'isthme du gosier. — 1. Amygdale dont la surface irrégulière, érodée, est couverte d'un enduit grisâtre. — 2. Plaques opalines irrégulières sur les piliers antérieurs. — 3. Luette saine.

présence fréquente d'autres accidents caractéristiques sur le corps.

L'indolence la distingue facilement de toutes les affections aiguës de la gorge. Les ulcérations que l'on rencontre dans la stomatite mercurielle sont aisément reconnues, et les ulcères scrofuleux ne sont en général que l'extension du lupus cutané.

2° Au *pharynx*, on ne voit guère de lésions précoces. On y rencontre surtout des tubercules sous-muqueux et des gommes.

3° A l'*œsophage*, on constate quelquefois un rétrécissement consécutif à des ulcérations spécifiques. Les cas sont excessivement rares.

4° A l'*estomac*, on n'a jamais trouvé encore de lésions bien caractéristiques.

5° A l'*intestin*, l'*entérite spécifique* décrite par Cullerier est mise en doute par beaucoup d'auteurs. Mais, par contre, on observe quelquefois le *rétrécissement du rectum* consécutif à la guérison de certaines lésions spécifiques. Ce rétrécissement siège d'habitude au niveau du sphincter interne, parfois à l'orifice anal même. Il a l'aspect d'un bourrelet saillant, dur, mamelonné, formé par un tissu cicatriciel. Au-dessus l'intestin est dilaté en ampoule. Le malade éprouve de la difficulté pour aller à la selle, ou bien il a de la diarrhée. La marche est lente. L'affection peut exister pendant quatre à dix années sans altérer la santé.

Le *pronostic* est grave parce que la guérison est difficile à obtenir.

Le *diagnostic* est très difficile, aucun signe particulier ne distinguant ce rétrécissement des autres.

Traitement. — On n'obtient aucun résultat avec le traitement syphilitique; il faut donc recourir au traitement chirurgical. On fait des incisions multiples sur les contours du bourrelet, surtout en arrière où on ne risque pas de léser des organes importants; puis on introduit dans la partie rétrécie de fortes mèches, de grosses sondes ou des canules spéciales que le malade gardera toute sa vie, afin d'éviter les récidives.

6° A l'*anus*, on rencontre fréquemment des chancres, des plaques muqueuses, et toutes les ulcérations secondaires. Ces dernières dirigées dans le sens des plis du sphincter ont des bords durs, élevés, un fond grisâtre et suppurent plus ou moins; elles sont douloureuses, mais beaucoup moins que les fissures proprement dites. Certains auteurs les appellent des *rhagades* (de ῥαγάς, déchirure).

Comme *traitement*, application de pommades mercurielles et préparations hydrargyriques à l'intérieur.

§ 10. — Lésions de l'appareil olfactif et de l'appareil auditif.

Appareil olfactif. — La muqueuse pituitaire peut être atteinte de chancres, de plaques muqueuses, de syphilides pustuleuses, ulcéreuses ou gommeuses. Les *accidents tertiaires* attaquent les os : la carie et la nécrose détruisent les cornets, les os propres du nez, etc.

Quand la muqueuse seule est malade, on constate du coryza accompagné d'un écoulement non fétide. Mais le plus souvent des ulcérations se forment, la sécrétion devient muco-purulente et des croûtes ou des bouchons de mucus encombrent les narines.

Lorsque les os ou les cartilages sont dénudés, la sécrétion prend une puanteur horrible (*ozène syphilitique*), et des fragments d'os s'éliminent. Si les os propres sont atteints, le dos du nez se gonfle, rougit ; l'écoulement devient plus abondant ; les cavités des veines peuvent être envahies et alors il peut survenir des accidents très graves.

Si on examine les fosses nasales, on voit, au début, après les avoir bien lavées, une muqueuse rouge, ulcérée ; puis une perforation de la cloison. Plus tard les délabrements sont plus considérables ; les cornets ont disparu ; le nez se déforme, il s'affaisse, s'élargit, ou bien il se coude brusquement, en nez de mouton, ou encore il se déprime vers la base pour se relever à la pointe.

L'*ozène* qui, chez l'adulte, s'accompagne de lésions osseuses, est presque toujours syphilitique. Il faut encore distinguer ces lésions d'un *polype ulcéré*, de la *morve* et des *ulcères professionnels* chez les ouvriers qui manient le vert de Schweinfurt ou le bichromate de potasse.

Le *pronostic* est bénin pour les lésions secondaires, très grave pour les tertiaires puisqu'elles laissent des désordres irrémédiables.

TRAITEMENT. — Il faut donner le mercure pour combattre les accidents secondaires, et l'iodure de potassium pour les ter-

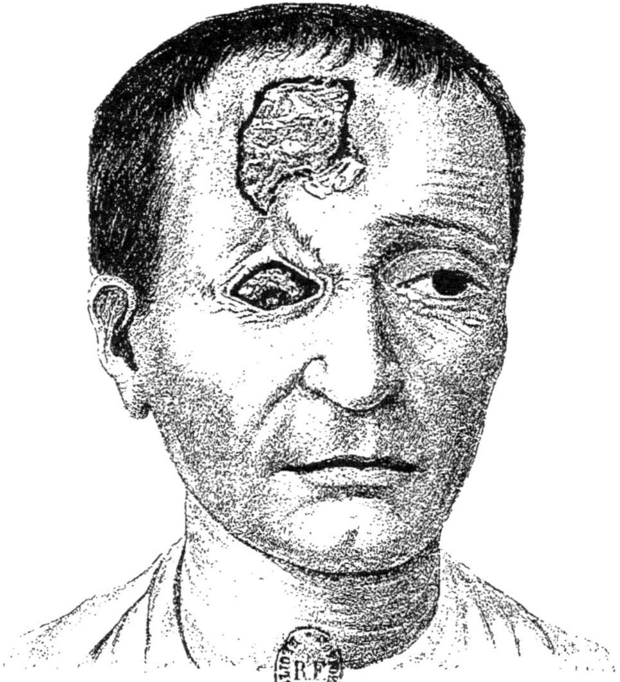

Fig. 105. — Nécrose du frontal avec suppuration chez une
personne de 61 ans.

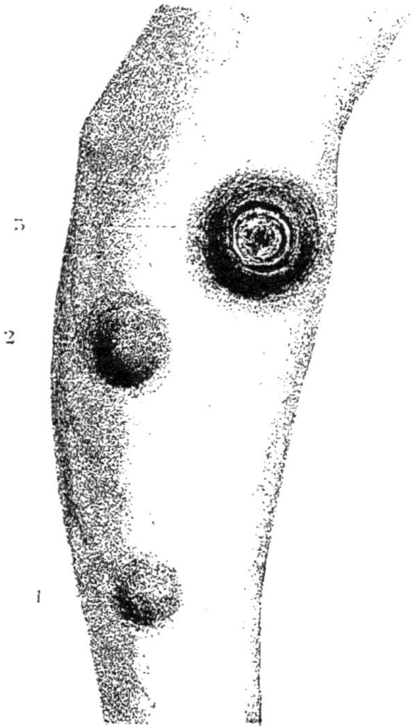

Fig. 101. — Gommes de l'avant-bras. — 1. Gomme à la première
période. — 2. Gomme plus avancée. — 3. Gomme ulcérée.

tiaires. Comme traitement local, on fait des lotions et des irrigations avec des solutions faibles de nitrate d'argent, la liqueur
de Labarraque; des insufflations avec la poudre de calomel; des
applications de pommades mercurielles; des fumigations avec
le cinabre. La poudre suivante est très utile :

```
Poudre de café torréfié . . . . . .  12 grammes
  —    de poivre cubèbe . . . . .   8    —
  —    d'iodol . . . . . . . . . .   4    —
  —    de chlorhydrate de cocaïne.  2    —
           4 prises tous les jours.
```

Appareil auditif. — Les lésions syphilitiques de l'oreille
externe, plaques muqueuses, syphilides, etc., ne sont pas rares
et n'offrent rien de particulier. Celles de l'oreille moyenne et de
l'oreille interne sont très difficiles à constater. On sait seulement
que la vérole détermine la surdité dans certains cas, mais il est
à peu près impossible de savoir si l'*otite* est due à la syphilis ou
à toute autre cause. Dans le doute, il faut recourir au traitement
syphilitique.

§ 11. — Lésions du tissu cellulaire. Gommes.

Gommes. — Les gommes sont de petites tumeurs bien circonscrites qui, d'abord solides, deviennent ensuite comme du
fromage, se ramollissent et versent au dehors leur contenu semblable à une solution *gommeuse*, épaisse, ou bien s'enkystent sous
forme de concrétions denses. Elles sont entourées d'une enveloppe résistante qui les sépare des parties voisines. On les rencontre dans les tissus cellulaires sous-cutané et sous-muqueux,
dans les muscles et leurs tendons, dans les viscères (foie, testicules, poumons, etc.).

Elles présentent des symptômes divers, suivant les régions
et les tissus qu'elles occupent. Nous ne parlons ici que de celles
qui sont situées dans les tissus cellulaires sous-cutané et sous-
muqueux.

Au début, ce sont de petites tumeurs dures, arrondies ou
groupées, tantôt adhérentes à la peau, plus souvent libres et
complètement indolentes (Planche XVI, fig. 104 — 1 et 2). Peu
à peu elles se ramollissent, la peau à laquelle elles adhèrent
toujours alors, rougit, s'amincit, s'ulcère et donne passage à un
liquide filant, transparent comme de la gomme, si l'ouverture se
produit de bonne heure, ou bien sanieux, fétide, visqueux, ou

encore franchement purulent, si elle a lieu plus tard (Planche XVI, fig. 104 — 3). Elles s'ouvrent quelquefois simultanément dans plusieurs points. La base de la tumeur reste toujours dure, ce qui fait que souvent l'ulcère, qui est entouré d'une auréole rouge sombre, est plus étroit que le fond, où l'on aperçoit une couche blanchâtre toute spéciale. Elles laissent une cicatrice blanche.

On les observe surtout à la face, au cuir chevelu, au côté externe des membres, à la partie postérieure de l'épaule, à la partie où le sterno-cléido-mastoïdien s'insère au sternum, dans la cavité buccale, aux reins, aux testicules, etc. Il est très rare qu'il n'en existe pas plusieurs à la fois.

Les gommes sont des accidents tardifs ; elles ne font guère leur apparition qu'une ou plusieurs années après l'infection, se développent lentement et peuvent rester stationnaires pendant des mois. Le pronostic est très grave, parce que, lorsqu'elles se montrent, l'organisme est déjà dans un état de cachexie profonde.

DIAGNOSTIC. — On distingue difficilement les gommes ulcérées du *cancer*, surtout à l'isthme du gosier, à la langue, à la verge ; les antécédents, les douleurs lancinantes du cancer, la couleur jaune paille caractéristique facilitent le diagnostic. L'*ulcère scrofuleux* siège ordinairement à la face et au cou : ses bords sont décollés, violacés, le pus est grumeleux et les cicatrices sont proéminentes.

TRAITEMENT. — On les combat par le traitement des accidents tertiaires (V. plus loin). Il faut donner surtout de l'iodure de potassium et arriver rapidement à en faire prendre de 4 à 6 grammes par jour. Si le malade est très anémié, on prescrit le sirop d'iodure de fer, le quinquina, les toniques. Il ne faut jamais ni inciser ni ouvrir par les caustiques, ni extirper une gomme. Lorsqu'elle est ulcérée, on badigeonne la plaie avec de la teinture d'iode pure ou mélangée avec moitié eau ; on applique aussi des pommades mercurielles.

§ 12. — Lésions syphilitiques de l'œil.

Iritis. — Choroïdite. — Rétinite.

Les yeux sont affectés, comme les autres parties du corps, par le virus syphilitique. Il y a donc lieu d'étudier l'*iritis*, la *choroïdite* et la *rétinite syphilitiques*.

Iritis. — L'*iritis spécifique* commence par l'injection des vaisseaux de la conjonctive et de la sclérotique ; puis on voit tout autour du bord pupillaire un petit cercle d'un rouge cuivré, violacé. L'iris perd sa couleur, devient terne, se déforme légèrement et la vision s'affaiblit progressivement. La pupille n'a plus sa forme régulière, arrondie, à cause des adhérences que l'iris contracte avec les parties voisines. Un épanchement de lymphe plastique se produit ; la cornée perd son poli, devient trouble. Le malade se plaint d'une douleur, légère au début, mais qui va en augmentant ; elle est continue, avec des exacerbations nocturnes ; il y a même des élancements tout autour de l'orbite. On constate quelquefois un peu de fièvre.

L'iritis est souvent accompagnée d'autres symptômes syphilitiques qui facilitent le diagnostic. Elle présente la forme subaiguë ou chronique. Dans le premier cas, elle parcourt toutes ses périodes en 25 à 30 jours ; dans le second, sa durée est indéfinie. Traitée de bonne heure, elle guérit complètement ; mais quand elle est abandonnée à elle-même pendant trop longtemps, elle amène des désordres graves qui entraînent souvent la perte de la vue. (V. tome III, page 377.)

TRAITEMENT. — Dès que l'affection est reconnue, 12 à 15 sangsues à la tempe, et 20 centigr. de calomel en 20 paquets à prendre dans la journée ; s'il y a des douleurs aiguës, on ajoute aux paquets 20 cgr. de poudre de Dower. On fait des frictions tout autour de l'orbite et derrière les oreilles avec de la pommade mercurielle camphrée ou avec la pommade suivante :

> Onguent napolitain . . . . 15 grammes
> Extrait de belladone. 2   —

Pour s'opposer aux adhérences de l'iris, on instille 3 fois par jour une goutte du collyre :

> Sulfate neutre d'atropine . . . . 0,05 centigr.
> Eau de laurier cerise . . . . . . 15 grammes

Monin recommande encore trois cuillerées à soupe tous les jours du mélange :

> Extrait fluide de quinquina. . . . 200 grammes
> Liqueur de van Swieten 200   —
> Essence de Wintergreen. 10   —

Choroïdite. — La choroïdite syphilitique revêt surtout la forme *exsudative* ou *plastique*. C'est pendant la période qui termine l'apparition des accidents secondaires, par conséquent à partir de 4 mois jusqu'à un an, qu'elle se déclare d'habitude. Ce n'est qu'exceptionnellement qu'elle apparaît pendant l'évolution des accidents tertiaires. Les symptômes sont les mêmes que ceux que nous avons indiqués tome III, page 383.

La choroïdite se *traite* de la même façon que l'*iritis*.

Rétinite. — Cette rétinite se montre d'ordinaire dans la période de transition des accidents secondaires et des accidents tertiaires, rarement plus tôt, parfois plus tard. Elle se déclare donc une ou plusieurs années après l'infection. L'âge avancé des malades, l'alcoolisme, la diathèse scrofuleuse facilitent son développement. Elle peut être une manifestation de la syphilis congénitale. Il y a presque toujours en même temps une iritis.

Le malade se plaint de troubles de la vue ; il lui semble qu'un brouillard lui cache les objets. Il voit des mouches volantes plutôt grises que noires. La vue baisse rapidement. La sensibilité de la rétine à la lumière diminue d'une manière notable. Très souvent, il voit des cercles irisés, ou bien il a des impressions lumineuses sous forme d'éclairs, d'étincelles, c'est la *photopsie ;* ou bien les objets qui n'ont pas de couleur lui paraissent colorés, c'est la *chromopsie*. La cécité partielle ou complète pour les couleurs existe souvent.

A l'ophtalmoscope, on constate des taches hémorragiques disséminées le long des vaisseaux et des infiltrations péri-vasculaires.

L'affection n'occasionne pas de douleurs et sa marche est lente. Elle attaque un seul ou les deux yeux. Le *pronostic* est sérieux en ce sens que la vision reste fréquemment défectueuse et que la maladie résiste parfois au traitement.

TRAITEMENT. — Il ne faut pas fatiguer les yeux, appliquer des ventouses sèches aux tempes, et même de petits vésicatoires au moment, bien entendu, de l'acuité ou des rechutes de la rétinite. Les instillations avec le collyre à l'atropine indiqué plus haut sont nécessaires. A l'intérieur, on donne les préparations mercurielles, si l'affection se montre à une époque peu avancée de la diathèse, et en même temps de l'iodure de potassium, si elle se montre tardivement.

§ 13. — Lésions des paupières et de l'appareil lacrymal.

Les *paupières* peuvent être le siège de chancres, de syphilides, de plaques muqueuses, de gommes du grand angle de l'œil. Ces lésions n'offrent rien de particulier.

L'*appareil lacrymal* est assez souvent intéressé. La *dacryocystite* (V. tome III) purulente chronique est due quelquefois à la syphylis tertiaire ; l'*ostéo-périostite* et la *nécrose* de l'os unguis peuvent survenir soudainement. Toutes les fois qu'une tuméfaction osseuse se développe, sans réaction inflammatoire notable, au niveau de l'unguis ou de l'apophyse montante du maxillaire supérieur (V. tome I, *Anatomie*), chez l'adulte, on peut être certain que la syphilis en est la cause. Les heureux effets du traitement antisyphilitique suffisent d'ailleurs pour lever tous les doutes.

§ 14. — Lésions des organes génito-urinaires.

1° Reins. — Les lésions des reins sont assez fréquentes pendant la période tertiaire. Le plus souvent, elles se déclarent vers la fin de la maladie, lorsque la mort est proche.

On observe surtout la *néphrite interstitielle diffuse* et les *gommes*. Mais ces ulcérations sont difficiles à constater, et on ne peut attribuer à la syphilis les symptômes que l'on observe que lorsqu'il existe en même temps des lésions de la même nature du foie, etc. Les effets du traitement mixte ou ioduré seulement sont quelquefois remarquables.

2° Vessie. — Les cas de lésions vésicales attribuées à la syphilis sont excessivement rares, aussi les symptômes qu'elles peuvent déterminer sont peu connus.

3° Organes génitaux de l'homme. — Outre les chancres et les plaques muqueuses qu'on rencontre sur le *pénis* et dans la première partie du canal de l'urèthre, le membre viril peut encore présenter des *nodosités* siégeant dans les corps caverneux, des *syphilides tuberculeuses, tuberculo-ulcéreuses,* ainsi que des *gommes* qui n'ont aucun caractère spécial.

La lésion principale produite par la syphilis est localisée dans le testicule. (V. *Sarcocèle syphilitique,* page 79.)

4° Organes génitaux de la femme. — La *vulve*, en plus des accidents primaires et secondaires, peut être atteinte de *syphilides tuberculeuses* ou *tuberculo-ulcéreuses* et de *phagédénisme tertiaire*. Les lésions du *vagin*, de l'*utérus* et des *trompes* sont très peu connues. Celles des *ovaires* ont beaucoup de rapport avec celles du testicule, mais on comprend que les symptômes doivent être beaucoup plus vagues.

Toutes ces altérations sont combattues par le traitement anti-syphilitique.

§ 15. — Lésions du foie, de la rate, du pancréas et du péritoine.

Hépatite syphilitique. — Le foie est un des organes le plus souvent atteints par la syphilis. On rencontre surtout les hépatites *interstitielle, parenchymateuse* et *gommeuse*. Le foie peut encore subir la *dégénérescence amyloïde*. Pour les deux premières formes et la dégénérescence, voir tome III, pages 567 et suivantes. Dans la forme gommeuse, on trouve dans le tissu du viscère un nombre plus ou moins considérable de tumeurs gommeuses présentant des degrés divers d'évolution.

Symptomes. — Le début de l'hépatite syphilitique est obscur. Quelquefois elle s'annonce par des douleurs à la région du foie, douleurs sourdes, continues ou intermittentes et augmentant par la pression. L'ictère n'est pas constant. A la première période, le foie est augmenté de volume, et, à la palpation, on constate des saillies, des bosselures, etc. Ces altérations s'accompagnent de dyspepsie et de vomissements. A la seconde période, le viscère diminue de volume, le malade maigrit, sa peau prend une teinte jaunâtre, et il a une fièvre assez forte le soir.

Le *diagnostic* est très difficile, s'il n'existe pas en même temps d'autres lésions syphilitiques. L'affection dure ordinairement plusieurs années. Le *pronostic* est grave parce que cette maladie n'arrive qu'à une période avancée de la vérole.

Traitement. — Il faut donner l'iodure de potassium à des doses assez élevées (2 à 4 gr. par jour), et faire dans la région du foie des frictions avec des pommades mercurielles. Le traitement mixte est indiqué dans certains cas. On doit en même temps reconstituer le malade autant que possible : sirop d'iodure de fer, vin de quinquina. Un traitement thermal à Luchon, à Aix en Savoie est très utile.

Lésions de la rate, du pancréas et du péritoine. — On constate assez souvent la tuméfaction de la *rate,* quelquefois même après la première éruption. Cette hypertrophie est presque toujours temporaire et le traitement antisyphilitique en hâte la résolution. Les altérations tertiaires sont très difficiles à reconnaître. Il en est de même de celles du *pancréas.* Quant au *péritoine,* il est douteux qu'il soit le siège d'altérations spécifiques; mais les lésions gommeuses du foie ou de la rate peuvent provoquer une péritonite chronique partielle.

§ 16. — Lésions des organes respiratoires.

Laryngite syphilitique. — A la période secondaire, les accidents laryngés sont exactement ceux de la peau et des surfaces muqueuses, c'est-à-dire qu'on observe des plaques muqueuses avec ou sans altération, des végétations diverses et des érosions superficielles. Mais à la période tertiaire, ces altérations gagnent en étendue et en profondeur. L'ulcération présente des bords renversés, des contours un peu dentelés, un fond lardacé. Elle commence le plus souvent à l'*épiglotte,* gagne de là le larynx pour s'étendre ensuite aux cordes vocales. C'est elle surtout qui engendre la périchondrite, la carie et la nécrose des cartilages du larynx, accidents déterminant de l'œdème, des abcès, des rétrécissements. Outre ces lésions, on constate encore des *végétations* mamelonnées, ou bourgeons charnus très développés, prenant naissance au pourtour des ulcères primitifs ; des *condylomes* qui ont l'aspect d'excroissances polypiformes ; des *gommes* constituées par de petites nodosités saillantes, grisâtres, de la grosseur d'un grain de millet ou d'un petit pois.

SYMPTOMES. — Les symptômes du début de la *laryngite syphilitique* sont ceux de la laryngite simple. Mais si, au bout de quelques jours, au lieu de diminuer d'intensité, la maladie s'aggrave, si la voix devient rauque, s'éteint même, on doit penser à la syphilis. Le laryngoscope permet de voir les lésions locales, seulement on ne peut dire si les ulcérations sont spécifiques, tuberculeuses ou de toute autre nature. Les antécédents, les autres lésions syphilitiques qui peuvent exister en même temps, permettent seules de porter un diagnostic certain. Quelques auteurs, se basant sur l'absence totale de la douleur, ont cru pouvoir reconnaître par ce fait seul le caractère de la maladie, et souvent ils ont eu raison, puisque le traitement spécifique a fait disparaître les accidents. Cependant, dans certains cas, les ulcérations laryngées provoquent de vives douleurs. A la période tertiaire, la maladie se complique d'une forte dyspnée; l'inspiration est bruyante et varie entre le sifflement léger et le cri rauque, strident, ce qui donne lieu au *cornage*.

La phonation peut être abolie pour toujours si l'ulcération a détruit les cordes vocales. Le *pronostic* est cependant favorable dans les cas légers.

TRAITEMENT. — Il doit être *général* et *local*. Un traitement antisyphilitique énergique (V. plus loin) est institué le plus tôt possible. Localement, on fait des cautérisations avec une solution concentrée de nitrate d'argent, des badigeonnages avec la teinture d'iode, ou encore des pulvérisations, matin et soir, avec une cuillerée à soupe du mélange suivant pour un verre d'eau chaude :

Solution iodo-iodurée	100 gr.
Résorcine	10 gr.
Glycérine boratée	40 gr.
Naphtol camphré	2 gr.

Quand il y a suffocation, on a recours à la trachéotomie.

Trachée et bronches. — Les lésions de ces conduits sont rares et peu connues. La *trachéite* syphilitique ne présente aucun caractère particulier. Le *rétrécissement* de la trachée et des bronches est une lésion à laquelle on ne peut remédier.

Phtisie syphilitique. — La syphilis produit quelquefois dans les poumons des *gommes*, une *broncho-pneumonie scléro-gommeuse*, une *broncho-pneumonie scléreuse, sans nodules, caséeuse ou gommeuse*, une *broncho-pneumonie chronique desquamative*.

La scléro-pulmonaire donne lieu aux mêmes symptômes que la *broncho-pneumonie chronique*. Les gommes se manifestent souvent avec tous les symptômes de la *phtisie chronique* commune. Ici donc, comme dans beaucoup de cas, on ne peut soupçonner la nature spécifique de la maladie que par la connaissance des antécédents et la constatation de lésions concomitantes. La date d'apparition varie entre un an et demi, deux, six, huit ans et même plus.

Traitement de la syphilis.

§ 17. — Lésions de l'appareil circulatoire.

Lésions du cœur. — Les premiers cas de syphilis cardiaque ont été publiés par Ricord en 1845. Les lésions signalées sont diverses ; on rencontre la *péricardite, l'endocardite,* la *myocardite ulcéreuse* et enfin les *gommes.* Il est impossible de donner les symptômes caractérisant la syphilis du cœur, ceux que l'on constate sont sensiblement les mêmes que ceux de ces affections simples. Il faut donc se guider sur les antécédents et les autres lésions spécifiques qui peuvent exister en même temps.

Traitement syphilitique.

Lésions des artères et des vaisseaux. — Elles sont fort peu connues encore. On admet des *périartérites,* des *endartérites,* des *anévrysmes,* des *artérites ;* mais il est bien difficile de porter un diagnostic certain.

L'iodure de potassium agit bien dans tous ces cas.

§ 18. — Lésions des vaisseaux et ganglions lymphatiques.

Adénopathies. — L'adénite qui survient en même temps que le chancre est limitée aux vaisseaux et aux ganglions qui sont tout près de lui. Les adénopathies secondaires peuvent se rencontrer partout où il y a des glandes lymphatiques, mais de préférence dans les régions sous-occipitale, mastoïdienne, sous-maxillaire. Elles se montrent entre un mois et demi et trois mois après l'infection, et présentent les mêmes symptômes que les précoces (V. page 226). Le *traitement* est le même.

Les adénopathies de la dernière période occupent les ganglions situés profondément, les ganglions abdominaux, vertébraux, lombaires, fémoraux, bronchiques et mésentériques ; mais on ne peut guère constater leurs altérations que sur le cadavre.

§ 19. — Lésions des muscles et des tendons.

Syphilis musculaire. — Les altérations que la syphilis détermine dans les muscles sont : à la période secondaire, des *douleurs rhumatoïdes* mobiles, passant d'une région à l'autre, plus marquées pendant la nuit et au réveil, c'est la *myosalgie ;* les muscles le plus souvent atteints sont ceux des cuisses, des jambes, de l'épaule, de l'avant-bras, de la région lombaire et le trapèze ; — à la période secondaire et à la tertiaire, des *contractures* limitées, fréquentes surtout au biceps brachial, débutant brusquement par une douleur vive ou se développant progressivement par une gêne dans la région du coude, avec flexion graduelle et permanente de l'articulation, celle-ci restant intacte ; — en plus, à la période tertiaire, soit une *myosite scléreuse* diffuse, qui d'abord tuméfie et contracte le muscle, puis détermine son atrophie ; soit des *gommes,* noyaux arrondis, durs, rougeâtres, gênant les mouvements, se ramollissant plus tard et s'ulcérant ; les muscles atteints surtout sont, par ordre de fréquence, ceux du cou, le sterno-mastoïdien, le trapèze, les muscles de la cuisse, du mollet, la langue, les muscles du larynx et du pharynx.

Les *douleurs rhumatoïdes* durent de quelques jours à plusieurs semaines ; elles se dissipent spontanément ou sous l'influence du traitement spécifique. — Les *contractures* peuvent persister pendant des mois et des années ; elles finissent par se dissiper, même sans traitement ; si on prescrit la médication antisyphilitique elles guérissent toujours et complètement au bout de quelques mois. — Les *myosites* spécifiques sont justiciables d'un traitement mixte ou simplement iodé.

Lésions des tendons. — Le tendon d'Achille, celui du biceps ou du triceps crural sont assez souvent le point de départ de *gommes*. Ces petites tumeurs, qui gênent les mouvements, sont d'abord dures ; puis elles se ramollissent et s'ulcèrent si le malade n'a pas été soumis au traitement spécifique.

§ 20. — Lésions du périoste et des os.

Ostéo-périostite syphilitique. — Exostose syphilitique. — Carie et nécrose. —
Gommes des os. — Dactylite syphilitique.

Ostéo-périostite syphilitique. — Cette affection apparaît au début de la période secondaire aussi bien que dans la période tertiaire. Elle peut se déclarer spontanément, ou à la suite d'une contusion plus ou moins violente. Les os qui sont principalement atteints sont les os superficiels, le tibia, la clavicule, le sternum, le bord interne du cubitus, le frontal, les pariétaux (V. *Anatomie,* tome Ier).

L'inflammation se traduit par un gonflement modéré, diffus, avec un empâtement léger. Son caractère principal est d'être douloureux spontanément. Les douleurs, très vives, exaspérées par la pression, sont *nocturnes* et empêchent le malade de dormir. On les appelle *douleurs ostéocopes* lorsqu'elles occupent les os des membres et *céphalée* quand elles siègent sur le frontal et les pariétaux.

L'ostéo-périostite est de longue durée si on ne la traite pas. Le malade finit par s'épuiser à cause des insomnies auxquelles il est condamné; c'est ce qui fait la gravité du diagnostic. Elle se termine par une exostose et même par carie et nécrose.

Traitement. — Sous l'influence de la médication spécifique elle guérit bien, et très souvent sans laisser de traces. L'administration quotidienne de deux à quatre grammes d'iodure de potassium suffit lorsque le malade a pris auparavant du mercure. Dans le cas contraire, il faut donner le traitement mixte. On ajoute les bains sulfureux et une saison à Luchon ou à Cauterets. Localement on fait des frictions avec des pommades mercurielles.

Pommade chloroformée	30 gr.
Salicylate de mercure	1 gr.
Essence de Wintergreen	XXX gouttes

Frictions trois fois par jour.

Exostose syphilitique. — Il arrive quelquefois que sur l'un des os que nous avons nommés tout à l'heure, on voit apparaître une saillie arrondie, dure et présentant une consistance osseuse, c'est une *exostose.* Cette tumeur n'a pas de tendance à la suppuration ; si on donne le traitement antisyphilitique, elle peut se résorber et disparaître en même temps que disparaissent aussi les douleurs ostéocopes qui l'accompagnent. Quand le traitement est institué trop tard, l'exostose persiste à l'état de tumeur osseuse ineffaçable, mais le malade ne souffre plus.

Carie et nécrose. — Ces deux affections, qui succèdent souvent à l'ostéo-périostite, n'offrent aucun caractère particulier, au point de vue anatomique (V. tome III, pages 315 et 316). Il faut savoir cependant que la carie et surtout la nécrose syphilitiques siègent de préférence sur les os superficiels et principalement sur les os du crâne et de la face (Planche XVI, fig. 105).

Nous avons déjà vu, p. 254, que les os qui constituent la charpente des fosses nasales, le vomer, les os propres, sont fréquemment détruits et que leur élimination déforme le nez d'une manière caractéristique. Viennent ensuite les os de la voûte palatine, dont la perforation établit une communication entre la bouche et les fosses nasales, le maxillaire supérieur, les os du crâne. Les douleurs ostéocopes accompagnent presque toujours ces lésions, et on constate aussi en même temps d'autres lésions syphilitiques. Tout cela permet d'établir le diagnostic.

Traitement antisyphilitique. — Pour le traitement *local*, voir tome III.

Gommes des os. — Ces gommes appartiennent à la période tertiaire. Elles sont circonscrites ou diffuses (*ostéo-myélite gommeuse*). Les premières se développent à la surface ou dans l'épaisseur des os du crâne et des os longs des membres ; les secondes dans les os minces et plats de la face (nez, palais).

Elles débutent quelquefois sans occasionner de douleurs ; mais quelquefois celles-ci existent et sont très vives, nocturnes. La partie malade présente une tuméfaction profonde, arrondie et limitée, ou diffuse, d'abord dure, puis molle, fluctuante, adhérente à la peau et donnant issue à une petite quantité de matière séro-purulente. Plus tard il y a de l'hyperostose ou bien perte de substance de l'os comblée par un tissu fibreux.

Traitement de la troisième période. Pommades mercurielles.

Dactylite syphilitique. — Les tissus profonds des doigts et des orteils sont quelquefois le siège de productions gommeuses

qui tendent à produire des destructions et des déformations par-
tielles si on ne les soigne pas. Cette maladie a été décrite pour
la première fois en 1869 par Chassaignac sous le nom de *dactylite
syphilitique* (δάχτυλος, doigt). Elle est rare et ne se montre guère
que pendant la période tertiaire.

La dactylite est *superficielle* et *profonde*. Dans la première
forme, la matière gommeuse est infiltrée dans les parties molles,
en tumeurs isolées. Le doigt, ou l'orteil, est augmenté de volume; la peau est lisse, violacée; les mouvements sont difficiles,
mais peu douloureux; la marche est lente; il ne se produit pas
d'ulcérations, cependant la main ou le pied conserve des déformations irrémédiables.

La dactylite profonde occupe le tissu osseux et présente les
mêmes symptômes que la précédente. Elle se termine par résorption ou par perforation. Il se forme une coque osseuse d'où s'é-
chappe un liquide gommeux, visqueux, laissant à sa suite une
atrophie de la phalange.

Cette maladie coïncide le plus souvent avec d'autres manifestations syphilitiques. L'absence de réaction locale permet de la
distinguer des lésions qui lui ressemblent, comme le panaris, l'arthrite, la goutte. Dans la scrofule, les commémoratifs éclairent le
diagnostic.

Traitement de la dernière période de la syphilis.

§ 21. — Lésions des articulations.

Ces lésions sont mal connues. On admet une périarthrite
gommeuse, et une hyperostose ou ostéite gommeuse diaphyso-
épiphysaire.

Périarthrite gommeuse. — L'infiltration gommeuse entourant la synoviale semble être le type le plus fréquent de la syphilis articulaire. Elle donne lieu à un épanchement dans l'articulation, et l'on constate la présence de masses indurées, de forme
et d'étendue variables, dans les tissus cellulaire et fibreux qui
entourent la synoviale. La peau n'est pas enflammée et généralement il n'y a pas de suppuration.

Traitée dès le début, elle guérit complètement, plus tard le
traitement syphilitique ne produit qu'un peu d'amélioration.

Ostéite gommeuse diaphyso-épiphysaire. — Cette ostéite ressemble un peu à l'ostéite fongueuse ordinaire par son aspect extérieur. On constate une tuméfaction régulière, sans saillies, sans fongosités de l'extrémité osseuse, et une déformation de l'articulation. Le malade n'éprouve que peu ou point de douleurs quand il marche, et il peut faire les mouvements qu'il veut.

L'absence de phénomènes inflammatoires, de fongosités, de suppurations, d'ankylose consécutive, distingue ces arthropathies tertiaires de l'arthrite fongueuse, de l'arthrite chronique simple, des corps mobiles de l'articulation, de l'arthrite sèche, du rhumatisme articulaire chronique fixe.

TRAITEMENT. — L'iodure de potassium modifie remarquablement et souvent rapidement l'arthrite gommeuse. Il ne faut pas négliger aussi les moyens locaux : vésicatoires, cautérisations superficielles, frictions avec des pommades mercurielles, compresses avec des bandelettes de Vigo.

§ 22. — Lésions du système nerveux.

Syphilis cérébrale : Céphalalgie. — Forme congestive. — Forme convulsive ou épileptique. — Forme aphasique. — Forme paralytique. — Forme mentale. — Maladies syphilitiques de la moelle.

Syphilis cérébrale. — Les maladies cérébrales qui ont pour cause la syphilis ne sont pas rares. Elles se montrent quelquefois pendant la première période, mais le plus souvent pendant la seconde et la troisième. D'après Fournier, elles apparaissent dans les deux tiers des cas de la troisième à la dixième année, et, dans un tiers des cas, de la dixième à la dix-huitième. Quelques auteurs pensent que « ceux-là sont surtout exposés aux accidents nerveux, chez qui les symptômes secondaires ont été transitoires ou légers ». C'est aller peut-être un peu loin, et il vaut mieux admettre, avec Fournier, que « ce sont les syphilis moyennes ou bénignes qui *paraissent* fournir aux accidents cérébraux le plus fort contingent ». Ces formes sont, du reste, bien plus communes que les véroles primitives graves.

SYMPTÔMES. — Les lésions peuvent intéresser, à la fois ou séparément, les méninges, le cerveau et ses artères ; comme, en outre, elles sont le plus souvent circonscrites, quelquefois multiples et disséminées, les symptômes présentent nécessairement une extrême variété. Le professeur Fournier a groupé les accidents de la syphilis cérébrale en 6 formes morbides représentant des types génériques; ce sont les formes céphalique, congestive, convulsive ou épileptique, aphasique, paralytique et mentale.

1° **Céphalalgie.** — Dans les deux tiers des cas, au début de la syphilis cérébrale, le malade se plaint d'une douleur de tête profonde, tantôt gravative, accablante, tantôt constrictive ou pulsative, comme si on lui donnait des coups de marteau ; tantôt diffuse dans une région du crâne, tantôt fixe et térébrante. Cette douleur si intense, présentant presque toujours une grande tendance aux exacerbations nocturnes, l'empêche de dormir, de travailler. Elle est parfois tellement violente qu'elle est pour le patient une véritable torture qui lui arrache des cris, le rend fou, le pousse au suicide. Elle dure des mois entiers quand on ne la soigne pas, et elle est susceptible de récidives.

Cette céphalalgie n'est pas un symptôme attestant presque infailliblement la vérole, mais lorsqu'elle existe avec les caractères que nous venons d'indiquer, il y a bien des chances pour que la syphilis en soit la cause.

2° **Forme congestive.** — La forme congestive peut donner lieu aux phénomènes suivants : étourdissements, vertiges, éblouissements, bruits d'oreilles, troubles de l'équilibre, hésitation momentanée de la parole, fourmillements, engourdissements, douleurs vagues, sentiment général de faiblesse, défaillances musculaires, diminution de l'intelligence, inertie intestinale, paresse de la vessie, diminution de la puissance virile. Tous ces désordres, qui ne se rencontrent certes pas toujours en même temps, indiquent un état général grave, mais ne présentent rien de caractéristique, puisqu'on peut les constater dans un grand nombre de maladies de l'encéphale n'ayant rien de syphilitique.

Quelquefois les phénomènes congestifs sont plus prononcés et le sujet tombe frappé d'apoplexie; seulement, il revient à lui plus ou moins vite, et il ne reste étonné, surpris, que pendant quelques heures. Lorsque la syphilis est très grave, il tombe dans un état comateux qui dure pendant plusieurs heures, plusieurs jours, se termine par la mort, ou disparaît complètement à la suite du traitement antisyphilitique.

3° Convulsions ; épilepsie syphilitique. — Lorsqu'un adulte a soudain pour la première fois une attaque d'épilepsie, 8 ou 9 fois sur 10, selon Fournier, la syphilis y est pour quelque chose.

Les convulsions se produisent de la même manière que dans l'*épilepsie vulgaire* ou dans l'*épilepsie partielle*. Dans le premier cas, les deux attaques sont semblables (V. tome III, p. 90), et tont ce qui peut permettre de les distinguer, c'est que le cri initial manque fréquemment quand il y a syphilis cérébrale et que les paralysies transitoires consécutives sont fréquentes.

Dans le second cas l'attaque est *partielle* et *consciente ;* les convulsions sont souvent limitées à un membre, mais elles peuvent s'étendre à la moitié du corps, et le malade, plein d'anxiété, a conscience de son état, même lorsque par hasard l'intelligence semble frappée de stupeur. La crise dure quelques secondes, laissant parfois une paralysie incomplète et temporaire, une monoplégie ou une hémiplégie. Les attaques successives se ressemblent et tendent à se rapprocher si on ne se hâte de recourir au traitement antisyphilitique.

4° Aphasie. — Cet accident indique seulement la localisation de la lésion (V. tome III, pages 353 et 356). Il dure quelquefois peu de temps, mais il peut se renouveler. Il s'accompagne souvent d'hémiplégie, de paralysies oculo-motrices, d'attaques épileptiformes, de débilité intellectuelle.

5° Paralysies. — La syphilis produit souvent l'*hémiplégie* (V. tome III, p. 353), qui n'emprunte aucun caractère propre à sa cause spécifique, quoique cependant elle soit assez fréquemment précédée d'une *céphalée* violente, tenace et à recrudescences nocturnes.

Elle produit encore des *monoplégies,* limitées, par exemple, à un membre, à un bras surtout, mais durant peu ; des *paralysies oculaires* qui, associées à d'autres désordres encéphaliques, font penser de suite à la vérole, « elles en sont comme la signature, » disait Ricord ; — l'*hémiplégie faciale,* incomplète et éphémère ; — la *paralysie* de l'*hypoglosse ;* — l'*anesthésie faciale ;* — des *troubles visuels* (amblyopie et quelquefois, mais rarement, amaurose et cécité) ; — enfin la *paralysie du nerf auditif.*

6° Troubles de l'intelligence. — Ces troubles existent presque toujours quand les accidents cérébraux durent longtemps, et on peut observer tous les degrés de l'échelle, depuis le simple affaiblissement jusqu'à l'abolition complète de l'intelligence. Coffin pense que la folie paralytique d'origine spécifique est propre aux sujets jeunes, de 25 à 35 ans. Elle ressemble beaucoup à la *paralysie générale des aliénés*. La durée de la maladie peut être très courte, ce qui ne s'observe pas dans la folie paralytique simple.

Lorsque la syphilis atteint le bulbe ou le cervelet, les lésions qu'elle produit peuvent donner lieu à la paralysie labio-glosso-pharyngée, à la titubation ébrieuse.

Tous ces nombreux symptômes se groupent entre eux et se succèdent les uns aux autres d'une manière très irrégulière. Les accidents convulsifs sont rares dans les deux ou trois premières années de la vérole, tandis que l'hémiplégie est assez fréquente.

La syphilis cérébrale a une marche lente et continue. La mort arrive rarement après deux ou trois mois de maladie ; c'est le plus souvent après deux ou plusieurs années. La terminaison, du reste, dépend en grande partie du traitement ; ainsi on a vu guérir des syphilitiques qui présentaient des accidents cérébraux effrayants. La guérison peut être absolue et définitive. L'affection n'en est pas moins d'une grande gravité comme le témoigne cette statistique de Fournier. Sur 90 cas : mort, 14 ; survie avec infirmités graves du mouvement, de l'intelligence ou des sens, 33 ; guérison incomplète, 13 ; guérison complète, 30.

TRAITEMENT. — C'est celui de la syphilis. On donne le mercure et l'iodure de potassium isolément ou simultanément, suivant la période de la maladie. Dans les cas rebelles, il ne faut pas négliger les frictions mercurielles. Les vésicatoires sont quelquefois utiles.

Maladies syphilitiques de la moelle. — Les lésions primitives de la moelle sont des *gommes* ou des *myélites*.

Elles donnent lieu à l'*atrophie musculaire progressive*, à l'*ataxie locomotrice progressive* ou *tabes ataxique* (V. la description de ces maladies, tome III). Vulpian disait en 1879 : « Je ne crois pas exagérer en disant que sur 20 malades atteints d'ataxie locomotrice progressive, il y en a au moins 15 qui sont d'anciens syphilitiques. » Mais cela ne veut pas dire que le virus exerce une action directe ; il faut plutôt le regarder comme une cause prédisposante. La syphilis joue certainement un rôle assez important dans l'étiologie du tabes classique, seulement il est difficile de définir exactement son mode d'action.

Le traitement spécifique a donné dans tous ces cas des résultats excellents. Localement on fait des frictions avec des pommades mercurielles, et, de temps en temps, des pointes de feu tout le long de la colonne vertébrale.

§ 23. — **Mode d'évolution. Durée. Cachexie. Terminaison.**

« Une affection qui, parfois, dure autant que la vie, dit G. Homolle, et qui procède par une série d'attaques successives, peut se montrer, suivant le temps où on la considère, ou légère, ou menaçante, et suivre une marche tantôt lente et tantôt précipitée. Aussi, lorsqu'on parle de véroles légères ou graves, malignes et galopantes, a-t-on en vue une phase de la maladie, et surtout la période virulente, plutôt que la maladie tout entière. Il y a certainement des véroles faibles, qui commencent par un chancre insignifiant, et s'éteignent sans retour, après quelques manifestations légères ; il y a des véroles graves dans leur début, qui restent telles jusqu'à la fin, qui affectent profondément l'organisme, empoisonnent toute la vie et en abrègent la durée. Mais la syphilis qui a eu le commencement le plus bénin peut, après quelques années, se traduire par une maladie cérébrale, qui conduit à la mort ou à la déchéance la plus complète, et la syphilis maligne, qui a paru menacer la vie jusque dans son principe, peut guérir et n'avoir jamais de réveils. »

En somme, on peut admettre, avec Rollet et Lancereaux, trois degrés dans la syphilis : la syphilis *légère,* la syphilis *commune,* la syphilis *grave.* La première est remarquable par la simplicité des accidents et la courte durée du mal. La seconde répond à la majorité des cas : elle peut être progressive ou décroissante, mais son évolution est régulière, sans événements inattendus ou menaçants ; les poussées exanthémateuses se succèdent en petit nombre et séparées par d'assez longs intervalles ; la santé générale, souvent troublée d'une manière sérieuse, s'amende peu à peu ; l'iritis, le sarcocèle, ou quelque syphilide tertiaire, peuvent survenir, puis la maladie guérit d'une manière définitive... La troisième suit une marche aiguë, quelquefois même *suraiguë* ou *galopante,* et devient vraiment *maligne,* ou bien elle a l'évolution lente d'une maladie *chronique.*

La syphilis acquise dans le *jeune âge* n'a pas toujours une grande gravité ; c'est le contraire quand elle a été contractée dans un âge avancé et surtout dans la vieillesse. Le *sexe* n'a pas d'influence. Les sujets *lymphatiques* y sont prédisposés. La *grossesse* provoque les manifestations et les aggrave souvent. La névropathie, la scrofule, la tuberculose, rendent la syphilis plus sérieuse ; il en est de même de l'alcoolisme, du diabète, de l'albuminurie. Par contre, certaines maladies aiguës, comme la phtisie, la pneumonie, le rhumatisme articulaire, le typhus, le choléra, la variole, exercent une action favorable, seulement cette action ne s'étend pas aux poussées ultérieures.

La *durée* est très variable. La syphilis faible se termine en 15 ou 18 mois. La durée moyenne est de 40 mois ; quand les accidents secondaires arrivent, elle est pour ainsi dire illimitée.

On ne peut jamais affirmer d'une manière certaine que la syphilis est guérie définitivement. Cependant, la guérison survient quelquefois, pas toujours sans dommages plus ou moins graves, sans difformités pénibles ou choquantes, mais elle survient.

Dans les cas graves, quand le malade, doué d'une mauvaise constitution, s'est livré à des excès, a été mal soigné, quand les accidents tertiaires ont provoqué des manifestations cutanées ou osseuses, ou déterminé des maladies graves du côté de certains viscères, la cachexie ne peut tarder à paraître. Le malade perd son appétit, maigrit, pâlit, ne peut travailler ; son intelligence baisse ; il devient indifférent à tout et ne tarde pas à mourir dans le marasme.

Il est impossible de dire dans quelles proportions la syphilis peut être une cause de mort.

§ 24. — Traitement de la syphilis.

Prophylaxie. — Traitement abortif. — Traitement du chancre induré. — Traitement général de la syphilis : Mercure, Iodure de potassium. — Traitement mixte. — Succédanés de la médication dite spécifique. — Moyens adjuvants. — Traitement hygiénique. — Durée et direction du traitement proprement dit.

Prophylaxie. — La *prophylaxie individuelle* a pour but de prémunir les personnes saines contre les dangers de la contagion, et d'imposer aux malades les précautions nécessaires pour qu'ils ne communiquent pas leur affection à leurs semblables.

Il n'y a qu'un moyen sûr d'échapper à la *contagion sexuelle*, c'est d'éviter tout rapport suspect. Si on s'y expose, il faut prendre les précautions que nous avons indiquées page 106, mais on ne doit pas trop compter dessus.

Lorsqu'une petite écorchure se produit pendant l'acte génital, il est nécessaire, si on a quelque doute, de la cautériser sans le moindre retard avec le nitrate d'argent, ou même avec de l'acide nitrique.

Pour éviter la *contagion accidentelle*, on doit prendre les plus grands soins de propreté : ne toucher aucun objet, ne le porter à sa bouche que lorsqu'on est bien sûr qu'on ne court aucun danger. Il faut chercher surtout à protéger les enfants, leur donner une nourriture très saine, ne jamais les confier à une personne qu'on ne connaît pas, empêcher les gens étrangers et les domestiques douteux de les caresser, de les embrasser, ne leur laisser entre les mains que des jouets ou des objets que d'autres personnes n'ont pas mis dans la bouche ou ont pu souiller autrement.

De son côté, tout syphilitique doit se surveiller, éviter tout rapport sexuel, et quand il a une lésion virulente, se tenir en garde contre les nombreuses occasions qui peuvent être une cause de la transmission de son mal, comme des caresses, des contacts innocents, même une poignée de mains, l'emploi d'objets usuels qui ne doivent alors servir qu'à lui-même.

Peut-on recourir à l'*inoculation préventive* ? Non, tant qu'on n'aura pas trouvé un virus suffisamment atténué. Quant à la *syphilisation*, qui consiste à inoculer du pus chancreux, elle doit être complètement rejetée.

Traitement abortif. — Il est loin d'être certain que la destruction du chancre empêche l'évolution de la maladie. En tout cas, elle ne doit être tentée qu'au début, avant que le chancre soit induré et accompagné d'adénite, mais alors on n'est pas toujours bien sûr d'avoir affaire à un chancre syphilitique. Cependant, comme, à côté de nombreux insuccès, des auteurs citent des cas non douteux dans lesquels l'induration ne s'est pas reproduite, et où il n'y a pas eu d'accidents secondaires, on peut essayer, seulement dès l'apparition du chancre et lorsqu'il siège sur le prépuce ou sur les petites lèvres. On le détruit, soit en l'*excisant*, tout en prenant les précautions nécessaires pour modérer l'écoulement du sang, soit en le *cautérisant* avec le galvano-cautère.

Traitement du chancre induré.— Il faut s'abstenir de caustiques, de topiques irritants, et se borner à faire des lotions avec la liqueur de van Swieten étendue de moitié eau, ou avec une solution de chlorate à 10 pour cent ; on saupoudre ensuite avec du calomel, de l'iodoforme, de la résorcine, du salol, de l'aristol, du sous-nitrate de bismuth ou du sous-carbonate de fer. On peut réunir ensemble plusieurs de ces poudres, comme, par exemple, le calomel, le salol, l'acide borique, que l'on mélange par parties égales et qu'on applique matin et soir sur le chancre après l'avoir bien lavé avec une solution saturée de chlorate de potasse.— Quand il devient *phagédénique*, on fait des applications d'onguent mercuriel iodoformé et on donne à l'intérieur le traitement mixte.

Traitement général de la syphilis. — Toute syphilis, même légère, réclame un traitement *énergique* et *prolongé,* mais il doit être *proportionné* au degré de la gravité de la maladie et à certaines considérations individuelles. Lorsque le chancre est manifestement syphilitique, il faut, d'après Fournier, recourir immédiatement aux mercuriaux ; mais, si le diagnostic est douteux, il est préférable d'attendre l'apparition des symptômes décisifs, comme la roséole, les plaques muqueuses, l'adénopathie cervicale.

Le traitement général consiste dans l'emploi des préparations *mercurielles* et *iodurées.* Les premières conviennent plus spécialement aux périodes initiales, les secondes aux manifestations tardives. Cette règle, néanmoins, n'est pas absolue, puisqu'on administre l'iodure de potassium contre le phagédénisme du chancre, ou qu'on emploie le mercure contre certains accidents tertiaires (V. *traitement mixte*).

A. MERCURE. — Le mercure est surtout le médicament de la période secondaire ; il s'attaque au poison lui-même et neutralise le virus. Fournier a adopté pour son administration la méthode des traitements *successifs* ou *interrompus.* Elle consiste dans une série de traitements mercuriels, suspendus, puis repris à des intervalles réguliers, et cela indépendamment de l'absence d'accidents syphilitiques. M. Fournier évite les hautes doses, intercale les stades de repos au milieu des stades thérapeutiques, suspend le médicament, diminue la dose, change la préparation mercurielle ou le mode d'administration, suivant les effets produits par le mercure. Au début, il rapproche les stades thérapeutiques, puis il les espace de plus en plus. En moyenne, dit-il, on est obligé de continuer le traitement mercuriel pendant 2 ans sur lesquels il y a 14 mois de repos. On continue au moins jusqu'à la disparition des accidents.

On donne le mercure à l'intérieur *(voie stomacale)*, mais on l emploie encore en *frictions* cutanées, en *injections hypodermiques* et en *fumigations*.

1° *Voie stomacale*. — Le médicament, introduit dans l'estomac, agit moins rapidement qu'en frictions ou en injections sous-cutanées ; mais on préfère ce mode d'administration, sauf en cas de syphilis grave, quand le danger est imminent, parce qu'il expose moins à la salivation et à la *stomatite mercurielle* (V. tome III). Si des troubles digestifs apparaissent, il faut recourir aux autres méthodes.

Les préparations les plus employées, en France, sont celles à base de protoïodure et de sublimé. Le *protoïodure constitue le médicament de choix,* le *sublimé* fatiguant beaucoup l'estomac et provoquant facilement la diarrhée. On administre le protoïodure aux doses de 0,06 à 0,07 ou 0,08 chez la femme, 0,10 à 0,12 chez les hommes ; on le fait prendre en pilules au moment des repas. Ricord ajoutait aux pilules de l'opium pour diminuer l'action purgative du mercure et le faire mieux tolérer par la bouche et l'estomac. Voici la formule de ces pilules :

Protoïodure de mercure.	3 gr.
Thridace	3 gr.
Extrait thébaïque	2 gr.
Conserve de roses.	6 gr.

Pour 60 pilules ; en prendre une pendant 8 jours, puis deux tous les jours, une au repas de midi, une au repas du soir.

Le Dr Monin a donné la formule suivante :

Protoïodure de mercure.	0 gr. 03
Extrait thébaïque	0 gr. 01
Cotoïne.	0 gr. 05

Mêlez pour une pilule. 2 par jour.

Le *sublimé corrosif* est administré aux doses de 1 à 2 centigr. chez les femmes, de 3 centigr. chez les hommes, en solution à 1 pour 1000, ou dans un sirop amer, ou en pilules. Voici une bonne formule :

Sublimé. . . . .   0 gr. 01
Extrait de gentiane . . . .   0 gr. 05
Chlorate de potasse. . . . .   0 gr. 05

Pour une pilule. En prendre une matin et soir en mangeant, pendant trois mois consécutifs.

La *liqueur de van Swieten* est une solution de sublimé à 1 pour 1000; 10 grammes renferment donc 1 centigr., et la dose est de 2 cuillerées à café tous les jours avant ou au milieu des repas.

Il y a des médecins qui prescrivent le *biiodure de mercure*, surtout dans la période de transition. Ce sel agirait à la fois par le mercure et l'iode, mais celui-ci est en bien faible quantité pour avoir beaucoup d'action, et comme le biiodure est très irritant, il ne faut pas trop l'employer. On l'associe cependant presque toujours à l'iodure de potassium (sirop de Gibert, V. traitement mixte). On l'ordonne en pilules, en solution ou en injections aux mêmes doses que le sublimé.

Cazanovo a préconisé le *tannate de mercure*, à la dose de 15 centigr. en pilules. Ce sel n'irriterait pas le tube digestif. Balzer recommande la formule qui suit :

Tannate de mercure. . . . .   0 gr. 05
Extrait de ratanhia
Extrait de gentiane } àà q. s.
Glycérine. q. s.

Pour une pilule. En prendre 2 ou 3 par jour aux repas.

Lorsque le protoïodure produit de la salivation, de la stomatite, on lui substitue le sublimé ; et inversement, lorsque ce dernier provoque de la gastralgie, ce qui arrive surtout chez les femmes, on le remplace par le protoïodure.

On peut éviter la salivation en enlevant avec soin le tartre dentaire et en lavant et rinçant bien la bouche avec un élixir antiseptique étendu d'eau.

Alcool de menthe . . . .   150 gr.
Teinture de noix de galle. . . . . .   18 gr.
Acide phénique neigeux . . . . . .   8 gr.
Thymol . . . .   5 gr.
Salol. . . . .   5 gr.

La moitié d'une cuillerée à café pour un verre d'eau tiède.

Il est utile de sucer, en outre, dans la journée, 2 ou 3 com-

primés de chlorate de potasse et cocaïne ; enfin, après chaque repas, on emploie la poudre dentifrice suivante :

Chlorate de potasse . . . .   15 gr.
Acide borique. . . . .   15 gr.
Racine de fraisier pulvérisée . . . .   20 gr.
Essence de sassafras . . . .   20 gouttes.

Mêlez. Porphyrisez (le chlorate à part).

Le *mercure métallique* entre dans la composition des *pilules
de Belloste*, de *Sédillot*, les *pilules bleues*. On les ordonne rarement ;
il en est de même des pilules de Dupuytren au bichlorure de
mercure.

2° *Frictions*. — Elles constituent un excellent mode de traitement énergique, sûr et rapide. On doit donc y recourir toutes
les fois que les préparations précédentes sont mal supportées
par l'estomac, ou produisent peu d'effet, dans les cas de maladies viscérales graves (syphilis cérébrale, oculaire, etc.), où le
temps presse, et dans la syphilis infantile, où il faut ménager les
voies digestives. Il y a toujours à craindre la salivation et la stomatite mercurielle quand on emploie de fortes doses. Nous venons de
donner deux préparations qui permettent d'éviter ces accidents
lorsque la dose n'est pas exagérée.

Le traitement doit être précédé d'un ou de deux bains. En
France, on préfère les frictions avec l'*onguent napolitain*. On les
répète quotidiennement ; on se sert de 2 à 4 gr., et on frictionne
la face interne des cuisses, les mollets, le dessous des aisselles,
les avant-bras. Il faut éviter les endroits où il y a des poils et
changer de région tous les jours. Si, malgré toutes les précautions prises, la salivation paraît, on s'arrête. Il est nécessaire,
du reste, de les interrompre pendant 8 jours au bout de trois
semaines. Quelques médecins même alternent une semaine de
traitement avec une semaine de repos. Le malade prend, pendant
tout ce temps, un bain simple ou sulfureux toutes les semaines.
Dans les cas très graves, il faut faire les frictions avec 10 à
20 gr. pendant quelques jours.

On a cherché encore à administrer le mercure par la voie cutanée, sous forme de *bains*. Ils ne sont utiles que dans certains
cas de syphilides généralisées. On met 12 à 15 gr. de sublimé
pour un bain de 200 litres ; on ajoute habituellement 4 à 5 gr. de

chlorhydrate d'ammoniaque. La dose pour un enfant est de 2
à 4 gr.

3° *Injections hypodermiques*. — La méthode des injections
sous-cutanées n'est employée que lorsqu'il faut ménager la susceptibilité stomacale et que les frictions sont contre-indiquées.
On ne doit, en somme, y recourir que lorsque les autres méthodes ont échoué.

Il existe deux procédés : l'un consiste à faire des injections
quotidiennes d'un composé mercuriel soluble; l'autre, à injecter,
à de longs intervalles, de fortes doses d'un composé mercuriel
insoluble (3 ou 4 injections de chacune, 10 centigr. de calomel
ou d'oxyde jaune suffiraient pour la durée du traitement). Avec
ce dernier procédé, la lenteur de la dissolution du mercure
dans les liquides de l'organisme crée une mercurialisation
continue, mais il peut arriver que tout à coup, surtout sous
l'influence de contractions musculaires fréquentes, de grandes
quantités du sel mercuriel se trouvent versées dans la circulation et que l'intoxication en soit la conséquence. Malgré cet
inconvénient, les injections des composés insolubles sont plus
en faveur que celles de sels solubles. En effet, si ces dernières
permettent de bien doser le médicament, elles sont très douloureuses, nécessitent de très nombreuses piqûres, provoquent plus
de douleur et exposent davantage aux abcès et aux indurations ;
c'est pourquoi on ne les emploie guère qu'en cas d'accidents
graves menaçant la vie. Comme composé soluble, on s'est surtout servi de la solution de peptone mercurique renfermant
1 centigr. de sublimé par seringue de Pravaz, dose quotidienne.
On ne l'emploie guère aujourd'hui. On a préconisé aussi le benzoate de mercure. Les composés insolubles les plus usités sont :
le calomel, qu'on injecte à la dose de 5 à 10 centigr. dans 1 gr. 20
de vaseline ; l'oxyde jaune (même dose), et l'huile grise de Lang,
dont voici la formule :

Mercure métallique pur	20 parties
Teinture éthérée de benjoin	5 parties
Huile de vaseline.	40 parties

On injecte deux ou trois fois par mois 7 à 8 centigr. Au bout
de deux mois, les syphilis graves peuvent être enrayées. Cette
méthode, énergique, rapide et fidèle, à la condition d'être traitée
et surveillée par le médecin, doit être suivie par les malades

négligents ou inconscients, ou ceux qui doivent se traiter en se-cret, les voyageurs, etc.

Voici une formule de Balzer :

Calomel à la vapeur. . . . .   1 gr. 50
Huile de vaseline . . . .   15 gr.

Une seringue de Pravaz contient 10 centigr. de sel. On donne une demi-seringue ou une seringue. Les doses sont les mêmes pour l'oxyde jaune.

Si on adopte les composés insolubles, on pratique d'abord une injection par semaine, puis à partir de la 3e, on augmente les intervalles (tous les 10 à 20 jours).

Pour pratiquer les injections, il faut toujours avoir une se-ringue très propre, des aiguilles en excellent état, stérilisées, et une solution fraîche. Le lieu d'élection est la fesse ou la masse sacro-lombaire. L'aiguille doit être enfoncée perpendiculairement et profondément dans les muscles. Si la douleur est vive, on fait des applications froides.

4° *Fumigations.* — Elles ne peuvent rendre des services que dans des cas exceptionnels. On emploie le cinabre et le calomel, en fumigations sèches ou humides.

B. IODURE DE POTASSIUM. — C'est le médicament par excel-lence de la *période tertiaire.* Il faut commencer à en prendre vers la fin de la 2° année, entre la période des syphilides et les accidents tertiaires. Il est très utile dans la 3°, non plus associé au mercure ou alternant avec lui, comme dans la période de transition, mais administré seul. C'est un médicament héroïque contre les accidents tertiaires, ou les accidents tardifs, comme les lésions des os, des muscles, des viscères. « Il faut, dit Mau-riac, administrer l'iodure de potassium dans les formes ulcé-reuses et phagédéniques de l'accident primitif ; au début des accidents secondaires, pour combattre les troubles constitution-nels et, en particulier, la fièvre et la céphalalgie ; dans les érosions des muqueuses et de la peau, qui sont érosives et de-viennent ulcéreuses; dans toutes les syphilodermies de transi-tion, papulo-croûteuses, papulo-tuberculeuses; dans toutes les syphilodermies ulcéreuses d'emblée et d'ordre ecthymateux ; dans toutes les syphilodermies tuberculeuses et dans toutes les syphilides malignes; dans les affections syphilitiques de l'hy-

-poderme, dans les gommes ou affections gommeuses, résolutives ou non. »

De tous les iodures, c'est le seul qui possède une action spécifique contre la syphilis; il faut donc laisser de côté les iodures de sodium, d'ammonium, de calcium.

On administre l'iodure de potassium par la bouche, en lavements et en injections hypodermiques. Les injections ne sont guère usitées. On a recours aux lavements quand l'estomac ne peut pas supporter le médicament. On fait prendre, un quart d'heure après avoir donné un lavement simple dans le but de vider l'intestin, 6 à 10 gr. d'iodure en solution dans 250 gr. d'eau, à laquelle on ajoute quelques gouttes de laudanum.

L'iodure de potassium se donne surtout par la bouche en solution dans de l'eau, ou mieux, dans du sirop d'écorces d'oranges amères.

    Sirop d'écorces d'oranges amères. .   500 gr.
    Iodure de potassium . . . .   25 gr.

en solution :

    Eau distillée . . . .   500 gr.
    Iodure de potassium . . . .   30 gr.

Quand on prend cette solution, il faut mettre chaque dose dans de l'eau sucrée, dans de la bière, ou mieux encore dans du lait, du sirop, du café. Fournier masque la saveur désagréable de l'iodure en ajoutant de l'anisette :

    Sirop simple. . . . .   350 gr.
    Anisette de Bordeaux. . . . .   150 gr.
    Iodure de potassium . . . .   25 gr.

La belladone le fait aussi mieux tolérer :

    Iodure de potassium. . . . .   40 gr.
    Teinture de belladone. . . . .   50 gouttes
    Eau . . . .   160 gr.

Chaque cuillerée à café de cette solution contient environ 1 gr. 25 d'iodure de potassium. On doit toujours prendre le médicament au commencement même du repas ou pendant; on prévient ainsi mieux l'intolérance gastrique.

La dose est de 2 à 3 grammes chez les femmes, en commençant par 1 gramme; de 3 à 5 grammes chez les hommes, en débutant par 2. Les doses de 50 à 75 centigrammes sont absolument insuffisantes et même dangereuses, puisque ces petites doses provoquent plus facilement l'œdème de la glotte que les fortes. Quand il existe des accidents cérébraux, ou des gommes du larynx, du voile du palais, etc., il faut employer des doses intensives et arriver rapidement à 8 et 12 grammes. Il est indispensable, dans ce cas, d'administrer l'iodure dans du lait et de soumettre le malade au régime lacté partiel, afin d'en atténuer les effets irritants.

On doit prescrire l'iodure pendant deux ans, par cures de six semaines : 3 ou 4 cures la première année ; 4 cures la deuxième; 2 cures la troisième. Certains médecins continuent, pendant nombre d'années encore, à en faire prendre deux fois par an, au printemps et à l'automne.

Il faut le suspendre si l'on voit apparaître des éruptions bulleuses, du purpura et surtout l'œdème de la glotte ; s'il survient de la dyspepsie ; dans les cas d'affection syphilitique des voies respiratoires, comme les ulcérations du larynx, etc. ; s'il se produit des accidents congestifs du côté des yeux, dans la syphilis oculaire.

Traitement mixte. — Ce mode de traitement consiste dans l'administration simultanée du mercure et de l'iodure de potassium. Les deux médicaments peuvent être associés dans la même préparation ou être pris isolément. Il y a de nombreux accidents entre la période secondaire et la période tertiaire, comme l'iritis, la choroïdite, le sarcocèle, les périostites, les syphilides ulcéro-croûteuses ou les syphilides tuberculeuses sèches qui réclament l'association des deux médicaments. Celle-ci est encore plus nécessaire dans les cas de syphilis nerveuse, précoce ou non, et dans toutes les manifestations de la syphilis tertiaire. La préparation la plus usitée est le *sirop de Gibert*.

Sirop simple	500 gr.
Biiodure de mercure	0 gr. 20
Iodure de potassium	10 gr.

Chaque cuillerée à bouche contient 8 milligrammes de biiodure et 40 centigrammes d'iodure de potassium. Ce sirop, difficilement toléré, contient trop peu d'iodure. M. Vidal prescrit la préparation qui suit :

<pre>
Biiodure de mercure. . . . .   0 gr. 15
Iodure de potassium. . . . .   15 gr.
 Eau distillée . . . .   50 gr.
 Sirop de quinquina. . . . .   450 gr.
</pre>

Chaque cuillerée contient 5 milligrammes de biiodure et 50 centigrammes d'iodure. Dose : deux cuillerées à bouche tous les jours.

On aime mieux aujourd'hui administrer séparément le mercure et l'iodure. Ainsi le professeur Fournier donne 3 pilules de Dupuytren, avant le déjeuner du matin et le dîner, et 3 grammes d'iodure, avant le déjeuner de midi et le coucher. On peut, pour ménager mieux l'estomac, faire prendre l'iodure aux repas et prescrire des frictions le soir. Ce dernier procédé est le meilleur.

Succédanés de la médication dite spécifique. — Il n'y a pas de véritables succédanés aux deux médicaments dont nous venons de parler.

L'*or*, l'*argent*, le *platine* n'ont donné aucun résultat.

L'*arsenic* n'agit que comme adjuvant; on peut prendre une préparation arsenicale (10 centigrammes d'arséniate de soude en solution dans 250 grammes d'eau, 1 cuillerée à bouche au repas de midi) et alterner, ou associer les deux médicaments.

L'*iodoforme* est très précieux pour le traitement local des syphilides ulcéreuses, par exemple; il produit aussi de bons effets à l'intérieur, en pilules, à la dose de 10 à 30 centigrammes, ou en injections sous-cutanées.

Les *acides phénique, salicylique, thymique* n'ont donné aucun résultat.

Le *traitement végétal*, qui a joui d'une grande vogue, est à peu près complètement abandonné aujourd'hui en France.

L'*opium* n'est utile que parce qu'il fait tolérer le mercure.

La *pilocarpine* et le *tayuya* doivent être abandonnés.

Moyens adjuvants. — Les meilleurs adjuvants végétaux du mercure et de l'iodure sont : le cascara amarya, le gaïac, la salsepareille rouge, la squine, le sassafras, la coca, le jaborandi, le berbéris. Toutes ces plantes renferment des principes sudorifiques, diurétiques, laxatifs qui facilitent l'élimination métallique. Il faut, en outre, chercher à améliorer les forces du malade afin que son organisme soit mieux à même de résister. Les toniques (fer, quinquina), l'hydrothérapie, les arsénicaux, les sulfureux sont nécessaires.

L'*hydrothérapie* peut être très utile, au début de la syphilis, pour combattre l'anémie, les troubles de la nutrition ou les désordres nerveux ; à toute période, comme moyen reconstituant, et dans la cure des maladies tertiaires du système nerveux. Les *bains de mer* sont recommandés aux lymphatiques. — Quant aux *bains* simples ou médicamenteux, ils sont le complément indispensable de la plupart des syphilides secondaires et rendent des services à toutes les périodes.

« Les *cures hydro-thermales*, dit G. Homolle, sont un des moyens les plus puissants que l'on possède pour le traitement des états morbides constitutionnels associés à la syphilis ; elles ont aussi une grande part dans la thérapeutique de la syphilis même. Elles doivent intervenir pendant la durée des maladies syphilitiques, pour en assurer la guérison et joindre leur action à celle du traitement spécifique simultané, ou après qu'on a suspendu l'usage du mercure ou de l'iodure, comme traitement consécutif. Elles trouveront leur indication dans certains cas de syphilides rebelles, dans les formes asthéniques et dénutritives de la vérole, enfin dans certaines maladies des muqueuses et des viscères.

» Les *eaux sulfureuses* doivent être placées au premier rang, et entre les stations thermales, où le traitement peut être le mieux conduit, il faut citer, en France, Barèges (Bordeu, 1760), Luchon et Aix ; en Allemagne, Aix-la-Chapelle et Baden, près de Vienne.

» En l'absence de toute manifestation spécifique, le traitement hydro-thermal doit être prescrit seul, avec toutes les ressources que l'on trouve dans les grandes stations (bains, douches, étuve humide de Luchon ou d'Aix).

» Quand il y a des accidents actuels, les préparations mercurielles ou iodurées seront prescrites, à doses modérées, aussi loin que possible avant ou après l'ingestion de l'eau sulfurée (Ferras, de Luchon). Le traitement spécifique est dans ces conditions bien toléré, même à doses élevées, par des sujets qui avaient, loin des thermes, peine à le supporter (Fournier, H. Cazalis, d'Aix) ; l'appétit et les forces renaissent et la guérison est hâtée, dans bien des cas, de la manière la plus certaine, à Aix-la-Chapelle (Brandis, Reumont) ; on associe en général la cure des frictions avec les pratiques balnéaires. C'est la méthode recommandée par Sigmund.

» Les indications spéciales des stations d'eaux sulfurées sont fournies par la disposition lymphatique ou strumeuse des syphilitiques, par l'état de débilité persistant à la suite d'une vérole longtemps rebelle au traitement, chez des sujets trop âgés ou de constitution délabrée. A toute période, sauf peut-être tout à fait au début, la cure thermale hydro-sulfurée constituera un des plus précieux adjuvants de la médication spécifique.

» On a attribué aux eaux sulfurées une action révélatrice et supposé que toute vérole qui ne se manifeste pas avec poussée exanthématique, sous l'influence de la cure thermale, est une vérole guérie. C'est une épreuve à laquelle on ne peut ajouter foi (Vidal, d'Aix; Doyon, d'Uriage; Fournier). Il n'y a d'ailleurs aucun avantage à provoquer la poussée (Ferras).

» Il faut rapprocher du groupe des eaux sulfurées celles d'Uriage et de Challes, qui conviennent merveilleusement aux lymphatiques et aux scrofuleux. Dans des conditions un peu différentes, on prescrira de préférence la Bourboule.

» Dans les cas où la syphilis revêt les apparences de la scrofule grave, chez les jeunes sujets surtout, dans les maladies qui paraissent dériver de la vérole héréditaire, les eaux chlorurées ou chloro-bromo-iodurées rendent de grands services (eaux de Bourbonne, de Loesche, de Salins, etc.). Je ne fais que mentionner comme répondant à certaines indications spéciales Aulus, Plombières, Néris, Balaruc. »

Traitement hygiénique. — Dans le traitement de la syphilis, dit Mauriac, comme dans toutes les maladies chroniques, l'hygiène occupe une place importante, quelquefois de premier ordre, et contribue souvent, dans une large mesure, au succès de la médication spécifique. Aussi doit-elle être, de la part des médecins et surtout du malade, l'objet d'une attention continuelle.

Nous avons vu que les accidents primitifs, le chancre et l'adénite, n'avaient aucun retentissement sérieux sur l'état général. Mais que cette petite plaie ne soit pas tenue proprement, qu'une infection surajoutée se manifeste, et on verra surgir toutes sortes de complications que l'antiseptie la plus légère aurait suffi à arrêter.

C'est ainsi que l'on peut voir se développer des inflammations ganglionnaires, le phagédénisme, qui entravent la guérison du chancre. Ces accidents s'observent 80 fois sur 100 sur des malades de la classe inférieure, peu habitués aux soins de propreté. Ces soins sont surtout nécessaires chez la femme, à cause des replis vulvo-vaginaux et des liquides irritants qui s'écoulent de la vulve, du vagin, de la cavité utérine. Les lavages fréquents avec de l'eau boriquée ou la solution suivante sont indispensables :

Bichlorure de mercure.	0 gr. 50
Acide thymique	0 gr. 50
Alcool à 90°, pour dissoudre	q. s.
Eau.	1 litre.

Le syphilitique doit mener une vie très réglée en ce qui concerne les heures des repas, le temps du sommeil. Il faut qu'il évite les surexcitations et les dépressions qu'entraîne la vie mondaine, les émotions du jeu, les veilles prolongées, les soupers, les excès vénériens. Les excès de table, l'abus des liqueurs fortes, le surmenage intellectuel ou physique lui sont très nuisibles. Il en est de même d'une alimentation malsaine, insuffisante, des chagrins, de la dépression morale produite par une peur exagérée de l'affection, c'est-à-dire par la *syphiliophobie*. Que de malheureux syphilitiques, épuisés par la misère, ruinés par des excès de toute sorte, ressuscitent en quelques jours dans les salles d'hôpitaux, où ils trouvent le calme, le repos, une nourriture appropriée à leur état, la propreté, une sorte de bien-être physique et de réconfort moral qui leur donne espoir et confiance !

En plein traitement le malade doit éviter les crudités, les fruits, et en général toutes les substances qui ont des propriétés laxatives. Un kilogr. de pain, 300 gr. de viande fraîche et 200 gr. de légumes suffisent ordinairement, mais on peut augmenter ces doses et donner des féculents si l'estomac les tolère. Comme boissons : vin généreux étendu d'eau, bière, café, thé. Lorsque la peau est le siège de poussées érythémateuses, il faut laisser de côté les poissons de mer, les huîtres, les moules, les langoustes, le homard, les fraises, tous les aliments, en un mot, qui intoxiquent la peau ou les muqueuses.

Mais ce que le syphilitique doit surtout éviter, c'est l'*alcool* et le *tabac*.

L'*alcoolisme,* en effet, aggrave la syphilis, et Fournier résume son action dans les lignes suivantes :

1° Il exagère les manifestations cutanées au simple point de vue :

De la *confluence.* Examinez un syphilitique alcoolique atteint de syphilis papuleuse, il en est couvert de la tête aux pieds, sa peau est en quelque sorte zébrée ;

De la *gravité.* C'est principalement chez les syphilitiques alcooliques qu'apparaissent, dès la seconde période, des syphilides ulcéreuses, apanage ordinaire de la troisième période, et qui causent après leur guérison des cicatrices indélébiles ;

Des *caractères objectifs* et de la *morphologie.* La syphilide papulo-squameuse, chez l'alcoolique, ressemble au psoriasis ou à une herpétide exfoliatrice tant est grande l'abondance des squames.

2° La syphilis de l'alcoolique est fertile en accidents continus. En dépit d'un traitement bien dirigé, les poussées se succèdent sans répit et sans relâche et le malheureux malade ne s'en débarrasse qu'en cessant ses habitudes vicieuses.

En plus l'alcool, pris en excès, fait disparaître l'appétit. A l'inappétence succède la dyspepsie ; la diarrhée survient, tenace et rebelle. La consomption s'ensuit, le malade éprouve une répulsion totale pour l'alimentation et il est prédisposé d'une manière toute particulière aux accidents nerveux de la syphilis tertiaire, à la syphilis cérébrale, qui peut même paraître dès la première année, le tuer rapidement ou le frapper de déchéance mentale et anéantir ses facultés.

Le *tabac* est aussi nuisible que l'alcool. Il l'est surtout par la nicotine qu'il contient. L'action irritante de cette substance fait que la bouche, la langue, le pharynx sont le siège de manifestations syphilitiques réitérées, fissures, plaques muqueuses, etc. Le malade doit donc le supprimer.

Les *bains* doivent être employés, il suffit de les prendre simples pendant les manifestations cutanées. Les bains sulfureux sont utiles dans l'intervalle des poussées.

Divers essais de *sérothérapie* ont été tentés récemment contre la syphilis ; ils sont restés jusqu'ici infructueux.

Durée et **direction** du **traitement proprement dit.** — Certains médecins avaient cru pouvoir indiquer une durée à peu près égale pour le traitement des syphilitiques. Chomel prescrivait une cure mercurielle pendant 5 ou 6 mois sans la moindre interruption. Ricord voulait qu'on donnât la même dose active pendant 6 mois, et l'iodure pendant les 3 mois suivants. Évidemment ces règles générales ne peuvent être acceptées, car le traitement doit toujours être approprié et proportionné aux causes particulières. On peut cependant indiquer les principes d'une méthode que l'on modifiera plus ou moins suivant les sujets et suivant la gravité du mal.

Pour Fournier la durée du traitement doit être très longue. Ce n'est pas tant la dose totale du médicament absorbé qui fait pour la guérison que le temps pendant lequel il est donné. Mais comme la continuité d'usage crée l'accoutumance et diminue les effets thérapeutiques, il faut adopter la méthode des *traitements successifs*. « On prescrira, par exemple, le mercure pendant les deux premiers mois, puis on laissera s'écouler un intervalle d'un mois ou 6 semaines avant de revenir à une nouvelle série de traitement mercuriel, qui durera 6 semaines ou 2 mois ; les périodes de repos seront de plus en plus longues, les séries de traitement réduites à 6 semaines, un mois ; de sorte qu'en deux années le malade aura environ 10 mois de traitement et 14 mois de repos. L'iodure sera associé ou substitué au mercure, vers la fin de la seconde année, à moins d'indications spéciales, et donné seul dans la troisième année.

« Je crois, ajoute le professeur, être autorisé à dire qu'en aucun cas la durée d'un traitement antisyphilitique ne peut être abaissée au-dessous de 3 ou 4 ans, à quelque forme de la maladie qu'on ait affaire et si bénigne même que se soit annoncée la diathèse originairement... Tel est le minimum nécessaire, d'après moi, je ne dirai pas à guérir la vérole, mais à conjurer ses manifestations dangereuses pour le présent et pour l'avenir. »

Mauriac pense qu'on ne doit pas diriger la médication spécifique contre la diathèse indépendamment de ses manifestations. Il faut, suivant lui, attaquer les accidents par l'un ou par l'autre des spécifiques ou par les deux, suivant le durée et la mesure qu'exigent leur intensité, leur généralisation, leur nature, leur date et leur localisation. Mais dans l'intervalle des poussées, quand l'organisme est revenu à son état normal et qu'il n'existe plus aucun vestige de l'attaque qui vient de finir, ni aucun prodrome, si faible qu'il soit, de l'attaque future, il est indiqué de suspendre, jusqu'à nouvel ordre, la médication spécifique.

Quelle que soit la méthode adoptée, nous recommandons de prendre, dans les intervalles de repos, du sirop d'iodure de fer ou des pilules renfermant ce médicament.

§ 25. — Syphilis infantile. — Syphilis héréditaire.

La *syphilis infantile* comprend : 1° la *syphilis héréditaire* ou *congénitale*, c'est-à-dire celle dont sont atteints les enfants en venant au monde, parce qu'ils la tiennent de leurs parents, et 2° la *syphilis acquise* ou *accidentelle*, c'est-à-dire celle qui résulte d'une contagion ayant lieu après la naissance, soit au moment de l'accouchement, soit plus tard. Cette dernière évolue chez l'enfant de la même manière que chez l'adulte ; elle n'en diffère que par son étiologie.

Étiologie de la syphilis héréditaire. — L'observation démontre d'une manière certaine que des enfants naissent syphilitiques. Il faut donc que le père ou la mère, ou tous les deux, lui aient transmis la maladie. Dans l'état actuel de la science, on peut résumer de la manière suivante les notions les plus certaines que l'on a sur la transmission héréditaire de la syphilis.

Si l'un des deux parents est seul malade, l'enfant a de grandes chances d'échapper à la contagion, surtout si c'est le père. Il en a beaucoup moins lorsque c'est la mère. Si celle-ci est contaminée pendant les deux derniers mois de la grossesse, le fœtus échappe très souvent à la contagion ; si c'est plus tôt, il y échappe rarement.

Lorsque les deux parents sont syphilitiques au moment de la conception, il est à peu près certain que l'enfant sera infecté et gravement.

Plus la maladie des parents est récente et plus grandes sont les chances de la transmission ; plus il est probable aussi que l'infection héréditaire sera grave. L'aptitude à la transmission décroît donc spontanément à mesure que la syphilis des parents est plus ancienne.

Lorsque la mère est saine et qu'elle porte dans son sein un fœtus infecté par hérédité paternelle, il est tout à fait exceptionnel qu'elle ne participe pas à la syphilis transmise par le père. Si celui-ci ne lui communique pas directement sa maladie, chose

très rare pendant la période virulente, elle subit en quelque sorte
le contre-coup de l'infection de l'enfant et elle devient syphilitique à son tour. Cette syphilis par conception que le fœtus transmet à sa mère, peut présenter les caractères et l'évolution de la
maladie acquise par contagion ; fréquemment elle est latente, et
le seul signe par lequel elle se manifeste se traduit par l'immunité ; enfin, elle peut se manifester tardivement par des accidents
de forme tertiaire, ou par des troubles de la santé générale qui
n'ont rien de spécifique.

ÉTIOLOGIE DE LA SYPHILIS INFANTILE ACQUISE. — L'enfant est
susceptible de contracter la syphilis pendant l'accouchement, au
passage, si sa mère a, en ce moment, des lésions virulentes à ses
parties génitales externes ; cependant ce mode d'infection est
assez rare parce que l'enfant reste peu de temps en contact avec
ces parties et qu'il est, en outre, protégé par un enduit sébacé
qui le couvre généralement. Il peut la contracter encore par le
lait ; il est très probable, en effet, que le lait d'une femme syphilitique ne lui est pas favorable et que ce n'est pas impunément
qu'il tète pendant plusieurs mois le sein d'une nourrice malade ;
— par la *vaccination* lorsqu'on se sert d'un vaccin pris sur une
personne syphilitique ; — enfin, à la suite d'autres causes accidentelles, comme des baisers donnés par des individus malades,
par le contact d'objets contaminés, etc., etc.

La syphilis chez les parents et surtout chez la mère est une
cause très fréquente d'avortement et d'accouchement prématuré.
« Le fœtus expulsé dans ces conditions, dit G. Homolle, présente
souvent des signes incontestables de syphilis ; chez les enfants
qui viennent au monde vivants, les symptômes de l'infection
héréditaire sont quelquefois manifestes dès le moment de la naissance, ou bien ils se montrent dans les premiers mois de la vie ;
beaucoup succombent et, parmi ceux qui survivent, le plus grand
nombre cessent de bonne heure d'avoir des accidents spécifiques.
On voit cependant, chez quelques sujets qui sont nés de parents
syphilitiques, survenir dans la seconde enfance, au moment de
la puberté et peut-être même plus tard encore, des maladies qui
sont comparables aux manifestations tertiaires de la vérole acquise et qu'il convient de rattacher sans doute à l'hérédité syphilitique. Enfin, il n'est pas rare que des enfants nés de parents
infectés, soient emportés, dans les premiers mois ou les premières années de la vie, par des maladies qui n'ont rien de

syphilitique, mais à la production desquelles il semble que l'infection ne soit pas étrangère. »

Le fœtus expulsé avant terme est généralement mort et macéré. On ne peut constater les lésions cutanées que si l'accident se produit après le 8ᵉ mois, et si la mort du fœtus est récente.

Quand celui-ci arrive à terme, il peut naître avec toutes les apparences d'une santé florissante, mais quelquefois il présente les signes non douteux de la vérole, ou plus souvent il est débile, peu développé. Dans le plus grand nombre de cas, il a l'aspect d'un *petit vieillard,* le facies de la décrépitude infantile ; son cri est faible et s'il ne peut prendre le sein qu'avec difficulté il est voué à une mort certaine. On voit généralement sur le corps, mais surtout à la plante des pieds et à la paume des mains, des taches rondes ou des plaques rouges au niveau desquelles l'épiderme est quelquefois soulevé par un peu de sérosité. L'autopsie permet de constater l'existence de lésions osseuses et viscérales.

Les premiers accidents apparaissent ordinairement du 1ᵉʳ au 3ᵉ mois après la naissance. H. Roger a constaté, sur 367 cas de syphilis, que la maladie s'était manifestée 118 fois le premier mois ; 217 fois avant la fin du troisième, et 32 fois seulement après. On a observé quelques rares cas au quatrième et même au septième mois. Les syphilis héréditaires qui se déclarent encore plusieurs années après sont plus rares encore, et on doit les considérer souvent comme douteuses.

SYMPTÔMES. — La *syphilis héréditaire est une syphilis générale d'emblée ;* il est évident que le chancre doit faire défaut. Le *bubon* est très rare. Les premiers symptômes vraiment caractéristiques sont des éruptions cutanées de diverses natures, certaines altérations des muqueuses et, en particulier, le *coryza.*

Les *syphilides* des nouveau-nés se présentent avec les mêmes caractères que nous avons indiqués, soit sur la peau, soit sur les muqueuses ; elles ne se distinguent chez eux que par une abondance plus grande et une tendance beaucoup plus marquée à devenir humides et ulcéreuses. La *roséole,* les *papules* ne sont pas très communes. Les *pustules* se voient souvent sous forme d'impétigo ou d'ecthyma ; les *squames* et les *tubercules* sont exceptionnels. La plus fréquente des affections cutanées est la *plaque muqueuse ;* on la trouve surtout dans la cavité buccale, autour des orifices naturels.

Les *ulcérations* marquent la seconde période de la maladie où elles sont plus ou moins profondes, à bords irréguliers, à fond grisâtre et sanieux, et douloureuses.

Le *coryza syphilitique infantile* est une lésion très commune et la plus grave. Il est caractérisé par un écoulement séreux au début, mais qui ne tarde pas à devenir purulent. Le pus se concrète, obstrue les fosses nasales, ce qui fait que l'enfant ne peut ni respirer, ni téter. Les croûtes enlevées se reforment rapidement. La muqueuse se détruit laissant les os à nu. Ceux-ci s'altèrent à leur tour, la carie se montre et la nécrose la suit. Le nez se trouve ainsi déformé, comme nous l'avons déjà dit page 254. Dans ces cas, qui sont cependant rares, l'enfant dépérit rapidement et meurt.

Les *lésions des os* sont fréquentes. Les *troubles digestifs* ne manquent jamais quand la syphilis congénitale est grave, il y a toujours alors des vomissements et de la diarrhée. Toutes les autres lésions viscérales ne peuvent guère être reconnues qu'à l'autopsie.

Nous avons dit plus haut que la syphilis pouvait quelquefois se manifester une ou plusieurs années après la naissance, c'est la *syphilis héréditaire tardive*. D'après certaines observations elle ferait sa première apparition au moment de la seconde enfance; d'après un plus grand nombre ce serait pendant les années qui précèdent ou suivent la puberté. Mais comment savoir, dans ce cas, si la syphilis est héréditaire?

Hutchinson et Fournier ont indiqué un certain nombre de signes révélateurs et d'éléments de probabilité pour le diagnostic; néanmoins, il faut rappeler qu'aucun d'eux n'est constant, qu'aucun n'est pathognomonique :

Facies et *habitus général*. — La plupart des enfants chez qui la syphilis est héréditaire sont chétifs; ils ont l'apparence de sujets délicats, mais non le facies des scrofuleux; ils sont maigres et souvent très pâles, d'un teint terreux; il est extrêmement rare qu'un enfant syphilitique ait le teint floride d'une belle santé.

Imperfection du développement corporel. — La croissance est en général lente et difficile; le développement moral est retardé. Les *déformations craniennes* (front proéminent, saillie des bosses frontales, asymétrie du crâne, etc.), sont des indices peu certains. — Les *déformations nasales* ont plus de valeur; le nez reste déprimé, camard. — Les os longs présentent parfois des *nodosités rachitiques* ou, ce qui a plus d'importance, des *hyperostoses* au voisinage des épiphyses. — La *kératite interstitielle* a une très grande valeur ; elle survient généralement vers 10 ou 12 ans ; mais il ne faut pas croire qu'on ne la rencontre que chez des enfants syphilitiques par hérédité. Cette kératite est quelquefois accompagnée d'une *surdité* progressive et rapide, qui peut devenir presque complète dans l'espace de trois semaines à un an. — Une *malformation dentaire* est un signe de présomption dont la valeur n'est guère contestable : les dents incisives médianes supérieures sont à la fois trop petites et trop étroites et, par la convergence de leurs bords, elles tendent à devenir pointues ; mais elles sont constamment tronquées à leur extrémité qui présente une encoche à convexité supérieure conique et superficielle, sans dépressions irrégulières ; au fond de l'encoche, l'émail fait défaut et la dentine est à nu.

Les maladies par lesquelles se manifeste la syphilis héréditaire tardive sont tout à fait comparables aux maladies tertiaires de la vérole acquise.

Diagnostic. — Il faut toujours se souvenir que les *éruptions cutanées* sont très fréquentes chez l'enfant, tandis qu'en somme il est *rarement atteint de la vérole*. Quand on voit des ulcérations à forme arrondie, à bords taillés à pic, siégeant surtout au voisinage des organes génitaux, à l'anus, aux commissures des lèvres, à la base du nez, à la bouche ; quand elles sont accompagnées d'affections cutanées plus ou moins généralisées ; quand la peau prend une teinte spéciale ; quand un coryza se déclare avec les caractères que nous avons indiqués, on peut admettre la syphilis.

Il faut surtout s'attacher à ne pas confondre les éruptions d'*ecthyma*, de *pemphigus*, d'*impétigo* vulgaire avec les éruptions syphilitiques. Les *syphilides ulcéreuses* sont moins soudaines, moins disséminées, moins nombreuses, plus grisâtres, moins luisantes, moins entaillées, plus indurées et présentent un caractère moins aigu que l'éruption de l'*ecthyma térébrant infantile*. — Les croûtes de l'*impétigo syphilitique* sont d'un ton ocreux plus foncé, plus dures, plus sèches, plus cassantes, plus disséminées que celles de l'*impétigo lymphatique*. — Le *pemphigus syphilitique* apparaît quelques heures ou quelques jours après la naissance et se caractérise par le fond violacé sur lequel repose la bulle ; après la 12° semaine, il est très rare. — En somme, le diagnostic n'est pas très facile, il réside moins dans l'appréciation d'une manifestation isolée et des signes objectifs que dans l'examen complet du malade.

Le *pronostic* est très grave pour l'enfant puisqu'il meurt souvent avant de naître, ou quelques jours après. Le danger est d'autant plus grand pour lui que les parents sont plus près des accidents primitifs. Le pronostic est grave aussi au point de vue de la famille et de la société, parce que tout nouveau-né syphilitique est susceptible d'empoisonner les personnes qui l'approchent.

Traitement. — Le traitement doit commencer, pour ainsi dire, avant la naissance de l'enfant. Toute femme enceinte dont la syphilis ne remonte pas à plus de 4 ou 5 ans, doit être traitée au mercure. Il en est de même de toute femme saine, mais qui a été fécondée par un homme porteur d'une syphilis à la période virulente, car, dans ces cas, nous venons de le voir, l'enfant a les plus grandes chances de naître syphilitique. Les frictions mercurielles sont préférables à toute autre médication, parce qu'il est très important de ménager les voies digestives de la femme enceinte et de lui éviter la gingivite. Cependant, et cela arrive très souvent, si la future mère ignore la maladie de son mari, on ne peut recourir à ces frictions qui sont dénonciatrices et trop affichantes; il est donc nécessaire d'administrer le mercure à l'intérieur, en se gardant bien d'employer le mot *mercure*. M. Barthélemy pratique des injections mensuelles de calomel, qu'il décore avec raison du nom fallacieux de sérum. Pinard emploie le sirop suivant :

> Biiodure d'hydrargyre . . . .   0 gr. 10
> Iodure de potassium . . . .   10 gr.
> Eau ou sirop simple . . . .   250 gr.
> Eau de menthe. . . . .   50 gr.

Le professeur Fournier préfère le protoiodure et ne donne pas plus de 2 à 5 centigr. par jour, en moyenne une demi-pilule de Ricord.

Lorsque l'enfant est né, sa mère, même indemne de tout accident, peut toujours l'allaiter, car elle n'a rien à craindre. Si, pour une raison ou pour une autre, elle ne le peut pas, il est nécessaire de trouver une nourrice ayant eu déjà la syphilis, afin d'éviter la contamination d'une nourrice saine. Si on n'en trouve pas, l'enfant doit être allaité au moyen d'une chèvre ou d'une ânesse, car le biberon donne dans ce cas des résultats déplorables.

Mais si le nouveau-né vient au monde avec les apparences de la santé, faut-il le traiter tout de suite, en l'absence de toute syphilis, sur la simple présomption de la contamination? M. Mauriac n'hésite pas à se prononcer pour l'affirmative si toutes les probabilités sont en faveur de la transmission héréditaire. Il n'y a, du reste, aucun inconvénient à cela, car les jeunes enfants supportent à merveille la médication mercurielle. On donne le spécifique par la bouche, ou bien on l'emploie en frictions. La préparation la meilleure à donner par la bouche est la *liqueur de van Swieten*, à la dose de vingt gouttes par jour, en 3 ou 4 fois dans du lait; on arrive progressivement à 30, 40, 50 et 60 gouttes. A deux ans, on peut faire prendre 5 gr. de la liqueur, c'est-à-dire 5 milligr. de sublimé.

Mais il arrive très souvent, lorsque l'enfant est nourri au biberon, que ses voies digestives présentent des troubles sérieux; il faut, dans ce cas, recourir aux *frictions*. On les fait tous les jours, sur les parties latérales de la poitrine, ou dans le creux de l'aisselle, tantôt d'un côté, tantôt de l'autre, avec un petit tampon d'ouate recouvert de la pommade suivante ;

> Onguent mercuriel double . . . . .   1 gr.
> Vaseline blanche. . . . .   2 gr.

pour une friction (Mauriac).

Après 2 ou 3 mois, on donne en même temps de l'iodure de potassium, à la dose de 5 à 20 centigr.

> Biiodure de mercure . . . .   0 gr. 10
> Iodure de potassium . . . .   5 gr.
> Eau . . . .   5 gr.
> Sirop simple . . . . 240 gr.

On fait prendre aux enfants qui sont au sein un quart ou une demi-cuillerée à café de ce sirop, en 4 ou 5 fois; à 2 ans, une cuillerée à café; de 3 à 5 ans, deux cuillerées; de 5 à 8 ans, trois cuillerées, et ainsi de suite.

Lorsque l'enfant ne peut supporter ces médicaments, il faut les lui donner indirectement en les administrant à la femme qui le nourrit.

Les syphilides suintantes sont lavées à l'eau phéniquée et recouvertes d'un mélange à parties égales de calomel et d'oxyde de zinc, ou simplement de poudre de riz, de lycopode, de talc, de sous-nitrate de bismuth. On soigne le *coryza* en faisant des lotions avec une solution faible de sublimé, en appliquant de la pommade au calomel ou au protoiodure, 1 gr. pour 30 ; — les *lésions de la bouche*, avec des cautérisations au nitrate d'argent ; — les *tumeurs osseuses*, avec l'emplâtre de Vigo.

Enfin on fait prendre à l'enfant de grands bains le plus souvent possible.

§ 26. — Syphilis et mariage

Conditions d'admissibilité au mariage : 1° Absence d'accidents syphilitiques actuels ; — 2° Age avancé de la diathèse ; — 3° Une certaine période d'immunité absolue, consécutivement aux dernières manifestations spécifiques ; — 4° Caractère non menaçant de la maladie ; — 5° Traitement spécifique suffisant. — Syphilis et eaux minérales sulfureuses.

Un homme qui a eu la syphilis doit-il toujours rester garçon, ou, au contraire, peut-il se marier ?

La question est de la plus haute importance.

Tout sujet qui, dans sa jeunesse, a contracté la vérole, s'expose en se mariant à contaminer sa femme par contagion, s'il est encore à la période virulente, et à procréer des enfants syphilitiques avec le danger de syphilis par conception pour la mère.

Or, quand un pareil malheur est arrivé, y a-t-il une situation plus navrante, plus lamentable, plus atroce que celle de cet homme, comme dit Fournier, 1° vis-à-vis de sa femme qui se désole, qui pleure, et dont les larmes ne sont même pas accompagnées de récriminations ou de plaintes, car l'amour ou l'affection pardonne aisément ; — 2° vis-à-vis d'une nouvelle famille qui, elle, ne pardonne pas, qui a le droit d'être sévère, et qui en use ; — 3° vis-à-vis d'un enfant qui végète misérablement et qui, au lieu d'être ce bel enfant rêvé des familles et des mères, n'est pour tous, voire pour ses proches, qu'un objet de dégoût et d'horreur : — 4° vis-à-vis enfin d'une nourrice contaminée qui menace, qui fait scandale, qui divulgue, qui jette la honte sur une famille, etc. ?

Mais sont-ce là des raisons qui doivent interdire d'une manière absolue le mariage à celui qui a eu la vérole ? Faut-il qu'il soit pour toujours banni de la vie honnête dans laquelle il voudrait entrer, privé de la vie de famille et du bonheur que cette vie lui apportera ? Oui, certes, s'il doit inévitablement infecter sa femme, donner la vie à des enfants qui mourront peu de temps après avoir été engendrés, ou qui viendront à la vie, les pauvres malheureux, empoisonnés par le virus syphilitique. Mais, heureusement, il n'en est pas toujours ainsi. Il est des cas où un médecin peut dire à un malade : oui, vous pouvez vous marier.

Le professeur Fournier, dans son livre : *Syphilis et Mariage,* livre qui nous a beaucoup servi à écrire ce paragraphe, est de cet avis. « Pour quelques médecins, la syphilis serait une contre-indication formelle au mariage. Je me suis plu à causer de cette question, qui me préoccupe depuis de longues années, avec nombre de nos confrères, et j'ai entendu plusieurs d'entre eux me dire ceci, en propres termes : « On ne se marie pas, on ne doit « jamais se marier, quand on a eu le malheur de contracter la « vérole. » Je pourrais même citer deux de nos plus estimables confrères qui ont joint la pratique au précepte, qui ont payé d'exemple en restant garçons, pour ce motif qu'ils avaient gagné la vérole dans leur vie d'étudiants. L'un d'eux, médecin des plus distingués, chez lequel le cœur est à la hauteur du talent, n'a jamais voulu se laisser dissuader par moi (qui ai l'honneur d'être son ami) de ce qu'il appelle son incapacité au mariage. « Vous avez beau dire, m'a-t-il répété cent fois, quand on a la « vérole, on la garde pour soi, sans risquer de la donner à au- « trui, surtout à sa femme et à ses enfants. » Ce à quoi, je ripostais à mon tour par la réplique suivante : « Quand on a la vé- « role, on la guérit; et, quand à force de soins on l'a rendue in- « offensive pour soi comme pour les autres, alors, rentré dans « les conditions communes, on a le droit moral d'aspirer au ma- « riage. » Et, en effet, la vérité ici n'est pas avec ceux qui veulent faire de la vérole un obstacle insurmontable, une interdiction permanente, éternelle, absolue, au mariage. La vérité est que, sauf quelques exceptions assez rares, la vérole ne constitue qu'une interdiction *temporaire* au mariage, et qu'un sujet syphilitique, après un certain stage de dépuration suffisante, revient à un état de santé qui lui rend pleine aptitude au double rôle d'époux et de père de famille. »

Puisqu'on rencontre tous les jours des personnes qui, ayant eu la syphilis dans leur jeunesse, se sont mariées plus tard, n'ont pas donné la maladie à leur femme et ont eu des enfants sains, bien portants, on a bien le droit de conclure qu'on peut se marier après avoir eu la vérole. Mais on ne le peut évidemment que « sous bénéfice d'inventaire, et à de certaines conditions auxquelles il est indispensable de satisfaire ».

Quelles sont ces conditions d'admissibilité au mariage ? Les voici, d'après Fournier.

1re *Condition*. — ABSENCE D'ACCIDENTS SYPHILITIQUES ACTUELS. — Il est clair que la première condition que doit remplir un sujet syphilitique, c'est qu'il ne présente aucun accident spécifique au *moment même de son mariage,* l'existence de la moindre manifestation indiquant d'une manière certaine que la maladie n'est pas guérie.

On peut se demander s'il est possible qu'un homme sachant qu'il a la vérole, voyant sur son corps des syphilides, des plaques muqueuses dans sa bouche, sur ses parties génitales, même un chancre infectant sur son pénis, ait le courage de se marier ! Eh bien, oui, c'est possible, et le fait se rencontre même malheureusement trop souvent. Et les mobiles qui entraînent cet homme à un acte aussi inqualifiable, aussi révoltant, sont l'ignorance ou l'intérêt, quelquefois aussi la légèreté, la faiblesse de caractère ; il s'est laissé engager étourdiment dans un mariage, et il n'a pas le courage de reculer. Aussi pour éviter un scandale, l'éclat d'une rupture, couvrir les apparences, il commet la plus effroyable des lâchetés.

« Il y a quelques années, dit Fournier, un jeune homme de province vint me demander conseil pour des accidents actuels de syphilis secondaire (syphilides buccales, alopécie, croûtes du cuir chevelu, etc.). La consultation achevée, il ajoute d'un air confus qu'il est engagé dans des pourparlers matrimoniaux, il finit même par avouer qu'il est question pour lui d'un « très prochain mariage ». Je m'empresse aussitôt de lui déclarer qu'il y a impossibilité absolue de donner suite à de tels projets dans les conditions où il se trouve, et je lui donne les raisons ; j'insiste énergiquement, le voyant peu disposé à se laisser convaincre, et je lui déroule toute la série des dangers auxquels il va s'exposer, lui, et sa future famille. Or, à tous mes arguments ce jeune homme opposa une réponse obstinée, toujours la même, à savoir : « Qu'il « est contraint de se marier pour qu'on ne soupçonne pas sa « maladie. » Je l'entends encore me répéter ceci : « Je voudrais « suivre vos conseils, monsieur le docteur, mais cela n'est pas « possible aujourd'hui. Quel motif invoquer pour une rupture

« vis-à-vis de ma future famille? Que dirait-on autour de moi,
« dans ma petite ville de province? A force de chercher, on
« finirait par trouver ou par suspecter le véritable motif de ma
« retraite, et alors!... je serais perdu, déconsidéré, etc., etc... »
Et, quelques semaines plus tard, je recevais indirectement la
nouvelle de son mariage. »

2° *Condition.* — AGE AVANCÉ DE LA DIATHÈSE. — Tout le monde
admet que *plus jeune est la syphilis de l'époux, plus nombreux et
plus grands sont les dangers qu'il apporte dans le mariage.* En
conséquence, plus le syphilitique s'éloigne du moment où il a
contracté la maladie, et plus il est apte à se marier, surtout s'il
remplit les autres conditions. Voici une observation citée par
M. Mireur, montrant clairement l'atténuation progressive subie
par la diathèse sous l'influence du temps.

Un jeune maçon contracta un chancre induré et se maria au
début même de la période secondaire. Il ne manqua pas (cela
devait être) de contagionner aussitôt sa jeune femme. Au delà,
surviennent huit grossesses, dont les résultats se déroulent suivant l'impulsion propre de la maladie, car les *deux époux ne
suivent aucun traitement spécifique.* Or, ces huit grossesses se
terminent de la façon suivante :

Première grossesse : *avortement* au cinquième mois.

Deuxième grossesse : *avortement* au septième mois.

Troisième grossesse : accouchement avant terme; *enfant mort.*

Quatrième et cinquième grossesses : *enfants vivants,* mais
syphilitiques l'un et l'autre, moururent le premier à trente jours,
et le second à un mois et demi.

Sixième, septième et huitième grossesses : *enfants vivants et
sains.*

Tout syphilitique ne doit donc aspirer au mariage que si sa
maladie remonte à une date éloignée, 3 ou 4 ans *au minimum,* et
mieux vaudrait davantage.

3° *Condition.* — UNE CERTAINE PÉRIODE D'IMMUNITÉ ABSOLUE,
CONSÉCUTIVEMENT AUX DERNIÈRES MANIFESTATIONS SPÉCIFIQUES. — Avant
d'avoir le droit de songer à se marier, il faut que le syphilitique
n'ait présenté aucun accident depuis 18 mois à 2 ans au moins.
Lorsque ce laps de temps s'est écoulé sans aucune manifestation,
on peut admettre que la période aiguë de la diathèse, période
particulièrement redoutable au point de vue de la contamination,
est passée. La période d'immunité prend une signification plus

grande encore quand elle coïncide avec une suppression du traitement spécifique.

4ᵉ Condition. — CARACTÈRE NON MENAÇANT DE LA MALADIE. — Il y a des syphilis bénignes, légères, qui cèdent rapidement à un traitement régulier. Celles-là permettent à la personne qui en est atteinte de se marier plus tôt. Il faut cependant se rappeler que la bénignité initiale d'une syphilis ne constitue pas un gage absolu de sécurité pour le mariage, s'il ne s'y ajoute d'autres garanties, notamment celle d'un traitement suffisant. Certains sujets restent exposés pendant plusieurs années à des lésions érosives, se localisant surtout à la bouche et plus rarement à la muqueuse génitale. Ces lésions sont superficielles, bénignes, guérissent rapidement et se reproduisent avec la plus grande facilité. Elles n'offrent aucun danger par elles-mêmes, mais elles sont très dangereuses au point de vue de la contagion. Tel est, comme exemple, le cas d'un malade que Fournier traitait depuis longtemps.

« Ce jeune homme a été affecté, il y a cinq ans, d'une syphilis qu'on serait en droit de qualifier de bénigne, puisqu'à la suite du chancre initial, elle ne s'est jamais accusée que par une roséole, une syphilide palmaire de légère intensité, et des syphilides buccales. Il s'est soigné presque dès le début et assez régulièrement. Plusieurs fois, il a été soumis par moi à une mercurialisation intense (15 à 20 centigr. de protoiodure quotidiennement). Eh bien, en dépit de ce traitement, en dépit de tous mes efforts, ce malade (qui d'ailleurs est fumeur, circonstance essentielle à noter) n'a pas cessé *depuis cinq ans* d'être affecté de syphilides linguales *à répétitions presque subsistantes*. Je le guéris d'une poussée ; un ou deux mois plus tard, une poussée nouvelle envahit la langue. Alors nouveau traitement, nouvelle guérison; puis récidive rapide, et ainsi de suite. Bref, je le guéris toujours, et « c'est toujours à recommencer », suivant sa propre expression. De guerre lasse, il a renoncé complètement au tabac, sur mes vives instances. Les poussées sont alors devenues moins fréquentes, mais n'ont pas cessé pour cela. Et, dans ces derniers temps, je l'ai revu encore avec des syphilides couvrant presque toute la surface dorsale de la langue.

« Or, que serait-il arrivé, si, confiant dans la bénignité, d'ailleurs relative, de cette syphilis et dans l'intensité du traitement suivi, j'avais laissé marier ce malade entre deux poussées de tels accidents? Ce qui serait arrivé, je n'ai pas à le préjuger théoriquement, car j'en ai eu la démonstration pratique. Ce jeune homme, l'année dernière, prit pour maîtresse une jeune femme jusqu'alors saine, exempte de tout accident vénérien. Quelques semaines plus tard, il me l'amenait affectée d'un chancre induré labial, chancre manifestement dérivé par contagion des syphilides linguales de mon client. »

Enfin, il faut se méfier des syphilis graves, de celles qui donnent lieu à des ulcérations creuses, extensives, phagédéniques, qui ont une tendance précoce à la forme viscérale, qui sont rebelles au traitement et produisent une anémie profonde ; de celles qui se localisent tout spécialement sur un organe de premier ordre, comme le cerveau, la moelle, l'œil, etc. La syphilis cérébrale doit être une contre-indication formelle au mariage.

5° *Condition.* — TRAITEMENT SPÉCIFIQUE SUFFISANT. — C'est la condition majeure par excellence. Le traitement, en effet, bien dirigé, amoindrit et conjure les dangers de la vérole, et il constitue la garantie la plus sûre contre les risques personnels qu'apporte l'époux lorsqu'il se marie. Il est certain que, à part quelques cas absolument exceptionnels, toute syphilis traitée avec méthode, énergie et persévérance, n'a pas de période tertiaire. Après un certain nombre de poussées initiales, on n'en voit plus apparaître. En outre, le traitement spécifique diminue et supprime les risques héréditaires : « Une femme saine avorte plusieurs fois de suite, sans cause, sans raison. On s'inquiète, on recherche le pourquoi de ces fausses couches successives, et l'on ne trouve d'autre explication possible que la syphilis du mari. Empiriquement, le mari est alors soumis à un traitement spécifique sérieux. Nouvelles grossesses, et celles-ci se terminent toutes heureusement, c'est-à-dire amènent à terme des enfants bien portants. Quoi de plus démonstratif? » Et cette action du traitement n'est pas moins évidente en ce qui concerne soit l'hérédité maternelle, soit l'hérédité mixte des deux conjoints.

Le malade ne peut donc songer à se marier qu'après s'être bien soigné, *suffisamment* soigné. Pour Fournier, le traitement digne d'être qualifié en l'espèce de « *suffisant* » est celui :

1° Qui a pour base l'administration de ces deux grands remèdes, qu'avec juste raison on appelle communément les « spécifiques de la vérole », à savoir le *mercure* et l'*iodure de potassium;*

2° Qui a pour base l'administration de ces deux remèdes *à*

doses véritablement actives et curatives, très différentes des doses insuffisantes, timides, indifférentes, presque inertes même, auxquelles on se contente, par routine traditionnelle, de les prescrire le plus souvent;

3° Qui est ordonnancé, régi suivant une certaine méthode, laquelle a pour visée et pour résultat de conserver aux remèdes, en dépit de leur administration prolongée, leur intensité d'action primitive (méthode dite des *traitements successifs* ou *intermittents.* Voir plus haut, traitement de la syphilis);

4° Qui, dans ces conditions, est poursuivi avec vigueur pendant *plusieurs années* consécutives, au minimum, pendant *trois* ou *quatre ans.*

A maladie chronique, il faut traitement chronique ; telle est la loi générale, absolue. Longue, très longue doit être la médication, si l'on ne se contente pas de lui demander seulement un effet actuel, si l'on veut en obtenir une action d'ensemble et d'avenir. De par l'expérience, il est faux, absolument faux, qu'on en ait « fini avec la vérole » après un traitement de quelques mois, d'une année, de deux années même (limite extrême qu'on ne dépasse guère communément). Les traitements de ce genre ne fournissent rien de plus qu'une immunité *provisoire,* qu'un silence passager de la diathèse, et laissent subsister celle-ci avec tous ses dangers futurs, avec l'imminence fatale d'accidents tertiaires à longue portée.

Le temps, d'une part, et le traitement, d'autre part, sont donc les deux conditions majeures qu'on doit réclamer à tout syphilitique qui désire se marier.

Syphilis et eaux minérales sulfureuses. — Une croyance populaire attribue aux eaux minérales sulfureuses la propriété de « faire sortir » la vérole chez les sujets syphilitiques qui ne sont pas encore guéris complètement. Ce *jugement des eaux* a été appliqué à la question du mariage. Or, s'il est vrai que les eaux sulfureuses déterminent quelquefois des éruptions spécifiques sur des sujets en puissance de syphilis, le plus souvent elles n'ont aucune *action révélatrice,* puisque la majorité des malades qu'on envoie dans ces stations pour s'y refaire de leur maladie et de leur traitement, en reviennent sans y avoir éprouvé la moindre manifestation à la peau, ce qui n'empêche pas la plupart de ces malades d'avoir dans la suite des accidents plus ou moins graves. D'où il faut conclure que les eaux sulfureuses ne dégagent pas la vérole de l'organisme, à la façon d'un réactif qui dégage un corps d'une combinaison chimique. Ces eaux sont excellentes pour les syphilitiques; il est très utile de les envoyer dans les villes où on les trouve, mais il ne faut pas leur demander ce qu'elles ne peuvent pas donner.

En résumé, tout sujet qui ne remplit pas *toutes* les conditions que nous venons d'énumérer, ne doit pas se marier, tandis que celui qui y satisfait *pleinement, intégralement,* peut le faire. Nous ne disons pas qu'il n'arrivera jamais d'accident, mais le fait sera assez rare. En tout cas, le sujet devra toujours exercer sur sa personne une surveillance assidue, minutieuse, afin de ne rien laisser passer inaperçu de tout ce qui pourrait indiquer un retour inoffensif de la diathèse. Il est nécessaire qu'il se rappelle sans cesse que toute lésion venant à se manifester sur lui, si minime, si insignifiante qu'elle puisse lui paraître, est un danger possible; il faut donc qu'il aille aussitôt consulter son médecin. Et, en attendant, il s'abstiendra de tout rapport, de tout contact avec sa femme si la lésion occupe les organes génitaux, la bouche, la gorge, etc.

Avant de terminer ce paragraphe, examinons encore le cas suivant :

Un homme syphilitique s'est marié sans être guéri, ou bien il a pris la syphilis depuis son mariage dans une mésaventure extra-conjugale; à un moment donné il se trouve en pleine période virulente, que doit-il faire ?

Il doit tout d'abord se soigner très énergiquement, faire supprimer sans retard les foyers de la contagion au moyen d'une cautérisation suffisante et couper court, par une médication d'une intensité particulière, aux accidents contagieux de la période secondaire. Il faut *aller vite et frapper fort.*

Ensuite il n'aura absolument aucun rapport avec sa femme tant qu'il aura une petite plaie, une érosion même insignifiante. En effet, dans le plus grand nombre des cas, la contagion syphilitique qui se transmet dans le mariage, du mari à la femme, dérive d'accidents secondaires de forme superficielle, *érosive* ou exulcéreuse, tout au plus papulo-érosive, par conséquent, pour ainsi dire, bénins. Voici un exemple que nous empruntons à Fournier et qui montre combien il est facile de contagionner sa femme, même en prenant beaucoup de précautions.

« Un médecin des plus distingués, un de ces hommes qui honorent notre profession autant par leur caractère que par leur talent, contracte la syphilis dans l'exercice de son art. Marié, il prévient sa femme aussitôt et s'observe avec un soin méticuleux. Chaque jour, matin et soir, il s'examine avec le plus grand soin. Et cependant, en dépit de toute sa vigilance, il n'aboutit pas moins à contagionner sa femme. D'ailleurs, écoutons-le nous raconter lui-même son malheur, dans une lettre qu'il m'a fait l'honneur de m'adresser à ce sujet :

« Un matin de l'année dernière, je fus épouvanté de constater à mon réveil, sur la rainure du gland, une petite tache à peine apparente, de la largeur d'une lentille, sèche dans presque toute son étendue, légèrement excoriative à son centre dans une surface comparable à une tête d'épingle. Je fus épouvanté, vous dis-je, parce que, dans la nuit même qui précéda cette découverte, j'avais eu un rapport avec ma femme. Et cependant je m'étais examiné, comme de coutume, la veille au soir... Or, ce fut cette misérable tache, cet insignifiant *bobo*, qui contagionna très certainement ma pauvre femme. Car, dans le délai classique, c'est-à-dire trois semaines plus tard, elle commença à sentir un « bouton » à la vulve, et ce bouton devint un chancre... Que mon exemple ne soit pas perdu. Profitez-en, vous, mes chers amis, qui vous occupez d'études spéciales, pour bien dire à ceux qui vous écouteront comment peut se produire la contagion pendant le mariage, pour les convaincre que cette contagion peut s'exercer par la lésion la plus légère, la plus inoffensive, assez inoffensive, assez légère pour avoir pu tromper l'œil défiant d'un mari honnête homme et d'un praticien attentif et prévenu. »

CHAPITRE IV

ONANISME OU MASTURBATION. — SPERMATORRHÉE OU PERTES SÉMINALES. — IMPUISSANCE. — STÉRILITÉ.

§ 1. — Onanisme ou masturbation.

On donne le nom d'*onanisme* à un vice honteux consistant à provoquer la sensation voluptueuse des plaisirs de l'amour, autrement dit l'orgasme vénérien, en dehors des rapports réguliers, normaux entre l'homme et la femme, soit qu'on se serve d'un organe vivant (main, langue), soit qu'on ait recours à un instrument quelconque (étui, priape, etc., etc.).

L'origine de ce mot vient d'*Onan*, dont l'histoire est racontée dans le 38° chapitre de la Genèse.

Juda, ayant quitté ses frères, épousa la fille d'un Chananéen dont il eut trois fils, Her, Onan et Sila. Il maria son aîné Her à une nommée Thamar. Mais comme Her fut un méchant homme, le Seigneur le frappa de mort.

Alors Juda dit à Onan : Épouse la femme de ton frère, et vis avec elle, afin que tu suscites des enfants à ton frère : *Ingredere ad uxorem fratris tui, et sociare illi, ut suscites semen fratri tuo.*

Mais Onan, sachant que, s'il avait des rapports avec Thamar, les enfants qui naîtraient ne seraient pas à lui, répandait sa semence par terre, afin que les enfants ne portassent pas le nom de son frère : *Ille sciens non sibi nasci filios, introiens ad uxorem fratris sui, semen fundebat in terram, ne liberi fratris nomine nascerentur.* »

Outre le mot d'onanisme, on emploie encore ceux de *masturbation, mastupration, manustupration, manuélisation, cheiromanie, libertinage solitaire, souillure manuelle, passion contre nature, vice manuel, manœuvre solitaire, vice génital.* Les mots *tribadisme* et *clitoridisme* s'appliquent particulièrement à la femme.

Cette pratique, pernicieuse au plus haut degré, comme nous allons le voir, est malheureusement très répandue dans les deux sexes, soit qu'on s'y livre solitairement, soit qu'on s'y adonne avec d'autres personnes du même sexe ou non. On la constate surtout chez les enfants et les adolescents, filles et garçons. Elle est moins fréquente chez les adultes. En effet, lorsque l'homme et la femme ont dépassé l'adolescence, ils renoncent d'autant plus facilement à la masturbation, s'ils s'y sont livrés dans leur jeunesse, qu'ils peuvent avoir des rapports naturels. S'ils continuent, c'est que, pour une raison ou pour une autre, ils sont dans l'impossibilité d'avoir ces rapports, ou encore parce qu'ils sont réellement malades, soit que l'érotisme reste la seule manifestation d'une aberration psychique, soit que la manie érotique indique le commencement de l'aliénation mentale.

Pathogénie et Étiologie. — Quelles sont les causes qui prédisposent à l'*onanisme* et en général aux *excès vénériens* ?

Lorsque le fonctionnement du sens génital est un peu déréglé, lorsque l'harmonie qui doit exister entre lui et les autres fonctions de l'organisme tend à disparaître, le sujet contracte facilement l'habitude vicieuse de la masturbation et s'y livre avec plus ou moins de violence. Mais si l'harmonie disparaît complètement, alors l'*onanisme* est presque toujours la conséquence d'une *névrose* redoutable puisqu'elle est incurable et souvent mortelle.

Est-il possible de savoir dans quelle partie de l'organisme est localisé le sens génital, qui peut devenir si nuisible à l'homme lorsqu'il est mal dirigé, et mortel même lorsqu'il est complètement déréglé ?

Hippocrate en plaçait le point de départ et la cause première dans la moelle épinière. Pour Gall, c'était dans le cervelet, et il cherchait à le prouver en citant un grand nombre d'observations qui militaient fort bien en faveur de sa thèse. Ainsi il avait vu, à Paris, un garçon de cinq ans qui, sous le rapport des forces corporelles, paraissait en avoir 16 ; il avait une forte barbe, une voix rauque et mâle ; ses parties sexuelles étaient entièrement développées ; il présentait, en un mot, tous les signes de la virilité. Eh bien, *sa nuque était large et bombée.*

Serres cite l'exemple suivant : « Une fille livrée de bonne heure aux plaisirs vénériens se prostitue, ce qui ne l'empêche pas de s'adonner à toutes les manœuvres de la masturbation, pour suppléer à l'insuffisance de ses cohabitations journalières avec les hommes. Elle tombe dans la nymphomanie. On lui brûle le clitoris sans aucun résultat avantageux. Enfin, elle meurt. Il y avait une induration avec irritation chronique du *lobe moyen du cervelet.* De petits foyers, à bords calleux, indiquaient qu'un phlegmon existait depuis longtemps dans cet organe. »

Chez un garçon de treize ans, qui se livrait avec fureur à l'onanisme, on trouve qu'une suppuration avait envahi les deux tiers du cervelet (Gall).

Un jeune homme de dix-neuf ans était adonné, depuis son enfance, à la pratique de la masturbation avec une telle opiniâtreté que rien n'y fit, ni les moyens mécaniques, ni même les scarifications sur la verge pour entraver par la douleur les mouvements auxquels il se livrait sans cesse. Cet individu mourut à l'Hôtel-Dieu dans le marasme le plus complet. Il avait souvent éprouvé des accès épileptiformes. A l'autopsie, on découvrit dans son cervelet une tumeur encéphaloïde du volume d'une noix et qui avait subi un commencement de ramollissement (*Nouv. biblioth. médic.*, sept. 1827).

Nous pourrions citer encore un grand nombre de faits favorables à la théorie de Gall. Ceux que nous venons de donner seraient suffisants pour la faire admettre par tout le monde, si des observations contraires n'étaient pas venues l'infirmer.

Combette a vu une petite fille de onze ans qui paraissait être venue au monde saine et bien conformée. Son développement physique et intellectuel ne s'était toutefois effectué que d'une manière lente et imparfaite. Le 13 janvier 1860, lorsqu'elle entra à l'hospice des orphelines, elle était faible et rachitique, débile d'intelligence et d'une grande indifférence pour tout. Elle parlait pourtant, marchait, jouissait de tous ses sens et surtout du sens génital, puisqu'elle se livrait habituellement à la pratique de la masturbation, si bien que, quinze mois après son entrée à l'hospice, elle mourut dans un état d'épuisement complet. A l'autopsie, on trouva que le cervelet était remplacé par une membrane gélatiniforme tenant à la moelle allongée par deux pédoncules d'une substance semblable. Les parties génitales de cette jeune fille portaient des traces évidentes de son habitude. La membrane hymen n'existait pas ; les grandes lèvres étaient d'un rouge vif et paraissaient avoir été fréquemment irritées. On pouvait introduire le doigt dans le vagin.

Voilà donc un fait (destruction complète du cervelet) écrasant pour la théorie de Gall, et il y en a bien d'autres que nous croyons inutiles de reproduire ici. Aussi tout le monde est d'accord aujourd'hui pour placer le principe de l'activité génitale dans la moelle épinière. Il est certain que le phénomène de l'érection est une des conséquences les plus fréquentes des lésions traumatiques de la moelle cervicale. N'est-ce pas par la compression de cette partie de la moelle qu'il faut expliquer l'érection et l'éjaculation qu'on observe presque toujours chez ceux qui se pendent ?

Causes pathologiques. — Le cerveau est un centre actif *d'incitation.* Lorsqu'il est exalté par des idées, des images amoureuses, il entraîne facilement dans l'abus des plaisirs sexuels. *L'aliénation mentale* y prédispose : « J'ai vu, dit Morel, une lubricité très grande se manifester chez les paralytiques généraux, dans la période de développement de leur maladie, aussi bien que chez les individus non réputés aliénés, mais sujets à une affection cérébrale idiopathique. » Les personnes *hystériques, épileptiques, hypocondriaques,* se livrent très fréquemment à l'onanisme. On a incriminé aussi comme une prédisposition, le développement exagéré du tissu érectile qui entre pour une si grande part dans la structure des organes génitaux. La verge chez l'homme, le clitoris chez la femme ont généralement, en effet, un plus grand volume chez ceux qui sont très portés aux plaisirs de l'amour; mais, dans certains cas, ce développement exagéré peut bien être l'effet et non la cause.

L'irritation, l'inflammation de la muqueuse des organes génitaux est une cause déterminante de la masturbation chez les individus prédisposés. L'eczéma, le prurigo, le lichen, l'intertrigo, l'herpès, la gale, les ascarides vermiculaires qui s'échappent de l'anus et viennent à la vulve des petites filles ou des femmes, le prurit vulvaire sont aussi des causes de l'onanisme.

Enfin, certaines maladies générales passent pour porter aux abus des plaisirs de l'amour, ce sont l'*herpétisme,* la *goutte,* la *phtisie.* Citons encore l'*éléphantiasis* des Grecs et la *lèpre tuberculeuse.*

Causes occasionnelles. — Le printemps pousse à la masturbation. Il en est de même des climats chauds, de la danse, de l'équitation, de l'usage de la machine à coudre, du sommeil sur le dos, d'une alimentation forte et abondante, comprenant surtout la viande de boucherie, la charcuterie, les ragouts, les épices, le gibier, les poissons avec leur laitance, les écrevisses, les homards, les vins généreux.

Les causes *morales, intellectuelles* et *sociales,* agissent encore davantage. Ainsi la vue d'images lascives, de tableaux et statues exprimant l'amour, les conversations équivoques, les gestes voluptueux, le spectacle du coït pratiqué par les animaux, la lecture de mauvais romans ou de livres obscènes, l'isolement, le divertissement, exercent chez certaines personnes une action très funeste.

Les causes assez communes de masturbation chez la femme sont, en outre des précédentes, d'après Pouillet : l'amour contrarié, l'aversion qu'à tort ou à raison inspire quelquefois le mari, sa froideur, sa frigidité, son indifférence, son impuissance, ou du moins son insuffisance; le défaut d'harmonie entre les organes copulateurs des deux sexes; la lenteur avec laquelle le spasme survient chez certaines femmes et, au contraire, la trop grande rapidité de ce même spasme chez l'homme, le veuvage ou l'absence longue du mari ou de l'amant, la laideur ou les infirmités physiques de la femme.

Les parents doivent se méfier surtout des domestiques, des servantes, des nourrices qui initient trop souvent les enfants aux pratiques honteuses. Les nourrices chatouillent quelquefois, sans intention lubrique, les parties génitales de leurs nourrissons pour les empêcher de crier, le fait n'en est pas moins très coupable.

Mais le plus souvent, c'est par dépravation, débauche, et alors combien sont à plaindre les pauvres bébés qu'on leur a confiés !

Conséquences. — Lorsque l'abus de l'onanisme va au delà de ce que peut supporter l'individu par rapport à son âge, sa constitution, sa force, on observe, au bout d'un temps qui varie suivant l'abus, des troubles portant sur presque toutes les fonctions de l'organisme. « Les effets produits par la masturbation, dit M. Demeaux, présentent des variétés singulières. Chez quelques sujets, les facultés intellectuelles conservent toute leur énergie, tandis que les forces physiques diminuent et que la santé générale s'affaiblit de jour en jour; chez d'autres, la santé du corps demeure à peu près intacte, tandis que le moral est profondément atteint, que les facultés intellectuelles sont troublées ou même anéanties. Il n'y a pas d'organe, pas d'appareil, qui ne puisse être affecté d'une manière spéciale et presque exclusive. Ce qu'il y a d'incontestable, c'est que les sujets qui se laissent entraîner aux funestes abus de l'onanisme sont tous frappés sans exception ; ils le sont seulement à des degrés divers et d'une manière différente : les uns succombent de bonne heure, entraînés par une de ces maladies dont l'invasion aura été provoquée et dont la marche rapide aura été favorisée par cette fatale cause ; les autres voient peu à peu leur santé disparaître, leurs forces baisser, et finissent par traîner péniblement une existence devenue sans utilité, troublée de remords pour le passé, de tristesse pour le présent, de découragement pour l'avenir; d'autres, enfin, perdent leur intelligence, leur aptitude, leur mémoire, et deviennent impropres à se livrer au moindre travail intellectuel ; tous altèrent et compromettent cette intégrité virile qui est indispensable pour transmettre à la génération suivante une constitution saine et forte. »

En somme, les conséquences sont plus ou moins graves, suivant que l'individu se livre avec plus ou moins de violence à la masturbation, suivant qu'il répète l'acte plus ou moins souvent. On doit donc constater plusieurs degrés.

Dans un *premier degré*, la fraîcheur du teint est remplacée par une pâleur blafarde ; les yeux perdent leur vivacité, deviennent ternes, languissants ; le regard est hébété, indifférent. Les pupilles se dilatent, la paupière supérieure s'appesantit et l'inférieure est entourée d'une zone bleuâtre caractéristique. C'est ce degré qu'on observe surtout chez l'enfant. Lorsque, outre ces caractères, on remarque que ce dernier est paresseux à marcher, qu'il n'aime plus à jouer, que ses facultés intellectuelles s'émoussent, que sa mémoire diminue, qu'il a des palpitations, de la défiance, qu'il est irascible avec des changements inexplicables dans son caractère, qu'il recherche la solitude, on ne peut pas se tromper, il se livre à l'onanisme et il faut agir immédiatement, car, à ce moment, il y a encore moyen de remédier au mal. Quelques remontrances, de bons conseils suffisent, en effet, la plupart du temps.

Mais si l'enfant a quelque tache héréditaire, un vice de constitution, s'il est prédisposé à l'hypocondrie, à l'hystérie, à l'épilepsie, à la tuberculose, à la scrofule, la masturbation le jette dans des états morbides graves qui constituent le *second degré*. L'organisme s'altère profondément, et si les excès se multiplient, on voit apparaître les symptômes d'une légère consomption. Le malade, car c'est bien un véritable malade, perd ses forces et maigrit. Il est tourmenté par des vertiges, des éblouissements, des obnubilations, des troubles de la vue. Il ne dort pas, ou bien il a de la somnolence avec des rêves pénibles ou voluptueux. Son cœur, devenu très impressionnable, palpite au moindre excès physique. Sa respiration est précipitée, anxieuse. Il ne mange plus, ou, au contraire, il a une faim dévorante, tournant à la boulimie ; du reste la dyspepsie survient bientôt et il ne peut plus rien digérer. Son intelligence baisse de plus en plus, s'émousse ; sa mémoire diminue encore, son jugement se fausse, ses instincts se pervertissent, son sens moral s'oblitère et il devient craintif, pusillanime, accablé par le remords. A ce moment, l'érection se produit difficilement, l'éjaculation est pénible et le sperme, plus fluide, est quelquefois sanguinolent. Dans d'autres cas, le malade a ses organes génitaux dans un état d'excitation très grande, amenant un priapisme continuel avec ou sans éjaculation. Celle-ci peut se produire alors au moindre contact, sous la seule influence d'une pensée voluptueuse, même lorsque l'érection n'est pas complète.

Ce second degré, qui conduit à l'impuissance, s'observe surtout chez l'enfant et l'adolescent.

Mais il existe un *troisième degré,* comprenant les accidents graves.

Un très grand nombre d'aliénistes admettent que l'onanisme est une grande cause d'*aliénation mentale.* « Quelques auteurs, dit Morel, ont pensé qu'on avait exagéré les conséquences de l'onanisme sur les troubles des fonctions intellectuelles, mais je puis affirmer qu'il n'est pas d'habitude plus désastreuse dans ses résultats. »

Il peut conduire à l'*idiotie* et à l'*abrutissement* le plus complet. Alors, l'exaltation des organes génitaux absorbe toutes les autres facultés, l'individu ne vivant plus que par ce sens. Le cas suivant, observé par Alibert à l'hôpital Saint-Louis, en est une preuve. Il s'agit d'une paysanne, âgée de 22 ans, dont l'occupation habituelle était de garder les moutons. La solitude où vivait cette fille favorisa chez elle le développement de l'onanisme. Elle se cachait dans les broussailles et les endroits les plus retirés pour satisfaire à son malheureux penchant. Deux ans s'écoulèrent, pendant lesquels on voyait progressivement ses facultés intellectuelles s'affaiblir ; bientôt elle devint comme stupide, mais en même temps le sens vénérien acquérait le plus haut degré d'exaltation. Les choses en vinrent même à ce point, qu'elle tomba dans une espèce de nymphomanie pour laquelle on la conduisit à l'hôpital. Cette malheureuse offrait le scandale perpétuel d'une sorte de mouvement automatique qu'elle n'était point maîtresse de réprimer, quelques reproches qu'on lui adressât. La tête, la poitrine, la moitié supérieure de son corps enfin, étaient d'une excessive maigreur, tandis que l'autre présentait un embonpoint considérable. La vue, et à plus forte raison le contact d'une personne qui n'était point de son sexe, suffisait pour provoquer en elle un état qui se terminait bientôt par une pollution. On pouvait, en touchant cette fille, agiter toute sa personne et la mettre en convulsions, comme on met en activité les ressorts d'une horloge. Alors cette malheureuse offrait, pendant une demi-heure environ, un tableau comparable à celui des convulsionnaires de Saint-Médard. Cet état ne fit que s'accroître et cette fille, vu le scandale qu'elle causait, dut être rendue à ses parents.

La masturbation peut produire, et, en tout cas, aggrave toujours l'*épilepsie*, l'*hystérie*, l'*hypocondrie*, les *myélites*. Enfin elle provoque la *nymphomanie*, le *satyriasis*, le *priapisme* et la *spermatorrhée*.

Le *satyriasis* (de σάτυροι, satyres) consiste dans l'exagération maladive de l'appareil sexuel chez l'homme avec désir immodéré et presque insatiable de pratiquer le coït. — La *nymphomanie* (de νύμφη, nymphe, ou petites lèvres, et μανία, manie) est la tendance irrésistible et insatiable chez la femme à l'acte vénérien. Cette manie érotique s'observe quelquefois en dehors de toute maladie grave et provient dès lors d'une névrose ou d'une perversion morale ou d'une maladie de l'utérus ; mais elle se rattache d'autres fois à une véritable folie impulsive, marquant souvent le début de la paralysie générale. « Le satyriasis et la nymphomanie, dit Deslandes, sont à leur plus grande intensité quand les individus n'ont plus la force de conserver le mystère ; quand, se dépouillant de toute décence, ils se livrent à chaque, instant, en tous lieux et même devant témoins, à leurs sales manœuvres. »

Le *priapisme* (de πρίαπος, priape ou pénis) consiste dans un état d'érection persistant et douloureux. Pour la *spermatorrhée,* voir le paragraphe qui suit.

Nous croyons devoir terminer l'étude des redoutables effets de l'onanisme par l'observation suivante que nous empruntons à Tissot et qui présente un tableau complet des désordres qu'entraîne ce vice honteux.

« L. D..., horloger, avait été sage et avait joui d'une bonne santé jusqu'à l'âge de 18 ans. A cette époque, il se livra à la masturbation, qu'il réitérait tous les jours, souvent jusqu'à huit fois. L'éjaculation était toujours précédée et accompagnée d'une légère perte de connaissance et d'un mouvement convulsif dans les muscles de la tête, qui la retiraient fortement en arrière pendant que le cou se gonflait extraordinairement. Il ne s'était pas écoulé un an, qu'il commença à sentir une grande faiblesse après chaque acte ; cet avis ne fut pas suffisant pour le corriger ; son âme, déjà livrée tout entière à ces infamies, n'était plus capable d'autres idées, et les réitérations de son crime devinrent tous les jours plus fréquentes, jusqu'à ce qu'il se trouvât dans un état qui lui fît craindre la mort. Sage trop tard, le mal avait déjà fait tant de progrès, qu'il ne pouvait être guéri ; et les parties génitales étaient devenues si irritables et si faibles, qu'il n'était plus besoin d'un nouvel acte de cet infortuné pour faire épancher la semence. L'irritation la plus légère procurait sur-le-champ une érection imparfaite qui était immédiatement suivie d'une évacuation de cette liqueur, qui augmentait journellement sa faiblesse. Le spasme qu'il n'éprouvait auparavant que dans le temps de la consommation de l'acte, et qui cessait en même temps, était devenu habituel et l'attaquait souvent sans cause apparente et d'une façon si violente, que, pendant tout le temps de l'accès, qui durait quelquefois quinze heures, et jamais moins de huit, il éprouvait, dans toute la partie postérieure du cou, des douleurs si violentes, qu'il poussait, non pas des cris, mais des hurlements ; il lui était impossible, pendant tout ce temps, d'avaler rien de liquide ou de solide.

« La voix était devenue enrouée ; mais je n'ai pas remarqué qu'elle le fût davantage dans le temps de l'accès. Il perdit totalement ses forces ; obligé de renoncer à sa profession, incapable de tout, accablé de misère, il languit presque sans secours pendant quelques mois ; d'autant plus à plaindre, qu'un reste de mémoire, qui ne tarda pas à s'évanouir, ne servit qu'à lui rappeler sans cesse les causes de son malheur et à l'augmenter de toute l'horreur des remords. J'appris son état, je me rendis chez lui ; je trouvai moins un être vivant qu'un cadavre gisant sur la paille, maigre, pâle, sale, répandant une odeur infecte, presque incapable d'aucun mouvement. Il perdait souvent par le nez un sang pâle et aqueux ; une bave lui sortait continuellement de la bouche ; attaqué de la diarrhée, il rendait les excréments dans son lit sans s'en apercevoir ; le flux de semence était continuel ; les yeux chassieux, troubles, éteints, n'avaient plus la faculté de se mouvoir ; le pouls était extrêmement petit, vite et fréquent ; la respiration très gênée, la maigreur excessive, les pieds œdémateux. Le désordre de l'esprit n'était pas moindre ; il était sans mémoire, sans idées, incapable de lire deux phrases, sans réflexion, sans autre sentiment que celui de la douleur, qui revenait avec les accès au moins tous les trois jours. Etre bien audessous de la brute, spectacle dont on ne peut concevoir l'horreur, l'on avait peine à reconnaître que ce malheureux avait appartenu autrefois à l'espèce humaine. » Après l'usage inutile de quelques remèdes, cet infortuné succomba.

TRAITEMENT PROPHYLACTIQUE. — Il faut d'abord chercher à prévenir cette funeste habitude. Voici les meilleures règles *prophylactiques*. Les organes génitaux, l'anus, les reins seront lavés tous les jours et maintenus dans un excellent état de propreté. On cherchera à combattre toutes les causes d'irritation, de chatouillement, de prurit, puisque, comme nous l'avons vu, toutes ces sensations provoquent l'onanisme ; dans certains cas, la circoncision, chez les garçons, est indispensable. Le lit sera un peu dur, avec matelas et oreiller de crin. On ne couchera les enfants que lorsqu'ils éprouveront le besoin de dormir et on les lèvera dès qu'ils seront éveillés ; il est très important de ne pas les laisser inoccupés dans leur lit. On évitera le décubitus dorsal, on maintiendra les bras hors des couvertures et on ne mettra jamais deux enfants, surtout de sexe différent, dans le même lit. La nourriture doit être substantielle mais pas excitante. On fera tous les jours des ablutions génitales avec de l'eau fraîche, et on mettra sur la peau des vêtements de toile plutôt que de coton.

Un exercice quotidien au grand air, allant jusqu'à une légère lassitude musculaire, sera très utile, mais il faudra bien se garder de tomber dans l'excès. La marche, la chasse, les travaux de jardinage sont à recommander, tandis que la voiture et l'équitation doivent être rejetés.

Mais c'est surtout une bonne *éducation* particulière ou publique, qui exercera une salutaire influence. Et la *religion* sera plus forte encore. « Même aux époques d'incrédulité, dit M. Michel Lévy, la religion demeure la plus énergique de toutes les forces morales ; non seulement elle domine les circonstances les plus importantes de la vie, mais la réalisation de ses préceptes lui subordonne tous les détails de la vie de chaque homme ; dès lors elle investit l'hygiène comme elle absorbe la psychologie. » Et Fonssagrives ajoute : « La religion et l'hygiène ont des intérêts concordants. L'une demande la modération et le sacrifice au nom des intérêts de l'âme ; l'autre les réclame au nom des intérêts du corps ; la première a un mobile plus élevé, plus sûr et plus efficace que la seconde, qui doit certainement, pour la répression des excès, mettre en elle ses espérances les mieux fondées.

L'une avertit, l'autre commande, c'est dire que l'une est éludée et l'autre obéie. »

Enfin il faudra surveiller continuellement et habilement les relations de camaraderie des enfants, les rapports qu'ils peuvent avoir avec les domestiques. La *natation*, les *douches* froides et la gymnastique donneront aussi de très bons résultats. M. Simon assure que la masturbation a disparu des écoles de la Suisse depuis que l'enseignement mutuel y oblige les enfants à des évolutions fréquentes.

TRAITEMENT PROPREMENT DIT. — Il ne faut pas avoir une grande confiance dans la médication *anaphrodisiaque*. Le camphre et le lupulin ne donnent pas de grands résultats. Le bromure de potassium seul agit bien, mais lorsqu'il y a une excitation générale du système nerveux.

Voici cependant quelques formules auxquelles on peut recourir à l'occasion :

Émulsion sucrée.	500 gr.
Jaune d'œuf.	n° 1
Camphre.	0,50
Bromure de sodium	4 gr.

1 cuillerée à bouche toutes les heures pour combattre une crise de nymphomanie.

Eau de laitue	200 gr.
Sirop de nymphœa.	40
Teint. de digitale	1
Lupulin.	1
Bromure de sodium	4

Prendre cette potion comme la précédente.

Les pilules suivantes sont aussi très utiles :

Camphre.	0,10
Extrait thébaïque.	0,05
Miel.	q. s.
Poudre d'althœa	q. s.

Pour une pilule. 2 à 4 par jour.

Beaucoup de jeunes gens cessent de se livrer à la masturbation dès qu'ils peuvent avoir des relations avec une femme. Cela indique aussi que, dans beaucoup de cas, la jeune fille peut être guérie par le mariage.

Traitement par les moyens mécaniques et les moyens chirurgicaux. — « Lorsque, dit Mauriac, les conseils, l'hygiène, les remèdes sont inefficaces, faut-il recourir à des *moyens mécaniques* pour arrêter la masturbation ? Bien qu'ils ne soient pas toujours efficaces, je ne vois aucun inconvénient à les tenter, surtout chez les jeunes enfants qui agissent presque inconsciemment. *Caleçon* à ouverture placée en arrière et boutonnée ; *chemises longues* se fermant au delà des pieds avec une coulisse et emprisonnant tout le tronc ; application de *liens* sur les mains pour les empêcher de se porter vers les parties sexuelles ; *camisoles fermées* par derrière et dont les manches jointes l'une à l'autre forcent les bras à rester sur la poitrine ; divers appareils, *coussinets, morceaux de liège ou de bois,* adaptés à la partie interne de chaque cuisse pour empêcher leur rapprochement, tels sont les moyens les plus usuels. — Mais s'ils sont insuffisants, il faut recourir à des *ceintures munies d'une boîte métallique,* qui a la forme des parties génitales, c'est-à-dire qui est triangulaire chez les filles et qui représente pour les garçons une sorte de moule qui reçoit la verge et les bourses et qui en a vaguement la forme. La cavité de l'écusson a une capacité double du volume des parties qu'elle doit contenir. Le canal qui reçoit le pénis est également plus grand que l'organe lui-même, et incliné un peu de côté, pour éviter une saillie sur les pantalons ; il se prête aux différents états de la verge ; son extrémité inférieure est perforée pour permettre l'issue de l'urine. L'instrument sera fait d'après les mesures prises sur le sujet ; il ne doit ni comprimer les parties, ni gêner les mouvements et les autres fonctions. Aujourd'hui on en fait de très perfectionnés. Malheureusement ces moyens coercitifs ou mécaniques, dit Fonssagrives, n'atteignent pas toujours leur but. Les appareils sont rendus inutiles quelquefois par l'art du masturbateur, qui s'exerce toujours et parvient trop souvent à déjouer les précautions les plus minutieuses. Une petite fille de sept ans, dont Réveillé-Parise rapporte l'histoire, parvint à se masturber, malgré sa ceinture, au moyen d'une longue plume qu'elle glissait dans l'instrument jusqu'aux parties génitales. »

Quoi qu'il en soit, il faut toujours recourir à ces moyens, lorsque c'est nécessaire, car ils sont toujours d'une certaine utilité.

Les *moyens chirurgicaux* sont fort restreints. L'*infibulation* est une opération qui consiste à percer avec une aiguille le pré-

puce, préalablement attiré en avant du gland, de dedans en dehors et de chaque côté, de manière que les deux trous soient
vis-à-vis l'un de l'autre. On y laisse un fil jusqu'à ce que les
bords soient cicatrisés ; alors on le remplace par un fil d'or ou
d'argent dont on soude les deux extrémités. D'après Vesling, en
Egypte et en Arabie, les hommes qui ont fait vœu de chasteté se
perforent ainsi le prépuce et y portent un grand anneau. Il en
est de même des prêtres persans qui ont renoncé au mariage.
Rœrner prétend que les souverains du Pérou avaient autrefois
imposé l'infibulation aux jeunes gens pour les préserver de
l'onanisme. Cette pratique n'est plus employée chez nous. Il en
est de même de l'infibulation chez la femme. Du reste, cette
opération qui consiste chez elle à passer un anneau dans les
grandes lèvres, peut bien empêcher tout rapprochement sexuel,
mais ne peut pas préserver de l'onanisme.

Quelques chirurgiens et pas mal de médecins ont préconisé
la *clitoridectomie*, c'est-à-dire l'amputation du clitoris. On la pratique avec un bistouri ou des ciseaux. Cette opération n'est pas
grave en elle-même, mais il ne faut y recourir qu'à toute extrémité.

§ 2. — Spermatorrhée ou pertes séminales.

La spermatorrhée (de σπέρμα, sperme, et ῥεῖν, couler) est une
affection caractérisée essentiellement par des pertes involontaires
de sperme *(pertes séminales)* survenant en dehors des conditions
normales de l'éjaculation, se renouvelant à des intervalles plus
ou moins rapprochés et s'accompagnant rapidement de désordres
généraux plus ou moins graves.

Il ne faut pas ranger dans la spermatorrhée les pollutions involontaires physiologiques, c'est-à-dire celles qui se produisent de
temps en temps, plus ou moins souvent selon le tempérament,
chez les personnes continentes qui ne se livrent pas à l'onanisme
et qui n'ont pas de rapports sexuels. Elles ont pendant la nuit
des rêves érotiques avec orgasme vénérien et éjaculation. Dans ce
cas, c'est le trop plein qui s'en va, et l'émission du sperme, loin
d'être nuisible, est, au contraire, utile. Ce qui le prouve, c'est le
sentiment de bien-être ressenti le matin au réveil. Il n'y a spermatorrhée vraie que lorsque surviennent des troubles généraux,
lorsque la santé dépérit.

Il ne faut pas non plus considérer comme des spermatorrhéiques ceux qui voient leur semence s'écouler lorsqu'ils font de violents efforts de défécation, ou quand ils finissent d'uriner. Ce sont là encore des pollutions physiologiques provoquées par la compression d'un bol fécal volumineux, ou les efforts pour uriner, et qui sont sans danger si elles ne se renouvellent pas trop souvent. Du reste, la plupart du temps, le liquide évacué ainsi n'est pas du sperme, mais bien un mucus clair, filant, analogue à l'albumine de l'œuf et venant de la prostate. On est donc là en présence de *fausses pertes séminales* qu'il est bon cependant de soigner, car elles inspirent presque toujours au malade les appréhensions les plus grandes.

ÉTIOLOGIE. — Quand il y a chez un individu une prédisposition, un trouble du système nerveux, il suffit d'une excitation plus ou moins intense pour produire la spermatorrhée. Il en est de même dans le cas de dépression de ce même système, par suite d'excès du coït, d'onanisme. Les lésions des vésicules séminales, des conduits éjaculateurs, de la prostate, du canal de l'urèthre (blennorrhée, rétrécissements), du col de la vessie, du rectum, de l'anus, sont une cause très fréquente de cette affection. La congestion provoquée dans la région du périnée par l'équitation, la station assise prolongée, les courses en voiture, agissent de la même façon. Les maladies héréditaires ou acquises de l'axe cérébro-spinal, l'anémie, le lymphatisme y prédisposent. Enfin, le café, le thé, le quinquina, les cantharides peuvent la produire.

SYMPTÔMES. — La spermatorrhée s'annonce souvent par une sensation de chaleur désagréable, de cuisson même dans la région du périnée au moment de l'éjaculation qui se produit plus rapidement que d'habitude, et, un peu plus tard, dès l'introduction du pénis dans le vagin, ou dès le premier attouchement. L'acte vénérien n'est pour ainsi dire pas commencé qu'il est terminé. A partir de ce moment, le sujet n'éprouve plus la sensation de bienêtre, de délassement qui succède à la pollution physiologique ; il ressent, au contraire, une sorte de malaise, de lassitude ; il éjacule sans plaisir, sans rêve voluptueux, sans que le pénis soit en érection complète, et le sperme, au lieu d'être projeté, s'écoule lentement des lèvres du méat. Tout rapprochement sexuel est dès lors devenu impossible.

C'est d'abord deux ou trois fois par semaine que ces pertes se

répètent pendant la nuit, puis c'est toutes les nuits et enfin plusieurs fois par nuit ; ce n'est qu'en se réveillant le matin que le
malade s'aperçoit que l'émission a eu lieu. Et l'affection faisant
sans cesse des progrès, la spermatorrhée se produit aussi pendant la journée, principalement au moment de la défécation, à la
fin de la miction, quelquefois pendant une course en voiture,
sous l'influence d'une idée lascive, d'une lecture érotique, d'un
léger frottement des organes génitaux, enfin, plus tard, indépendamment même de toute cause mécanique. Le sperme n'a plus
alors son odeur caractéristique, il est plus fluide, moins visqueux,
plus transparent, et il contient une moins grande quantité de
spermatozoïdes qui, de plus, sont souvent altérés dans leur forme,
leur dimension et leur vitalité.

La déperdition d'une quantité considérable d'un liquide très
riche en principes azotés et en éléments figurés ne tarde pas à
amener des troubles digestifs. Aussi le malade maigrit beaucoup
et perd ses forces. Sa virilité déclinant de jour en jour, une mélancolie continuelle s'empare de lui et il a souvent des idées de
suicide. Son facies s'altère, ses joues se creusent, ses yeux s'ex-
cavent, s'entourent d'un cercle noirâtre. Son intelligence baisse
ainsi que sa mémoire. Il ne dort pas. Il se plaint de vertiges, de
palpitations, de crampes d'estomacs. Il a de l'amblyopie, de la
diplopie, des bourdonnements et des sifflements d'oreilles. Et
tout cela le plonge dans une tristesse de plus en plus grande,
le rend si inquiet, si irascible qu'il attend réellement la mort
comme une délivrance.

Tels sont les accidents que l'on peut rencontrer dans les cas
graves, mais nous devons ajouter que ces cas sont rares. En effet,
la spermatorrhée est loin d'entraîner toujours à sa suite toutes
ces terribles conséquences. Elle n'en constitue pas moins une
maladie très sérieuse qui peut amener rapidement l'homme à
l'impuissance. Il faut donc se hâter de la soigner, car en s'y prenant à temps, on a les plus grandes chances de la guérir et, en
tout cas, on obtient une amélioration notable.

Diagnostic. — La spermatorrhée est une affection moins fréquente qu'on le croit communément, car il ne faut pas, comme
nous l'avons déjà dit, regarder comme spermatorrhéique tout
individu qui ne perd de sperme que lorsqu'il va à la garde-ro-
be, ou bien lorsqu'il a de temps en temps une pollution nocturne
physiologique, surtout si sa santé se maintient bonne. Koches

pense que sur 10 individus qui se présentent chez le médecin en accusant des pertes séminales, il y en a un seul qui soit réellement malade.

Beaucoup de personnes confondent avec le sperme les liquides divers, normaux ou pathologiques, qui peuvent s'écouler par l'urèthre, comme du mucus, le muco-pus de la blennorrhée, le liquide prostatique, les produits d'excrétion des glandes de Cowper et de Littre, ce qui fait qu'ils croient avoir des pertes séminales. Le liquide de ces dernières glandes est transparent, filant, peu abondant, sans odeur et se montre au méat lorsque le sujet a ses organes génitaux fortement excités. Le muco-pus de la blennorrhée est sécrété d'une façon continue, tandis que le sperme s'écoule par saccades ou, au moins, par poussées. Le liquide prostatique est plus difficile à reconnaître. Dans les cas gênants, il faut rechercher la présence des spermatozoïdes, et si on en trouve, le diagnostic est certain.

TRAITEMENT. — On donne des reconstituants de toute sorte, du quinquina, du fer, du quassia, du colombo, de la gentiane, etc. On fait prendre des douches et des bains sulfureux.

L'*hydrothérapie* est de la plus grande utilité. Voici comment E. Duval, médecin en chef de l'Institut hydrothérapique de la rue Chateaubriand, traite ses spermatorrhéiques. Nous prenons le traitement qu'il a fait suivre à un jeune homme de 24 ans, affecté d'une spermatorrhée grave.

Matin et soir, pendant huit jours, ablution générale de deux minutes avec de l'eau à 24°; deux heures après l'ablution du matin, bain de siège à eau courante avec de l'eau à la même température ; après le bain, un verre d'eau à 12° et promenade, comme, du reste, après toutes les ablutions, à moins d'impossibilité.

Pendant 3 jours, mêmes applications, mais avec de l'eau à la température de l'air ambiant.

Pendant les 5 jours qui suivent, l'ablution de l'après-midi est remplacée par une douche fixe en pluie, de 20 secondes, suivie d'une douche mobile en arrosoir, promenée pendant une minute en arrière, depuis la nuque jusqu'aux pieds, en s'arrêtant un peu à la région des lombes ; puis douche en avant, en commençant par la région épigastrique, descendant jusqu'au pubis, en s'arrêtant un peu sur la partie interne des cuisses. Le sommeil est encore agité, la tête est pourtant moins lourde ; l'appétit et les forces reviennent ; les pollutions existent toujours.

On continue les mêmes applications pendant les quatre jours
qui suivent. L'amélioration est manifeste, la douleur lombaire
n'est plus permanente, le malade est moins triste et n'a eu
qu'une seule pollution.

A partir de ce moment, Duval ajoute au traitement une immersion dans la piscine, de deux minutes ; l'eau est presque à zéro,
ainsi que celle des applications.

Un mois après, il n'y a plus eu de pollution depuis 22 jours.
Tous les symptômes sont grandement améliorés et le malade
peut commencer à travailler. Il quitte l'Institut avec la recommandation de faire chez lui deux affusions par jour, avec de
l'eau la plus froide possible, et de prendre deux bains de siège.
Trois ans après, le jeune homme, complètement guéri, passait
sa thèse de docteur en médecine, et pouvait exercer activement
sa profession.

D'une manière générale, la douche doit impressionner vive-
ment le corps afin que la réaction se produise instantanément.
Pour cela on peut alterner la douche en jet et la douche en pluie,
en dirigeant le jet principalement sur la région lombaire, les
fesses, la partie supérieure des cuisses et les aines. On frotte
après le malade avec vigueur dans un peignoir de flanelle chaud ;
ensuite il se rhabille et se met à marcher.

Au début de la maladie, lorsqu'il y a une inflammation subaiguë de la muqueuse prostatique, on prescrit localement des
bains de siège chauds, des fomentations sur le périnée, des frictions avec des huiles ou des pommades émollientes. Quand la
période inflammatoire est passée, on recommande les douches
sulfureuses ; on fait, matin et soir, des lotions avec de l'eau
froide, aiguisée de vinaigre ou d'alcool de menthe, et on frictionne la région périnéale avec des pommades ou des liniments
excitants, à l'iodure de potassium, à la noix vomique. S'il y a
du phimosis, on pratique la circoncision ; il faut enfin traiter la
blennorrhée, les rétrécissements lorsqu'ils existent.

A l'intérieur on fait prendre la noix vomique, le seigle er-
goté.

    Poudre d'ergot de seigle . . . . 1 gr.
    Conserve de roses . . . . q. s.

Pour dix pilules ; une matin et soir ; augmenter jusqu'à cinq
par jour.

Poudre de noix vomique. . . . . 0 gr. 25
Conserve de roses. . . . . q. s.

Pour dix pilules ; de 1 à 6 par jour, progressivement.

Dans le cas d'éréthisme nerveux, la préparation suivante sera très utile.

Bromure de potassium. . . . . 30 gr.
Perchlorure de fer . . . . 10 gr.
Eau distillée. . . . . 120 gr.

1 cuillerée à café après chaque repas et une le soir en se couchant.

Pendant la période atonique, on aura recours à l'électricité ou à la cautérisation.

L'*électricité* est surtout indiquée dans les cas de pertes séminales fréquentes. Voici ce que dit Duchesne (de Boulogne) : « L'impuissance est souvent due à des pertes séminales par suite d'abus vénériens. Eh bien ! l'excitation de la sensibilité cutanée et la faradisation directe des vésicules séminales, par l'excitation rectale, augmentent encore ces pertes. Lallemand pensait que, dans ces cas, il pourrait être utile d'exciter l'orifice des canaux éjaculateurs, afin d'en produire le resserrement, en augmentant leur force tonique. Voici, dit-il, comment j'ai agi dans ces circonstances : « J'ai introduit jusqu'au verumontanum un rhéophore olivaire uréthral, libre seulement à son extrémité, et isolé dans le reste de son étendue, et j'ai placé sur le périnée un second rhéophore humide ; puis j'ai fait passer un courant à intermittences rares et peu intense. L'orifice uréthral des canaux éjaculateurs m'a paru se resserrer après cette opération, car, dans un bon nombre de cas du moins, les pertes ont diminué ou bien disparu. Assez fréquemment, dans des cas de pertes séminales datant d'un temps plus ou moins long, j'ai expérimenté cette méthode de traitement qui a obtenu souvent la guérison, entre autres chez trois médecins qui m'ont laissé la relation de leur maladie et le résultat de leur traitement. L'un de ces derniers, praticien distingué de Pologne, m'a engagé à publier son observation. Ses pertes séminales dataient de dix-neuf ans ; elles avaient résisté à tous les traitements dirigés cependant par des praticiens distingués. Elles l'avaient fait tomber dans cet état physique et moral si bien décrit par Lallemand. Après une trentaine de séances pratiquées dans l'espace de trois mois, sa guérison était complète. Cinq mois plus tard, cette guérison s'était maintenue. »

Cautérisation. — La cautérisation, dit Langlebert, de la muqueuse prostatique de l'urèthre, du verumontanum et de l'orifice des conduits éjaculateurs, faite pour arrêter la spermatorrhée, a été surtout vantée et introduite dans la pratique chirurgicale par Lallemand. Il se servait d'un instrument métallique coudé à angle obtus vers son quart postérieur ; un mandrin, glissant dans la cavité de l'instrument, permettait de faire saillir une petite cuvette métallique, de forme oblongue, dans laquelle on avait préalablement coulé du nitrate d'argent fondu à la flamme d'une lampe à alcool. Le porte-caustique étant conduit et arrêté dans la région prostatique, on faisait saillir le caustique et, pendant deux ou trois secondes, on imprimait au mandrin des mouvements de rotation pour mettre en contact avec le nitrate d'argent toute la surface de la muqueuse. On rentrait ensuite le nitrate dans la sonde, et l'on retirait l'instrument.

Ainsi pratiquée, la cautérisation des parties profondes du canal de l'urèthre est une opération délicate et non exempte de dangers. Il vaut donc mieux se servir du *porte-topique uréthral* de Langlebert qui supprime tous les inconvénients inhérents à la méthode de Lallemand.

Pendant le traitement, le malade doit éviter tout exercice violent, l'équitation, la danse, la marche prolongée ; s'abstenir de tout rapport sexuel, fuir la société de certaines femmes et tout ce qui peut exciter les sens. Il fera bien de se livrer à une occupation un peu absorbante.

§ 3. — Impuissance.

L'impuissance consiste dans l'impossibilité d'accomplir l'acte génital par suite du défaut complet ou incomplet d'érection de l'organe copulateur.

Nous ne rangeons donc pas dans l'impuissance les cas d'impossibilité de pratiquer le coït par suite d'un vice de conformation s'opposant à la consommation régulière de l'acte, comme l'absence ou la bifidité du pénis, la grosseur exagérée de celui-ci, l'épispadias, l'hypospadias à un degré avancé, et, du côté de la femme, la rigidité de la membrane hymen, l'absence ou le cloisonnement du vagin, le vaginisme, etc. Il y a ici impossibilité par suite d'une cause matérielle et non impuissance véritable. Il suffit, en effet, que l'obstacle disparaisse d'une façon ou d'une autre pour que la copulation devienne possible.

Il ne faut pas confondre l'impuissance avec l'*anaphrodisie*. Celle-ci consiste dans l'absence de désirs (αν privatif et Ἀφροδίτη, Vénus). Or l'homme impuissant peut avoir des désirs, seulement il est dans l'impossibilité de les satisfaire, tandis que l'homme atteint d'anaphrodisie le pourrait s'il en avait.

ETIOLOGIE. — L'impuissance peut être due à des *troubles du système nerveux*, à des *lésions de ce même système*, à des *troubles de la nutrition en général*, et à des *lésions locales* de l'appareil génito-urinaire.

1° *Impuissance due à des troubles du système nerveux* ou *impuissance par une cause morale*. — Certains individus deviennent impuissants par la seule crainte qu'ils ont de ne pouvoir accomplir complètement l'acte au moment voulu. D'autres s'étant trouvés une fois à court, pour une cause quelconque, se figurent aussitôt qu'ils sont frappés d'impuissance, et leur imagination travaille tant qu'ils ne tardent pas à être réellement incapables de pratiquer le coït. Une émotion trop vive, une timidité exagérée peuvent la produire momentanément, et elle devient définitive si l'on se tourmente trop. Il en est de même des passions violentes, de l'amour, de la haine, des sentiments de répulsion, d'antipathie entre personnes. On a vu des hommes devenir totalement et définitivement impuissants vis-à-vis de leurs femmes après avoir été injuriés ou blessés par elles. Un défaut de propreté, une cause quelconque de répulsion, la vue des règles, un défaut moral ou physique qui avait jusqu'alors passé inaperçu, ont suffi quelquefois pour rendre impuissantes des personnes à imagination vive. Une grande frayeur, un chagrin immense peuvent agir de même.

Les exemples d'impuissance pour cause morale sont nombreux. Nous ne donnerons que le suivant, que nous empruntons au docteur E. Langlebert :

« Un dimanche matin, un monsieur se présente chez moi et demande à me parler avec une telle insistance, que mon domestique, violant pour lui sa consigne, le reçoit et l'installe dans mon cabinet. Un instant après, je me trouvais en présence d'un homme d'une trentaine d'années, d'une tournure distinguée et paraissant fort ému.

« — Docteur, me dit-il, voici ce qui m'amène chez vous et me servira d'excuses pour être venu vous déranger à cette heure matinale. Je me suis marié hier ; j'ai eu soin de ne pas me fatiguer à ma noce où j'ai observé la plus grande sobriété, tenant à éviter tout ce qui aurait pu me gêner dans l'accomplissement d'un devoir pour lequel je voulais me réserver tout entier. Et cependant, la nuit venue... impossible !... Et jusqu'au lever du jour où je pus enfin quitter cet enfer, moi qui avais rêvé un paradis (*textuel*), je dus me résigner à ne donner à ma jeune femme, que j'aime tant, d'autre témoignage que celui d'un tendre respect ! J'ai trente ans, ma santé est excellente, et jamais pareille chose ne m'était arrivée. Que faire, docteur, que faire ? Comment sortir de cette situation qui ne pourrait, en se prolongeant, que me couvrir de honte et de ridicule ?

« — Monsieur, lui dis-je, il faut rentrer chez vous et vous dire indisposé.

« — Oh ! docteur, la chose est faite... Vous devez comprendre que, malgré la certitude morale que j'avais, — la seule, hélas ! que je possède encore, — de l'inexpérience de ma femme, j'ai dû invoquer ce prétexte.

« — Eh bien ! vous continuerez à être indisposé, et, pour mieux soutenir votre rôle, vous prendrez la potion que je vais vous prescrire, potion qui, d'ailleurs, possède une certaine vertu aphrodisiaque. (C'était un mélange insignifiant d'eau distillée et d'une teinture aromatique.) Mais, ajoutai-je convaincu, il importe, pour en assurer la réussite complète, que vous couchiez ce soir avec votre femme, en prenant la ferme résolution de résister à vos désirs, au moins jusqu'à la nuit suivante.

« — Je vous le promets, docteur, mais je crains fort, hélas ! que mon obéissance à cette dernière recommandation ne me coûte pas une grosse dépense de volonté.

« Le lendemain, mon client revenait tout rayonnant de joie. Il m'apprenait que ma potion avait si bien réussi, du premier coup, qu'il lui avait été impossible de tenir sa promesse... C'était bien là le résultat que j'attendais. En lui recommandant d'entrer dans le lit de sa femme avec la ferme volonté de résister à ses désirs, j'avais délivré son esprit de la crainte d'un nouvel insuccès, laquelle crainte n'eût pas manqué de reproduire chez lui l'état d'impuissance dans lequel l'avait jeté, la veille, une trop vive émotion. »

2° *Impuissance consécutive à des lésions du système nerveux.* — L'érection étant excitée ou neutralisée par les effets de l'imagination, les maladies qui atteignent le cerveau, la moelle et les nerfs qui se rendent aux organes génitaux doivent exercer une influence sur ceux-ci. Le ramollissement, certaines tumeurs cérébrales produisent très souvent l'impuissance. Il en est de même des maladies de la moelle, surtout quand il s'agit de myélites chroniques.

Dans certains cas même l'impuissance annonce que ces maladies ne tarderont pas à paraître ; elle est un véritable symptôme précurseur. Aussi M. F. Roubaud recommande-t-il avec raison, dans les cas d'impuissance dont la cause échappe complètement, d'interroger soigneusement le malade sur les troubles du système nerveux, tels que tremblement léger, céphalée, fourmillement, anesthésie ou hyperesthésie, absence ou diminution des réflexes, qui peuvent déjà exister, mais à un degré assez faible pour ne pas avoir attiré l'attention. C'est ainsi que, dans certains cas d'impuissance réputés à tort idiopathiques, on a obtenu des résultats favorables en cherchant à agir sur les centres nerveux (le cervelet et la moelle) par des douches locales, ou par l'action de révulsifs violents tels que sinapismes, vésicatoires ou pointes de feu appliqués sur la nuque et les lombes.

Les travaux intellectuels sont susceptibles de déterminer l'impuissance lorsqu'ils sont poussés à l'excès.

3° *Impuissance consécutive à des troubles de la nutrition.* — Les sujets faibles de constitution, ceux qui ont un tempérament lymphatique sont prédisposés à l'impuissance. « Il n'est pas rare, dit Langlebert, de voir de semblables individus arrivés vers la trentième ou trente-cinquième année, venir se plaindre de la paresse de leurs organes. En les examinant, on observe une verge flasque, anémiée, presque sans pouls artériel ; le gland petit et ridé a déjà l'aspect de la vieillesse. Les bourses sont pendantes et c'est à peine si le contact de l'eau froide amène quelques contractions du dartos. Les désirs sont en partie éteints ; si le pénis commence parfois à entrer en érection, il ne tarde pas à retomber, laissant échapper quelques gouttes de mucus prostatique. A des intervalles éloignés, ces malades peuvent avoir des pollutions nocturnes, sans aucune sensation de plaisir, et sans orgasme vénérien. Cet écoulement de mucus prostatique à la suite d'érections incomplètes, ces quelques rares pollutions sont facilement prises par les malades pour des pertes séminales. C'est là une erreur de diagnostic à laquelle le médecin ne se méprendra pas, mais qu'il aura le plus grand mal à redresser dans l'esprit de son client. »

Les excès de travail musculaire peuvent produire une impuissance momentanée. Les hommes trop anémiés y sont prédisposés. Les obèses sont, en général, peu portés aux plaisirs de l'amour, il préfèrent ceux qui leur sont procurés par la bonne chère, aussi ils ne tardent pas à devenir tout à fait impuissants. Il en est de même des diabétiques. La cachexie survenant à la suite des maladies chroniques (la phtisie exceptée) produit le même résultat. Les maladies aiguës ne déterminent qu'une impuissance passagère, et le réveil du sens génital indique la guérison. Le tabac exerçant une action modératrice sur le système nerveux central est capable d'abolir ce même sens chez ceux qui fument avec excès. L'iodure de potassium, le bromure de potassium, le camphre, l'opium, la belladone, la jusquiame exercent aussi une action sédative manifeste qui peut entraîner l'impuissance. Le haschich agit de la même manière.

Le Dr Roubaud a fait sur ce sujet des expériences personnelles que nous croyons devoir reproduire en partie. Après avoir dit qu'il fait de la science et que la science est comme l'art, chaste et pudique dans sa nudité, il ajoute : « Mes premières expériences sur le haschich datent de 1848. L'action du *cannabis indica*, sur le sens vénérien, me frappa dès ma première fantasia, et, comme elle se reproduisait exactement la même à chaque ivresse, je résolus de diriger spécialement mon observation sur ce point. A cet effet, je me haschichais avec une femme dont les mœurs faciles ne pouvaient apporter d'obstacles à l'expérience. Après la période d'hilarité, qui fut pour ma compagne une période de larmes et de terreurs, je m'étudiais à tourner mon esprit vers des idées lascives. L'imagination ne répondit point à ma volonté ; j'eus alors recours aux baisers, aux excitants physiques. Sollicité tour à tour par les visions tout idéales dues au haschish, et par la volonté de fer dont j'étais animé, j'étais dans un trouble extrême, et il me sembla enfin, après des efforts inouïs, que l'érection s'était produite. Je voulus me livrer au coït. Mais au moment où je croyais atteindre le but, un obstacle infranchissable s'opposa à l'intromission de la verge, et mes forces s'usèrent à le vaincre ; brisé de fatigue et couvert de sueur, je dus renoncer à accomplir cette œuvre immense, l'organe copulateur participant lui-même à l'abattement de tout l'organisme. Je recommençai mes attaques un nombre infini de fois, et je dus céder à l'obstacle dont je parlais tout à l'heure, et qui, selon toute probabilité, n'était autre chose que la flaccidité de la verge. Toutes ces tentatives infructueuses avaient réellement abattu mes forces. Je me mis au lit avec la compagne de mes tristes exploits. Dès ce moment les souvenirs me font défaut et il est pour moi certain que je m'endormis d'un sommeil presque léthargique. Le lendemain, au réveil, je me sentis brisé et étourdi comme si je m'étais livré toute la nuit à des excès exagérés de coït. J'interrogeai ma compagne, elle ne s'était pas même douté de mon voisinage. J'examinai les draps et je ne constatai aucune trace de sperme. D'où venait donc cet anéantissement qu'aucune perte n'expliquait ? J'ai répété la même expérience deux fois et à des intervalles assez éloignés, et toujours j'ai noté l'absence des désirs vénériens, la flaccidité de la verge et la rétention du sperme. Cet état du sens génital ne se prolonge pas d'ordinaire au delà de l'ivresse amenée par le haschich ; cependant une langueur se fait quelquefois sentir pendant un ou deux jours, mais elle se dissipe d'elle-même, à moins que l'on ne fasse un usage abusif de ce narcotique, auquel cas l'impuissance peut advenir. »

Le nénuphar, la laitue, le vitex ou *agnus castus* n'exercent aucune action. L'excès de continence peut quelquefois amener l'impuissance, mais c'est surtout l'abus des plaisirs sexuels qui produit ce résultat. En première ligne, il faut mettre l'onanisme ; vient ensuite l'abus des rapports sexuels. La spermatorrhée est encore une cause d'impuissance.

4° *Impuissance consécutive à des lésions locales de l'appareil génito-urinaire.* — Toutes les maladies de l'appareil génito-urinaire sont capables de déterminer l'impuissance complète ou incomplète. Les affections des *reins* agissent lorsque la cachexie survient ; — celles du *col de la vessie* poussent à l'onanisme par suite de l'irritation qui arrive jusqu'au pénis, après avoir exagéré la sensibilité de la prostate, en outre, l'exaltation de la sensibilité de cette glande peut devenir le point de départ de pertes séminales ; — celles de l'*urèthre*, surtout la blennorragie chronique, les rétrécissements ; — celles du *testicule* : l'épididymite blennorragique, l'orchite tuberculeuse, le sarcocèle syphilitique, les dégénérescences cancéreuses entraînent souvent aussi l'impuissance. La perte des testicules rend stérile, mais non impuissant. A ce sujet les auteurs ne sont pas d'accord. Les uns sont d'avis que les *eunuques* ne sont pas absolument incapables de pratiquer le coït, qu'on peut par conséquent leur permettre le mariage. Les autres, au contraire, n'hésitent pas à affirmer, en s'appuyant sur des preuves irrécusables, que les eunuques sont absolument impuissants.

« Il est facile, dit le docteur F. Siredey, de démontrer que cette contradiction n'est qu'apparente ; on sait peu généralement que les individus, désignés sous l'expression générale d'*eunuques,* sont loin de présenter tous des mutilations identiques ; on peut les diviser en quatre classes :

« 1° Les *spadones,* ou eunuques imparfaits, privés d'un seul testicule, peuvent non seulement se livrer au coït, mais encore engendrer ; c'est à ceux-là que le mariage était permis à Rome.

« 2° Viennent ensuite les *thadiai* ou *thasiai*, dont on atrophiait les testicules en les froissant entre les doigts. Ce procédé, connu sous le nom de *bistournage,* est encore fort employé en médecine vétérinaire. Or, on comprend que des vaisseaux séminifères peuvent échapper à la distorsion ; alors la sécrétion spermatique peut encore se faire et la fécondation se produire. Pithias, amie d'Aristote, était fille d'un eunuque de ce genre.

« 3° Les eunuques auxquels on a totalement enlevé les testicules, en respectant le pénis, peuvent néanmoins entrer en érection et procurer aux femmes une certaine jouissance. C'était à cette classe qu'appartenaient ceux dont parle Juvénal et qui étaient tant recherchés des dames romaines [1]. Vis-à-vis d'eux-

1. *Sunt quas eunuchi imbelles ac mollia semper*
    Orcula delectant, et desperatis barbæ,
      Et quod abortivo non opus est.

(Juvénal, Sat. VI.)

« Il en est qui chérissent les eunuques, leurs molles caresses, leur visage imberbe, car ainsi elles n'ont pas besoin de recourir aux manœuvres abortives. »

Martial rend la même idée dans les deux vers suivant :

    Cur tantum eunuchos habeat tua Gællia quæris
    Pannice. — Vult futui Gellia, non parere.

(Martial, *Ad Pannicum de*
Gellia uxore.)

« Tu demandes, Pannicus, pourquoi ta Gellia estime tant les eunuques ? Elle veut l'amour sans la maternité. »

mêmes ces eunuques sont bien réellement impuissants, et cependant pour la femme avec laquelle ils se livrent au coït, au point de vue de la sensation voluptueuse qu'ils procurent, ils ne diffèrent pas de l'homme qui a tous les attributs de la virilité [1].

« 4° La quatrième classe comprend ceux qui sont privés non seulement des testicules, mais encore de la verge et de tous les organes extérieurs de la génération. Cette dernière catégorie, incapable même de simuler le coït, est la seule que l'on trouve aujourd'hui ; *eunuques* dans le sens grammatical du mot (εὐνή, lit, ἔχειν, garder), c'est à eux seulement que l'on confie la surveillance des femmes et des harems. »

TRAITEMENT. — Il faut d'abord agir sur l'imagination et chercher de toutes façons à rendre la confiance perdue. Si le malade fatigue trop son esprit, il devra momentanément laisser de côté ses travaux intellectuels; s'il mène une vie retirée, il voyagera, il ira aux bords de la mer et prendra des bains. Et lorsque ses forces seront revenues, il aura recours à la préparation suivante :

Eau de menthe	60 gr.
Sirop d'écorces d'oranges amères.	30 gr.
Teinture de vanille.	4 gr.
Teinture de cantharides.	4 à 20 gouttes.

1 cuillerée à dessert d'heure en heure.

Si le système nerveux est trop affaissé, il fera ajouter 4 à 10 gouttes de teinture de noix vomique.

Quand le traitement doit être continué pendant quelques jours, il est préférable de recourir au phosphore, qu'on administre sous forme de granules de phosphure de zinc à un milligramme : dose 8 à 15 granules par jour. Ceci nous amène à parler des *Médicaments réputés aphrodisiaques*.

Le nombre des *médicaments réputés aphrodisiaques* est im-

---

1. On obtenait cette variété d'eunuques en pratiquant la castration sur des sujets de choix, à l'époque de la puberté.

> *Illa voluptas*
> *Summa tamen, quod jam calida matura juventa*
> *Inguina traduntur medicis, jam pectine nigro.*
> (JUVÉNAL, Sat. VI.)

« La volupté est cependant extrême, parce qu'on ne les livre aux médecins que lorsque leurs organes sont arrivés à leur maturité et que le pubis est recouvert de poils noirs. »

mense, et il est certain que la plupart ont une réputation immé-
ritée. Il nous suffira de citer l'*essence de perles*, le *scinque*, la
rasura priapi tauri, les *testicules de coq*, les *cerveaux de moineau*,
etc., et les drogues complexes dans lesquelles on faisait entrer le
ginseng, la myrrhe, le satyrion, le musc, la civette, le succin, le
mastic, les trois poivres, l'huile de cannelle, les clous de girofle,
le macis, les semences de roquette, le fenouil, la sariette, l'ambre
gris, etc. [1].

Les seuls médicaments aphrodisiaques sérieux sont : l'*opium*,
l'*ambre*, le *phosphore*, les *cantharides* et la *noix vomique*.

L'*opium* pris à petite dose, accidentellement, par des personnes qui n'en ont pas l'habitude, stimule l'appétit vénérien ; mais
c'est le contraire lorsqu'on prend des doses élevées.

L'*ambre* fait partie des substances volatiles et odorantes qui
exercent une action aphrodisiaque. Le musc, le castoreum, la civette, la vanille se rangent dans ce groupe. — On emploie la
teinture d'ambre au 10ᵉ, à la dose de 2 à 10 grammes dans une
potion. — L'*alcool de vanille* au 10ᵉ s'administre de la même
manière à la dose de 5 à 10 gr.

Le *phosphore* exerce une action incontestable sur les organes
génitaux. De nombreux médecins ont étudié soigneusement les
effets de ce médicament énergique et ont constaté sur eux-mêmes
une insupportable *ardeur vénérienne*. Seulement ce médicament
est fort dangereux et son administration est très difficile.

L'*huile de phosphore* du Codex est préparée avec 1 partie de
phosphore et 50 parties d'huile d'amandes douces.
On peut confectionner avec cette huile et un excipient (beurre
de cacao, savon amygdalin, etc.) des pilules contenant 1 milligramme de phosphore. Voici la formule des pilules de Gobley :

Phosphore	0 gr. 10
Sulfure de carbone	40 gouttes.
Huile d'amandes douces	8 gr.
Magnésie calcinée	q. s.

Pour 100 pilules que l'on gélatinise.

1. L'*élixir de vin de Matthiole* contenait des zestes de citron, de la cannelle, du petit galanga, du gingembre, de la zédoaire, du girofle, des musca-
des, du macis, de la marjolaine, de la menthe, du thym, du serpolet, de la
sauge, du romarin, des roses rouges, du cubèbe, du bois d'aloès, du santal
citrin, du cardamone, de l'anis, du fenouil, de l'alcool à 80°.

Nous avons vu plus haut que les granules au phosphure de zinc étaient préférables.

La *cantharide* prise à doses élevées produit le priapisme convulsif et douloureux ; à dose modérée elle agit sur le désir et sur l'érectilité du pénis ; elle est donc aphrodisiaque. Cette substance étant très active, peut produire des empoisonnements ; il est par conséquent nécessaire de s'en servir avec la plus grande prudence.

On emploie à l'intérieur la *poudre de cantharides* aux doses de 1 à 10 centigrammes ; la *teinture alcoolique* du Codex, au 10ᵉ, aux doses de 5 à 20 gouttes ; l'*extrait alcoolique* du Codex préparé avec 8 parties d'alcool à 60° et 1 partie de poudre de cantharides, à la dose de 1 à 3 centigrammes.

La *noix vomique*, agissant surtout sur la moelle épinière, doit être considérée aussi comme aphrodisiaque. « Sous l'influence de la noix vomique, disent Trousseau et Pidoux, les érections nocturnes et diurnes deviennent incommodes, même chez ceux qui, depuis longtemps, avaient perdu quelque chose de leur virilité. Les femmes elles-mêmes éprouvent des désirs vénériens plus énergiques. » Pour remplir cette indication, on donne progressivement de 1 à 10 centigrammes d'extrait de noix vomique. La *strychnine* peut la remplacer à la dose de 1 à 4 milligrammes.

Voici encore quelques formules célèbres que nous croyons devoir donner :

Pastilles du sérail (Dorvault) :

Vanille	8 gr.
Musc	0 gr. 40
Cannelle	4 gr.
Safran	12 gr.
Ambre gris	4 gr.
Girofle	4 gr.
Cubèbe	30 gr.
Gingembre	12 gr.
Macis	23 gr.
Mucilage à l'eau de rose	q. s.

Faire des pastilles de 15 centigrammes qu'on peut dragéifier.

Baume de Giléad de Salomon :

Cardamone	30 gr.
Cannelle	30 gr.

Baume de la Mecque	2 gr.
Teinture de cantharides	1 gr.
Alcool à 21°	500 gr.
Sucre.	250 gr.

1 cuillerée à café dans du vin généreux.

Poudre de Fonssagrives :

Poudre de vanille . . . ⎱ āā	0 gr. 30
— de cannelle . . ⎰	
— de gingembre . ⎱ āā	0 gr. 10
— de macis . . . ⎰	
— de poivre noir. ⎱ āā	0 gr. 05
— de noix vomique ⎰	
— de carbonate de fer	0 gr. 02

Mêlez, pour une dose à prendre avant les repas dans du pain azyme ou dans un cachet.

Poudre stimulante :

Sucre vanillé	50 gr.
Cannelle . . . . ⎱ āā	10 gr.
Muscade . . . . ⎰	
Ambre gris	2 gr.

Divisez en seize cachets.— 2 à 3 par jour.

Vin aphrodisiaque :

Cannelle	30 gr.
Ginseng	30 gr.
Rhubarbe	30 gr.
Gousses de vanille	30 gr.
Vin de Malaga	1 litre.

Faites macérer pendant 15 jours ces substances dans le vin, en ayant soin d'agiter chaque jour. Filtrez et ajoutez quinze gouttes de teinture d'ambre. — Prendre deux ou trois verres à liqueur tous les jours.

Les deux préparations suivantes ont rendu de très grands services au Dr F. Roubaud toutes les fois qu'il s'est agi de déterminer une érection passagère :

Ether phosphoré	4 gr. 50
Teinture de cantharides	15 gouttes.
Teinture de vanille	30 —
Teinture de coccinelle	50 —
Extrait de noix vomique	0 gr. 15

Sirop simple . . . . q. s.
Eau distillée . . . . 325 gr.

A prendre par cuillerées à bouche d'heure en heure, trois ou quatre heures avant le coït.

Teinture de myrrhe . . . . 6 gr.
— de cantharides . . . . 8 gr.
Ether phosphoré . . . . 4 gr.
Huile volatile de sabine . . . . . .)
— de rue . . . . { àä 4 gouttes.
— de romarin . . . . .)
Eau vulnéraire . . . . 30 gr.

Faire des frictions, une heure avant l'acte vénérien, sur le périnée et la base du pénis.

Les *moyens mécaniques* destinés à combattre l'impuissance sont nombreux. Outre les liniments composés, comme celui dont nous venons de donner la formule, on a recours aux bains locaux sinapisés, à l'urtication, à la flagellation, à l'action de la chaleur, à la faradisation cutanée, au massage des lombes, etc. Nous nous arrêtons là, car, comme le dit Fonssagrives, le latin, qui a cependant le privilège exclusif de pouvoir, « dans les mots, braver l'honnêteté, » hésiterait lui-même à enregistrer le catalogue des ressources que la lubricité a mises à profit. Ce n'est pas là notre but.

Régime aphrodisiaque.— Le grand air, les voyages, les distractions, une nourriture substantielle, fortement animalisée, une modération très grande dans l'activité intellectuelle, sont, pour Fonssagrives, dans les cas d'anaphrodisie par débilité congénitale ou acquise, des moyens très utiles et qui sont parfois suffisants. Le régime tonique seul peut guérir certaines impuissances. Mais, en dehors de ses qualités reconstituantes, l'alimentation renferme un grand nombre de substances auxquelles on attribue des propriétés aphrodisiaques. En tête de ces aliments, il faut placer les poissons de mer. Les condiments âcres et aromatiques, gingembre, sariette, vanille, cannelle, macis, muscade, piment, roquette, pris en quantité notable, excitent l'appétit génital. Il en est de même des viandes faisandées, des truffes, des boissons alcooliques prises modérément, bière exceptée.

Traitement de l'impuissance dépendant de la constitution et du tempérament. — Alimentation tonique autant que possible, douches froides, préparations ferrugineuses. Eaux d'Orezza, de la Reine du fer, de Spa. Voyages et bains de mer.

L'*obèse* se soumettra à un régime sévère (V. tome III); il se livrera à l'exercice musculaire sous toutes ses formes ; il marchera, voyagera. Les eaux de Brides, de Marienbad lui seront très utiles. Il prendra des douches périnéales ou fera des lotions froides additionnées d'alcool de menthe.

L'*impuissance* dépendant de l'usage prolongé des nombreux médicaments que nous avons indiqués page 315, sera combattue par les reconstituants, les différents moyens que nous avons énumérés et la suppression de ces médicaments.

Celle consécutive aux affections des organes génito-urinaires pourra céder au traitement de ces affections.

En terminant ce paragraphe, nous prions le lecteur de lire très attentivement les lignes qui suivent :

L'impuissance est une vraie mutilation pouvant entraîner à sa suite des conséquences regrettables pour l'individu, pour la famille, pour la société. Dans ce cas, c'est-à-dire lorsqu'elle est accidentelle, lorsqu'elle frappe un homme en pleine vie sexuelle, il doit chercher à guérir sa maladie, car il est naturel, utile même qu'il rende à son appareil génital l'aptitude fonctionnelle qu'il a perdue. Les conseils de son médecin lui seront alors indispensables. Mais si l'inactivité de ses facultés génératrices est le résultat normal des progrès de l'âge, qu'il sache bien qu'en cherchant à raviver une ardeur qui est normalement éteinte, il abrège infailliblement son existence.

Nous avons dit que la plupart des préparations aphrodisiaques et, en particulier, le phosphore et la cantharide, étaient excessivement actives et dangereuses. Elles ne doivent donc être prises que temporairement et avec la plus grande prudence. Voici quelques observations d'accidents mortels survenus à la suite d'une dose trop élevée de cantharides.

Le voluptueux Lucullus et le poète Lucrèce expirèrent au milieu de transports frénétiques pour avoir pris des breuvages aphrodisiaques.

Ambroise Paré raconte qu'une courtisane ayant administré une potion cantharidée à son amant, pour le rendre plus amoureux, l'infortuné fut atteint de priapisme et mourut d'hémorragie uréthrale.

L'acteur Molé dut la mort à une potion semblable.

Un de nos bons compositeurs, l'auteur de *Joconde*, fut également victime d'un aphrodisiaque incendiaire.

Un pauvre homme d'Orgon, en Provence, dit le docteur Cabrol, ayant, par le conseil d'une vieille femme, pris une potion faite avec des semences d'orties, des ciboules et deux drachmes de cantharides, devint d'une salacité si furieuse qu'il répéta l'acte vénérien trente fois en deux nuits, et qu'il en mourut.

Évidemment cet homme éprouvait, dans ses transports maladifs et forcés, plus de douleur peut-être que de plaisir. Ce qui montre qu'il ne faut pas rechercher des jouissances que la nature ne réclame pas.

§ 4. — Stérilité.

La stérilité est un état morbide qui fait que l'individu est inapte à la procréation quoiqu'il puisse avoir un rapprochement sexuel complet. C'est l'*impotentia generandi,* tandis que l'impuissance consiste dans l'impossibilité de pratiquer le coït, *impotentia coeundi.*

La stérilité peut être la conséquence de *lésions matérielles ;* elle peut exister aussi sans aucune lésion.

A. — *STÉRILITÉ PAR LÉSIONS MATÉRIELLES*

Les troubles et les lésions matérielles qui entraînent la stérilité sont différents chez l'homme et chez la femme, nous devons donc les étudier séparément.

1° — Stérilité chez l'homme.

Plus rare que chez la femme, la stérilité, chez l'homme, est consécutive à des *troubles de la sécrétion,* ou à des *troubles de l'excrétion du sperme.*

a) Troubles de la sécrétion du sperme. — Les spermatozoïdes naissant dans les tubes séminifères, on comprend qu'ils perdent leur vitalité si ces conduits deviennent malades. Mais pour que la stérilité en soit la conséquence, il faut que tous les tubes soient atteints ; en effet, si un lobe testiculaire est indemne et si les voies d'excrétion sont libres, il est possible que la fécondation ait lieu. Il est donc indispensable que les deux testicules soient entièrement pris pour que l'infécondité existe nécessairement. On l'observe dans l'*anorchidie,* la *cryptorchidie, l'atrophie testiculaire* consécutive à des maladies du système nerveux, ou à des *orchites* survenant après un traumatisme, une blennorragie, une fièvre éruptive, les oreillons, un empoisonnement par le sulfure de carbone, ou enfin à la *dégénérescence des testicules* (tuberculose, cancer, gommes, etc.)

b) Stérilité produite par un obstacle à l'excrétion du sperme. — L'excrétion du sperme commence à l'épididyme pour finir au méat urinaire. En conséquence toutes les maladies de l'*épididyme,* du *canal déférent,* des *vésicules séminales* et de l'*urèthre,* empêchant plus ou moins cette excrétion, rendent la plupart du temps stérile.

Les rétrécissements agissent d'une manière toute particulière; ils diminuent l'énergie de l'éjaculation, la suppriment même quelquefois, ce qui fait que le sperme s'écoule seulement goutte à goutte lorsque l'éréthisme est tombé.

Les *maladies* de la *prostate,* le *phimosis* très étroit, l'*épispadias* et l'*hypospadias* rendent presque toujours infécond, surtout lorsque ces affections sont portées à un haut degré.

2o — Stérilité chez la femme.

La stérilité est environ trois fois plus fréquente chez la femme que chez l'homme. Les causes en sont nombreuses. Elle peut être due :

a) A des troubles de la fonction des ovaires. — Toutes les affections, tous les arrêts de développement de ces organes, leur absence congénitale, ou leur extirpation rendent la femme stérile.

b) A des troubles de l'imprégnation ovulaire. — Tous les obstacles *physiques* ou *chimiques* que les spermatozoïdes rencontrent sur leur parcours, depuis la vulve jusqu'à l'orifice interne des trompes, les empêchent d'aller imprégner l'ovule et causent la stérilité.

Parmi les *causes physiques* nous devons citer en premier lieu l'*imperforation du vagin.* Celle-ci n'est cependant pas toujours une cause absolue d'infécondité. Il est des cas, en effet, où le vagin s'ouvre dans le rectum, et c'est par l'anus que s'écoulent les règles.

Dans ces conditions, *deficiente vaginâ, possuntne per rectum concipere mulieres ?* suivant le titre d'une thèse de Louis, thèse qui lui valut la censure de la Sorbonne. La réponse doit être affirmative, puisqu'il existe quelques exemples de grossesse survenue dans ces conditions. Voici, d'après F. Roubaud, une curieuse observation : « Adolescentula, in quâ nullum vulvæ et vaginæ vestigium, per anum purgationes menstruas patiebatur ; eam vir « quidem adamavit et huic quâ datâ viâ se commisit, non tangenda transiliens vada, quod alibi nefanda fuisset fœtidas in « hoc casu fuit secundum naturæ intentum. Gravida enim facta « fœtum tempore opportuno enixa est, lacerato ani sphinctore. « In uxore sic dispositâ uti fas sit vel non judicent theologi morales ? » Le même auteur ajoute que le pape Benoît XIV permit l'usage de la *parte-poste* aux filles atteintes de cette infirmité, qui est, du reste, excessivement rare. Nous pensons que, lorsqu'une opération chirurgicale peut ouvrir la voie naturelle, normale, on doit toujours y recourir.

L'*absence du vagin* détermine aussi la stérilité. Le *vaginisme*, les *tumeurs de la vulve*, la *persistance* et la *rigidité* de la *membrane hymen* agissent aussi, mais moins sûrement. Du reste, il est souvent très facile de supprimer l'obstacle, et la stérilité disparaît aussitôt. La *rétroversion*, l'*antéversion*, la *rétroflexion*, l'*antéflexion* sont parfois une cause d'infécondité. Citons enfin l'*atrésie du col*, congénitale ou acquise, la *conicité du col*, son *allongement hypertrophique*, la *métrite du col*.

Parmi les *causes chimiques* s'opposant à l'imprégnation, il faut ranger tous les liquides qui peuvent se former dans le vagin. Ainsi le *mucus vaginal* est toxique pour les spermatozoïdes lorsqu'il est acide, et la stérilité en est forcément la conséquence. On y remédie avec facilité, on n'a qu'à faire auparavant des injections alcalines.

c) *A des troubles de la migration ovulaire.* — Lorsque l'ovule, fécondé ou non, doit descendre dans la matrice, le pavillon de la trompe s'applique sur l'ovaire, et l'ovule s'engage dans ce conduit. Mais si celui-ci est obstrué, avant la fécondation, le spermatozoïde ne peut arriver jusqu'à l'ovule, d'où stérilité ; si c'est après la fécondation, l'ovule ne peut descendre et le résultat est le même. Il est évidemment nécessaire que les deux trompes soient obstruées. La *péritonite*, puerpérale ou non, amène un changement de rapport des trompes avec les ovaires, ce qui détermine l'infécondité. C'est même la cause la plus commune.

d) *A un obstacle à l'implantation de l'ovule fécondé dans la matrice.* — Mais il ne suffit pas que l'ovule puisse descendre dans l'utérus, il faut encore qu'il s'y implante. Or, toutes les maladies qui frappent la muqueuse utérine, comme l'*endométrite,* la *métrite catarrhale,* la *métrite du col,* peuvent empêcher cette implantation et déterminer par conséquent la stérilité. « Une jeune femme, disent Siredey et Danlos, atteinte depuis longtemps d'un léger catarrhe utérin, confiante dans une infécondité dont plusieurs années de rapports infructueux lui ont donné la preuve, se croit assurée de ne plus être mère. Un jour le catarrhe augmente et la malade, craignant l'éloignement de son mari, consulte un médecin qui guérit la métrite. Forte de son expérience antérieure, elle reprend ensuite pleine de sécurité les rapports conjugaux ; mais bientôt les règles manquent, et la femme reconnaissant, toujours avec surprise, souvent avec effroi, qu'elle est sous le coup d'une grossesse tardive, regrette le catarrhe qui lui conférait l'immunité. »

B. — *STÉRILITÉ SANS LÉSIONS MATÉRIELLES*

Il arrive quelquefois qu'on ne trouve, ni chez l'homme ni chez la femme, aucune lésion des organes génitaux pour expliquer la stérilité. Le cas est assez rare, mais il existe. Évidemment les lésions de l'ovule et des spermatozoïdes jouent dans le développement de cette infécondité un rôle très important, seulement nous ne le connaissons pas encore, malgré les progrès réalisés dans l'étude de la génération. On peut admettre cependant une *stérilité relative* et une *stérilité diathésique* qui, jusqu'à un certain point, expliquent cette stérilité sans lésion apparente.

Pour bien faire comprendre ce que l'on entend par *stérilité relative,* MM. Siredey et Danlos ont recours à la comparaison suivante :

« Toute graine ne prospère pas sur toute espèce de sol, et, lorsque l'on veut ensemencer un champ, il faut proportionner le choix de la plante aux qualités du terrain. Faute de cette condition, la graine ne germera pas, ou l'embryon s'étiolera dès les premiers jours. La terre alors paraîtra stérile, mais d'une stérilité toute relative, car une autre graine semée dans le même sol aurait pu s'y développer. Une adaptation analogue paraît exister dans la génération, et, bien que l'on ne puisse ici concréter aussi nettement la part des deux facteurs, il est vraisemblable qu'il doit y avoir entre le sperme et la matrice une affinité comparable à celle que nous avons admise entre la graine et le terrain. L'absence de cette affinité nécessaire conduit à la stérilité relative.

« Il est difficile, il est même rigoureusement impossible de démontrer la justesse de l'opinion précédente, mais son exactitude admise d'instinct par le vulgaire semble ressortir nettement de ce fait qu'il existe des couples d'individus qui, stériles ensemble, donnent l'un et l'autre, en changeant de partenaire, des preuves irrécusables de fécondité. Sans doute, la stérilité relative de ces sujets s'explique souvent par un défaut d'harmonie dans les conditions physiques du coït, néanmoins il est vraisemblable, d'après ce que l'on sait de la fécondité variable des croisements dans les races animales, que, dans nombre de cas, c'est parce que le sperme ne rencontre pas de conditions favorables qu'on observe la stérilité. Ces conditions, quelles sont-elles? Nous l'ignorons absolument. Sont-elles basées sur l'analogie ou le contraste entre le tempérament et les aptitudes physiques ou morales des deux parties ? Il est impossible de le dire. A défaut d'arguments sérieux, nous n'avons sur ce sujet que des théories philosophiques, des raisonnements *a priori,* par exemple, la célèbre conception de l'harmonie d'amour de Virey. Mais il y a loin de cette phraséologie sonore à la preuve de l'hypothèse, et dans l'état de la question, l'argument le meilleur peut-être à l'appui de la stérilité relative est fourni par la statistique des mariages consanguins. Il est incontestable que, dans certaines conditions, la consanguinité conduit à la stérilité. Ce n'est pas, il est vrai, une règle générale, mais il est d'observation que lorsque le coït réunit deux êtres atteints d'une même imperfection, le produit hérite doublement de leurs aptitudes morbides ; la résistance vitale baisse, la fécondité diminue et la race finit par s'éteindre. Or, dans ces conditions, la stérilité est toute relative et la fécondité peut renaître, si par un croisement approprié l'autre contractant par l'énergie de sa vitalité neutralise l'aptitude dégénérative. »

La stérilité est dite *diathésique* lorsqu'elle résulte d'un défaut de viabilité de l'ovule ou des spermatozoïdes. Ce défaut se rencontre souvent chez les phtisiques, les cancéreux, les obèses et chez les individus qui manient le plomb, le mercure, etc.

Diagnostic. — Quand on est en présence de deux personnes stériles, il est nécessaire de les examiner toutes les deux, pour savoir laquelle est inféconde. Du côté de l'homme, il faut faire l'examen microscopique du sperme, et, si les spermatozoïdes sont normaux, bien vivants, s'il n'y a ni syphilis, ni diabète, ni lésion matérielle des organes, on en conclut que la stérilité n'est pas de son fait.

Du côté de la femme, il est facile de reconnaître la cause lorsque l'infécondité est due à un vice de conformation, mais, dans les autres cas, la résolution du problème est loin d'être simple. On devra la rattacher soit à des troubles de l'ovulation, de l'imprégnation, de la migration de l'ovule, de son implantation dans la matrice, seulement il sera toujours difficile d'indiquer la cause d'une manière certaine.

TRAITEMENT. — Le traitement, devant s'adresser à la cause, ne peut être unique et indivisible puisqu'il faut traiter la maladie qui rend stérile.

Il est certains préceptes généraux que l'on peut toujours appliquer et qu'il est bon de connaître. On ne sait pas d'une manière exacte à quelle époque la fécondation a lieu, mais presque tous les auteurs sont d'avis qu'elle coïncide avec la période menstruelle ou qu'elle la suit de près. Donc, quand on désire un coït fécondant, il faut non seulement prendre les précautions que nous avons indiqués page 64, avant de s'y livrer, mais encore le pratiquer à la fin de la menstruation ou bien les jours qui suivent immédiatement. Si, après avoir agi de cette façon pendant plusieurs mois, on n'a pas obtenu de résultat, on essaie la copulation immédiatement avant les règles. Si on ne réussit pas encore, et si le mari en a le courage, on tente alors l'épreuve pendant les règles mêmes. Le coït doit être pratiqué de préférence le soir, afin que la liqueur fécondante reste pendant toute la nuit dans le vagin, et la femme doit rester le plus longtemps possible, après l'acte, couchée sur le dos, le spermatozoïde ayant ainsi plus de chance de pénétrer dans la matrice.

Nous avons dit un mot, page 62, de la *fécondation artificielle*, comme moyen de remédier à certains cas de stérilité. C'est Spallanzani qui, le premier, tenta l'injection de semence d'un chien dans la matrice d'une chienne en chaleur, au moyen d'une seringue chauffée à 30° Réaumur. L'expérience réussit pleinement, puisque la chienne mit bas trois petits vivants soixante deux jours après. Hunter conseilla l'expérience chez l'homme, et un sujet atteint d'hypospadias parvint, par un moyen semblable, à rendre sa femme enceinte. Aujourd'hui, les gynécologistes sont d'avis que la fécondation artificielle doit être tentée toutes les fois qu'il existe des déformations des organes génitaux, des flexions de l'utérus sur le col, sans oblitérer le canal utérin. En France, le docteur Girault est parvenu ainsi à rendre mères 8 femmes qui étaient désolées de se voir stériles ; il a même dans un cas produit une grossesse double. Chez certains sujets, on peut être obligé de répéter plusieurs fois la tentative avant de réussir. L'injection se fait ordinairement dans l'utérus lui-même et elle est sans danger. Girault introduisait tout simplement le sperme dans une sonde chauffée préalablement à la température voulue, plaçait celle-ci dans le col de l'utérus et soufflait avec la bouche ; ainsi, même lorsqu'il y avait une petite quantité de liqueur séminale, tout pénétrait dans la matrice. Cette manière de faire permet de supprimer un aide dont la présence est tout au moins gênante.

Voilà ce que nous avions à dire, au point de vue scientifique, sur la fécondation artificielle. Nous devons ajouter — ce que nous ignorions lorsque nous en avons parlé page 62 — que l'Eglise a cru devoir la défendre. Voici le texte même que nous avons pu nous procurer :

Feria IV, die Martii 24, 1897.

In Congregatione Generali S. R. et U. I. habita coram Emis Rmis DD. Cardinalibus contra hæreticam pravitatem Generalibus Inquisitoribus, proposito dubio :

An adhiberi possit artificialis mulieris fecundatio ?

Omnibus diligentissimo examine perpensis prehabitoque.

DD. Consultorum voto iidem Emi. Cardinales respondendum mandarunt :

Non licere.

Feria vero IV, die 26 ejusdem mensis et anni, in solita audientia R. P. D. assessori S. O. impertita, facta de suprascriptis accurata relatione SSmo D. N. Leoni Papæ XIII, Sanctitas Sua resolutionem Emorum Patrum adprobavit et confirmavit.

J. Can. MANCINI S. R. et U. I. Not.

DICTIONNAIRE

A

Absterger (de *abstergere,* nettoyer). — Bien laver une plaie afin de la débarrasser des matières de mauvaise nature qu'elle peut renfermer.

Adénopathie (de ἀδήν, glande, et πάθος, maladie). — Ce mot indique une maladie des glandes ou ganglions lymphatiques, quelle que soit la cause qui en provoque le gonflement.

Amblyopie (de ἀμβλύς, émoussé, et ὄψ, œil). — C'est un affaiblissement de la vision qui n'est dû ni à une lésion appréciable des membranes profondes de l'œil, ni à un vice de conformation ou de fonctionnement. L'amblyopie est un degré atténué de l'*amaurose.* (V. tome III. p. 385.)

Anorexie (de ἀ, privatif et ὄρεξις, appétit). — Manque d'appétit; synonyme d'inappétence et souvent de dégoût pour les aliments.

Antiphlogistiques (de ἀντί, contre, et φλόξ. flamme). — Remèdes propres à combattre l'inflammation. Ce sont les saignées locales ou générales, les cataplasmes émollients, les fomentations tièdes, les topiques froids, les bains, les boissons rafraîchissantes.

Aphrodisiaque. — Médicament qui excite les désirs vénériens.

Asthénie (de ἀσθένεια, faiblesse). — Diminution générale ou partielle des forces de l'économie.

Asymétrique (de ἀ, privatif, et σύμμετρος, de même mesure). — Qui manque de symétrie.

Auscultation (de *auscultare,* écouter). — Procédé d'exploration permettant de percevoir, au moyen de l'oreille appliquée sur la peau directement ou non, les bruits ou les sons qui se produisent dans les organes. On examine surtout à ce point de vue le cœur, les poumons et la cavité abdominale dans le cas de grossesse.

B

Bifidité (de *bis,* deux fois, et *findere,* fendre). — Désigne une anomalie congénitale ou accidentelle (utérus bifide, lèvre bifide) ou une malformation avec fissure médiane (bec-de-lièvre, *spina bifida*).

Bourbillon (de *bourbe,* à cause de l'apparence). — Amas de fibres élastiques et de tissu conjonctif mélangés à du pus et à du sang provenant de la mortification du tissu cellulaire à la suite de l'inflammation déterminée par des clous, un anthrax.

C

Cathétérisme. — Manœuvre consistant essentiellement dans l'introduction d'une sonde dans la vessie à travers l'urèthre, dans le but d'examiner l'état des organes ou de porter remède à leurs lésions.

Concréter (se). — Le pus se concrète quand il s'épaissit pour former une croûte.

Condylomateux. — Qui tient du *condylome*, syphilome ano-rectal qui s'étend, dans ce cas, jusqu'aux plis de l'aine et qui se caractérise par des excroissances charnues, douloureuses. Ces excroissances ressemblent beaucoup aux *crêtes de coq* ou aux *choux-fleurs,* lorsqu'elles siègent au prépuce et aux parties génitales de l'un et de l'autre sexe.

Confluent (de *cum.* avec, et *fluere,* couler). — Eruption confluente, c'est-à-dire, éruption très abondante et aggravant le pronostic de la maladie.

Contage (de *cum,* avec, et *tangere,* toucher). — Matière ou substance organique altérée qui, transportée d'un lieu dans un autre, introduite dans un organisme vivant, y détermine l'apparition d'une maladie analogue ou semblable à celle à laquelle cette substance elle-même devait déjà son origine.

Cornage. — Bruit que font certains animaux en respirant et que l'on a comparé à celui que produit une corne dans laquelle on souffle. Se dit par extension du bruit que l'on constate chez les individus atteints de certaines maladies du larynx ou de la trachée.

Curetage. — Opération consistant à enlever, au moyen d'une curette, la muqueuse de l'utérus par exemple, quand il s'agit du curetage de la matrice.

D

Détersifs (de *detergere,* nettoyer). — Topiques propres à nettoyer les plaies et les ulcères.

Diaphyse (de διά, entre, et φύσις, production). — C'est le corps des os longs à l'extrémité desquels se trouvent les *épiphyses*.

Diplopie (de διπλόος, double, et ὄψ, œil). — Lésion du sens de la vue qui fait qu'un même objet produit deux sensations distinctes, et semble, par conséquent, double.

Dyspnée (de δύς, difficilement, et πνεῖν, respirer). — Difficulté de la respiration considérée en général, quelles qu'en soient les causes qui la produisent.

E

Éléments figurés. — Parties constituantes élémentaires du corps ayant une forme déterminée, se reproduisant toujours de même dans chaque espèce.

Éluder. — Éviter une chose, s'y soustraire adroitement.

Emménagogue (de ἔμμηνα, menstrues, et ἄγειν, pousser). — Agents thérapeutiques qui ont pour objet de rappeler ou de déterminer l'apparition des règles.

Émulsion. — Préparation contenant en suspension dans l'eau des corps insolubles, comme les corps gras liquides ou solides, les matières grasses résineuses, les huiles essentielles.

Epiphyses (de ἐπί, sur, et φύσις, production). — Ce sont les extrémités des os longs.

Erosion (de *erodere*, ronger). — Action exercée sur un tissu par une substance corrosive qui détermine ainsi une plaie dont les caractères sont ceux de l'ulcération.

Exanthématique (de ἐξανθεῖν, fleurir). — Qui tient à l'exanthème (simples taches cutanées, plus ou moins proéminentes).

Excipient (de *excipere*, recevoir). — Substance dans laquelle on incorpore ou l'on dissout certaines matières servant à confectionner un médicament.

Exulcération. — Ulcération superficielle. Ulcération exulcéreuse.

F

Fomentation (*fomentum*, de *fovere*, étuver). — Application sur la peau, dans un but thérapeutique, de diverses substances liquides ou solides, dont la température a été artificiellement élevée, et, par extension, de liquides froids.

Fongosité (de *fungus*, champignon). — Production d'apparence charnue ou se présentant sous forme de végétation assez semblable à un amas de champignons (*tumeurs fongueuses*).

Fuliginosité (de *fuligo*, suie). — Enduit noirâtre qui recouvre les lèvres, les dents, la langue, et que l'on observe dans un grand nombre de maladies fébriles très graves.

G

Gélatiniforme. — Qui ressemble à de la gélatine.

Gravide (de *gravidus*, qui est en état de grossesse). — Utérus gravide, utérus qui contient un fœtus.

H

Hyperostose (de ὑπέρ, au delà, et ὀστέον, os). — Développement anormal de certaines parties osseuses.

Hysterectomie (de ὑστέρα, utérus, et ἐκτός, en dehors). — Opération qui consiste à enlever la matrice.

I

Ichoreux (liquide). — Sérosité sanguinolente et purulente qui s'écoule de la surface d'une plaie ulcéreuse.

Idiopathique (de ἴδιος, propre, et πάθος, maladie). — Une maladie est idiopathique quand elle existe par elle-même, au lieu d'être la conséquence d'une autre.

Infundibuliforme (de *infundibulum*, entonnoir). — Qui a la forme d'un entonnoir.

L

Laminaire. — Genre d'algues marines qui, après avoir été desséchées, se dilatent considérablement quand elles sont pénétrées de liquide.

Lardacé. — Qui ressemble à du lard. On emploie ce mot, en pathologie, quand il s'agit du tissu de certaines cicatrices ou du tissu de certaines tumeurs.

Lymphangite. — C'est l'inflammation des vaisseaux lymphatiques.

M

Macéré. — En anatomie on dit qu'une partie du corps est macérée lorsqu'elle a séjourné pendant un temps plus ou moins long dans divers liquides. Pour l'étude des tissus, on en laisse macérer des fragments dans des solutions très étendues d'acide ou d'alcool, de manière à les gonfler en les rendant transparents, et de sorte que la dissociation des éléments devienne plus facile.

Manuluve (de *manus*, main, et *luere*, laver). — Bain de main ou immersion d'une ou des deux mains dans un bain émollient, narcotique ou résolutif.

Matité. — Qualité particulière du son quand il est *mat*. Un *son mat* est celui que rendent les parties charnues quand on les percute avec le doigt (voir Percussion).

Météorisme (de μετέωρος, élevé). — Enflure générale de l'abdomen due à la distension des intestins par des gaz qui s'y sont accumulés.

Miliaire. — Éruption cutanée caractérisée par de petites vésicules comparables pour la forme et le volume à un grain de millet.

Morphologie (de μορφή, forme, λόγος, discours). — Traité de la conformation extérieure ou de la structure des animaux et des plantes ainsi que des anomalies qui peuvent survenir sous l'influence des maladies ou des lésions chirurgicales.

Mortification. — Ensemble des phénomènes qui constituent la mort partielle d'un tissu.

Myélite (de μυελός, moelle). — Inflammation de la moelle.

N

Nécrose (de νεκρός, mort). — Mortification du tissu osseux.

Nodules. — Petites nodosités ou nœuds.

O

Obnubilation (de *obnubilatus*, enveloppé d'un nuage). — État dans lequel le malade se voit comme enveloppé d'un nuage.

Œdématié. — Qui est atteint d'*œdème* : infiltration de sérosité donnant lieu à ce qu'on appelle enflure (de οἰδεῖν, grossir).

Orgasme. — Le plus haut point d'excitation organique. Se dit surtout de l'excitation des organes sexuels.

Ostéocope (de ὀστέον, os et κόπτειν, frapper). — Douleur ostéocope, douleur d'origine syphilitique frappant les os.

P

Palpation (de *palpare*, toucher). — Procédé d'exploration permettant d'acquérir, au moyen du toucher avec les mains, des connaissances précises que ne peuvent donner les autres modes d'exploration.

Paraplégie (de *παρά*, qui marque un dérangement, et *πλήσσειν*, frapper). — Paralysie limitée aux membres inférieurs et quelquefois aux organes contenus dans le bassin. Elle résulte presque toujours d'une maladie de la moelle épinière.

Parésie. — Paralysie incomplète ou cédant rapidement à un traitement.

Pathognomonique (de *πάθος*, affection, souffrance, et *γνώμων*, signe indicateur). — *Signe pathognomonique*, signe caractéristique d'une maladie.

Percussion (de *percutere*, frapper). — Procédé d'exploration à l'aide duquel, en frappant avec les doigts sur un autre doigt appliqué sur la peau, on peut reconnaître les lésions des parties situées sous celle qui est percutée.

Périchondrite (de *περί*, autour, et *χόνδρος*, cartilage). — Inflammation de la membrane fibreuse qui revêt les cartilages et qui est analogue au périoste des os.

Période d'état. — Toute maladie commence, puis *évolue*, c'est-à-dire qu'elle augmente, s'arrête et diminue, d'où la division de sa marche : *invasion, période d'augment, période d'état* et *période de déclin*.

Péristaltique (de *περί*, autour, et *στέλλειν*, resserrer). — Mouvement en forme de ver, d'où aussi la dénomination de *vermiculaire*.

Périvasculaire. — Qui est autour des vaisseaux.

Phagédénisme (de *φαγέδαινα*, faim dévorante). — Une plaie est phagédénique lorsque, au lieu de se cicatriser, elle s'étend de plus en plus, ronge les tissus qui l'entourent et détermine des ulcérations assez larges et assez profondes.

Phlegmasie (de *φλέγειν*, brûler). — Synonyme d'inflammation.

Phlyctène (de *φλύζειν*, bouillir). — Petite ampoule vésiculeuse remplie de sérosité.

Plastique (*infiltration*). — Épanchement des tissus morbides produits à la suite d'inflammation dans l'épaisseur ou la surface d'un autre tissu.

Ponction (de *pungere*, piquer). — Opération consistant à piquer avec un *trocart* une cavité dans le but de donner issue au liquide qu'elle contient.

Prolifération (de *proles*, rejeton, et *ferre*, porter). — C'est la multiplication des éléments anatomiques, autrement dit des cellules, par division ou segmentation. (V. tome 1.)

Pyrosis (de *πύρωσις*, brûlure). — Symptôme caractérisé par une sensation de brûlure, de feu.

R

Résolution (de *resolvere*, résoudre). — Disparition graduelle de toute matière organique, liquide ou solide, infiltrée dans les tissus. Les *moyens résolutifs* sont ceux qui font obtenir cette disparition.

S

Saburral. — Qui tient aux saburres, matières visqueuses, filantes, blanchâtres ou grisâtres, et provenant soit d'une sécrétion vicieuse de la muqueuse stomacale, soit d'une mauvaise assimilation des aliments.

Sanie. — Matière purulente ou puriforme sanguinolente (plaie ou ulcère sanieux).

Scarification. — Incision superficielle de la peau, des muqueuses, dans le but de produire un écoulement de sang ou de sérosité. — *Ventouses scarifiées*.

Sclérose (de σκληρός, dur). — C'est l'induration pathologique d'un tissu et surtout d'un parenchyme, comme le foie, les poumons, etc.

Septique (de σῆψις, putréfaction, ou σηπτός, putréfié). — Principe peu connu encore et qui produit la putréfaction.

Sessile (de *sedere*, s'asseoir). — Se dit de tout organe qui n'a pas de support propre; ainsi une tumeur qui n'est pas pédiculée.

Sphacèle (σφάκελος, probablement de σφάζειν, tuer). — Gangrène occupant toute l'épaisseur d'un membre.

Squames. — Pellicules écailleuses se détachant de la peau, dans certaines maladies cutanées.

Strumeux (de *struma*, écrouelle). — Synonyme de scrofuleux.

Suspirieux. — *Respiration suspirieuse*, respiration plaintive, qui fait entendre un bruit de soupir.

T

Ténesme (de τείνειν, tendre). — Douleur vive produite par l'irritation et la contraction spasmodique des sphincters anal ou vésical.

Torpide (de *torpor*, torpeur). — Une maladie torpide est une maladie à marche lente, sans fièvre.

Toucher. — C'est l'exploration d'une cavité naturelle à l'aide d'un ou plusieurs doigts que l'on y introduit. *Toucher vaginal, toucher rectal*, etc.

Trocart. — Tige métallique arrondie, à pointe triangulaire, munie d'un manche et glissant doucement dans une canule ordinairement en argent.

Turgescence (de *turgescere*, se gonfler). — Gonflement local par suite de la surabondance de liquides dans les conduits qui les renferment naturellement ou dans les interstices des éléments anatomiques après issue hors des vaisseaux et infiltrations.

V

Vaginalite. — Inflammation de la tunique vaginale du scrotum.

Vergeté. — Qui présente des *vergetures*, ecchymoses produites par des coups de verge ou de fouet. Par analogie, lividité ou plis que l'on observe sur les cadavres lorsqu'ils ont séjourné sur un sol inégal, ou par l'effet de quelques liens, de quelques plis de vêtements, ou encore petites raies qui surviennent quelquefois après une forte distension de la peau.

TABLE DES MATIÈRES

TABLE ALPHABÉTIQUE